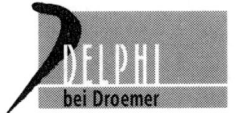
DELPHI
bei Droemer

Don Campbell

Die Heilkraft der Musik

Klänge für Körper und Seele

Aus dem Amerikanischen
von Ilse Fath-Engelhardt

Delphi bei Droemer

Copyright der deutschsprachigen Ausgabe
Droemersche Verlagsanstalt Th. Knaur Nachf., München 1998
Copyright © 1997 by Don Campbell
Originaltitel: The Mozart Effect
Originalverlag: Avon Books, New York
Umschlaggestaltung: Vision Creativ, München
Satz: Ventura Publisher im Verlag
Druck und Bindung: Ebner Ulm
Printed in Germany
ISBN 3-426-29032-4

5 4 3 2 1

Inhalt

Für Donna Lee Strieb,
die mich mein Leben lang inspiriert hat

Danksagungen

Großer Dank gebührt den Hunderten, vielleicht Tausenden von Musikern, Therapeuten und bildenden Künstlern, die mein Musikverständnis mehr vertieften, als ich es mir als Student je erträumte. Besonderer Dank geht an Nadia Boulanger, die mich als Dreizehnjährigen in die große »Boulangerie« der Meisterschüler in Paris aufnahm. An Bess Hieronymus, der Jahre meiner Kindheit mit Chor- und Orgelmusik erfüllte; an Dale Paters, Merrill Ellis und Finn Videro, die mir während meines Universitätsstudiums alle freundschaftlich beistanden. Danken möchte ich auch Norman Goldberg, der Material für innovative Musikerziehung und Musiktherapie im großen Maßstab veröffentlichen half, um vielen Generationen Musik nahezubringen.

Großer Dank ergeht an Dr. Alfred Tomatis, der nun schon seit fast dreißig Jahren den therapeutischen Wert der Mozartmusik untersucht und der mich vor zwölf Jahren mit dem Mozart-Effekt vertraut machte. Dank auch an alle anderen in diesem Buch genannten Menschen für deren Interviews, die Diskussionen und die klangtherapeutischen Studien und Fallgeschichten. Ich danke Vidya Shankar in Madras, Pat Cook in Seattle, und Jean Houston, die mir die weltweite Integrationskraft der Eingeborenenmusik gezeigt haben. Dank auch an die intuitiven Musiker, die mir durch ihre Improvisationen zeigten, daß Musik nicht immer streng aufgebaut sein muß, um Ruhe und Gelassenheit in unsere chaotische Welt zu bringen.

Besonderer Dank ergeht an Alex Jack und an meine Verlagslektorin Rachel Klayman, die dem Ton, der Idee und meiner Stimme auf großartige Weise Klarheit verliehen haben. Besonders danken

9

möchte ich auch Eileen Cope, Lyne Besner-Lauzon und Barbara Lowenstein, deren inspiriertes Redigieren sehr zur Qualität dieses Buches beigetragen haben. Und ich bin Mozart dankbar, Hildegard von Bingen, Vivaldi, Bach und Paul Winter, deren ruhig-heitere Musik meist leise im Hintergrund ertönte, während ich dieses Buch schrieb.

Meine Studenten und Berufskollegen leisteten im Lauf der letzten zehn Jahre den größten Beitrag zu diesem Buch, denn sie kamen mit eigenen Vorstellungen, Erwartungen und Wünschen in meine Musikseminare. Das Vertrauen, das sie mir als Heilberufler, Musiker, Künstler wie Musikliebhaber entgegenbrachten, und ihre Fragen bedeuteten eine enorme Herausforderung für mich, die mich mit besonderer Aufmerksamkeit auf dem großen Meer der Musik umhersegeln ließ.

Die Sprache der Engel
und Atome

»Wie mächtig ist dein Zauberklang.«

MOZART, Die Zauberflöte

Was ist eigentlich dieses Zaubermittel, das uns bewegt, entzückt, stärkt oder heilt?

Musik kann unsere Seele augenblicklich erheben. Sie weckt in uns den Geist des Gebetes, des Mitgefühls und der Liebe. Sie klärt unsere Gedanken und macht uns erwiesenermaßen gescheiter.

Musik kann unsere Tiefen forttanzen und -singen. Sie ruft Erinnerungen an verflossene Geliebte oder verstorbene Freunde wach. In uns läßt sie das Kind spielen, den Eremiten beten, das junge Mädchen Reigen tanzen, den Helden alle Hindernisse überwinden. Sie verhilft Schlaganfallpatienten wieder zur Sprache und zum Ausdruck.

Musik ist etwas Heiliges. Sie zeigt sich sowohl als majestätische Kathedrale, in der wir die Erhabenheit des Universums spüren, wie auch als armselige Hütte, die niemand von uns in ihrer unergründlichen Tiefe ausloten kann.

Musik fördert das Wachstum der Pflanzen, treibt Nachbarn zur Verzweiflung, wiegt Kinder in den Schlaf und läßt Männer in den Krieg marschieren.

Musik kann böse Geister forttrommeln, die Jungfrau Maria lobpreisen, den Buddha allumfassender Erlösung herbeirufen, Nationen verzaubern, sie kann fesseln und besänftigen, aufrichten oder auch völlig verändern.

Doch ist das noch nicht alles. Erde und Himmel, Gezeiten und Stürme machen mit ihren eigenen Klängen Musik. Auch das Echo eines fernen Zuges, das Gehämmer eines Zimmermanns ist Musik. Klang und Schwingung umgeben uns jeden Augenblick unseres Lebens, vom Urschrei bis zum letzten Seufzer, vom Einfall bis zum Ideenrausch. In der Musik schwingt der Uratem der Schöpfung selbst, die Sprache der Engel und Atome. Musik heißt der Stoff, aus dem das Leben und die Träume, Seelen und Sterne letztlich sind.

Einführung
Eine heilsame Klangbrise

»Man kann sein Leben auf zwei Arten verbringen. Entweder man wundert sich über nichts oder über alles.«

ALBERT EINSTEIN

Irgend etwas stimmte da ganz und gar nicht. Die milde frische Bergluft vermochte das Dröhnen in meinem Schädel nicht zu lindern, und ich konnte auf meiner Veranda mit Blick auf das grandiose Bergpanorama in Boulder kaum den weißen Märzhimmel von den Lichterscheinungen in der rechten Seite meines Kopfes unterscheiden.

Ich hatte mir vor einiger Zeit den Kopf angeschlagen, doch statt einer Besserung der Symptome wurde alles nur noch schlimmer. Ich konnte mit meinem rechten Auge kaum mehr sehen, und das Augenlid begann herunterzuhängen. Meine Kopfschmerzen waren so schlimm, daß ich mich nachmittags hinlegen mußte, dafür fand ich nachts kaum Schlaf. Entspannung war unmöglich; der Schmerz war zum Rasendwerden. Beim Unterrichten fiel mir auf, daß sich durch meine Kopfbeschwerden meine Stimme gesenkt hatte. Sie versagte bei den hohen Tönen. Als Komponist, Musiker und praktizierender Musiktherapeut fiel mir dies alles besonders auf und machte mir angst und bange.

Nach drei besorgniserregenden Wochen voller Lichtblitze, Kopfschmerzen und Sehstörungen ging ich zu einem Augenspezialisten, der ein Horner-Syndrom an mir feststellte, eine partielle Entzündung des fünften Hirnnervs mit Befall der Sympathikusfasern von

Auge und Augenlid. Nun war die Ursache herauszufinden. So wurde ich am 1. April – der obendrein Karfreitag war – im Kaiser Permanente Center in Denver in den grabähnlichen Tunnel des Magnetresonanztomographen (MRT) geschoben.

Ich kam mir vor wie jemand im *Star Trek*. Ich wollte schon immer mein Gehirn sehen, den Mandelkern und andere Teile des Limbischen Systems. Wie sahen sie aus? Funktionierte mein Gehirn normal? Bald war ich in das pulsierende Magnetfeld eingetaucht, das dreißigtausendmal stärker auf einen Menschen einwirkt als der Erdmagnetismus. So wurden die Protonen in meinem Kopf aufgeladen und damit meß- und abbildbar gemacht.

Die zwei Stunden in dem MRT-Tunnel – eine Konstruktion zwischen einer Riesenbüchse und Raumkapsel – gestalteten sich intensiv. Ich begann Töne zu hören, ein lautes Hämmern, das zu einem Trommeln anwuchs. Der kräftige Rhythmus wiederholte sich sieben oder acht Minuten lang, brach dann ab, um nach ein bis zwei Minuten Stille wieder einzusetzen. Klaustrophobie hätte hier leicht auftreten können, doch die eindringlichen Trommelschläge, dieses Schwingen und Pulsieren gehörte mit zu den spannendsten Klangerlebnissen, die ich jemals hatte.

Mit wachsender Begeisterung durchreiste ich einen klingenden Lichttunnel nach dem anderen. Immer wieder sah ich tanzende Männer. Schließlich ergaben sich aus den Trommelrhythmen Lieder, Frauengesänge, fremdartige Tonfolgen – eine Mischung aus balinesischer Gamelanmusik und evangelischen Kirchenliedern – alles in herrlichster Harmonie. Aber es waren nicht nur meine Ohren, die das alles hörten. Es war, als wäre mein ganzer Körper durch einen geistigen UKW-Sender gegangen und gäbe jetzt einige der in ihm aufgezeichneten Programme wieder.

Im Behandlungszimmer des Radiologen erfuhr ich, daß ich sofort in ein anderes Krankenhaus gebracht werden müßte, damit ein Gefäßchirurg weitere Tests durchführen könne. Der Radiologe hatte in der rechten Kopfarterie unmittelbar unter der Groß-

14

hirnhemisphäre ein über drei Zentimeter großes Blutgerinnsel entdeckt.

Die Diagnose kam angesichts der dreiwöchigen Marter nicht völlig unerwartet. Aber der Schock war nicht minder groß. Ich war siebenundvierzig Jahre alt, einigermaßen fit und bis dahin gesund. Ich wußte nun, daß ich in unmittelbarer Lebensgefahr schwebte.

Dreißig Minuten später befand ich mich in der Notaufnahme des St.-Joseph-Krankenhauses in Denver, wo mir der Gefäßchirurg mitteilte, das Blutgerinnsel stamme von einer Blutung in meinem Kopf. Wegen des Schädelknochens war die Blutung in die Blutbahn zurückgelangt und zu einer langen Spirale in Form eines zunehmenden Mondes geronnen, die sich um die Innenwand der rechten Arterie gelegt hatte. Selbst ein kleines Blutgerinnsel, das über die Blutbahn ins Gehirn gelangt, kann einen schweren Schlaganfall verursachen. Ich hatte Glück, noch am Leben zu sein.

Einige mit Untersuchungen vollgestopfte Stunden erbrachten folgendes Resultat. Erstens konnte ich mich sofort operieren lassen, auf eigenes Risiko. Weil das Gerinnsel hinter viel Knochen lag, würde dabei ein Drittel meiner rechten Schädelseite entfernt werden müssen. Die zweite Möglichkeit: Eine stationäre Aufnahme im Krankenhaus für sechs bis acht Wochen, um stündlich am Monitor überwacht zu werden. Als Drittes blieb mir, einfach einige Tage lang abzuwarten.

Eine Operation blieb für mich, wenn nicht sogar überhaupt, so doch in dieser Nacht ausgeschlossen. Da ich nun schon drei Wochen lang überlebt hatte, vertraute ich stark auf die natürlichen, wunderbaren Selbstheilungskräfte meines Körpers.

Erwachen

»Ein feierliches Brausen *[Weise]* fege durch
dein Hirn – beste Trösterin unruhigen Ge-
müts ...«

SHAKESPEARE, Der Sturm

Jetzt, da ich wußte, daß seit drei Wochen mein Leben auf dem Spiel
stand, überdachte ich meine Träume und hielt gründliche Rück-
schau. Seit Jahren hatte ich über die Natur der Seele nachgedacht,
mich gefragt, was ewig und was vergänglich, was wesentlich und
was oberflächlich ist. Als Musiker suchte ich schon mein ganzes
Leben nach dem einen universalen Urton. Ich wußte, daß sphärische
Klänge – seit Urzeiten mit der Schöpfung in Verbindung gebracht
werden, dem Universum selbst. Im indischen *Mahabharata*-Epos
heißt es, die symmetrischen und numerischen Strukturvarianten der
physikalischen Welt seien aus dem unaussprechlichen Einen hervorgegangen. In China findet sich im *I Ging* oder Buch der Wand-
lungen ein ähnliches Harmonieverständnis wieder. Im Westen sagt
uns das Neue Testament, daß am Anfang das Wort war. Im Griechischen bedeutet *logos* nicht nur »Wort«, sondern auch »Klang«. Um
Heilung zu finden, lauschten die Menschen früher der heiligen Leier
eines David, Orpheus oder Apoll. Auch rezitierten sie mystische
Sufigedichte von Rumi oder hörten der legendären Sphärenmusik
zu. In der antiken Welt galt Musik als ein geheimnisvolles, mächti-
ges Instrument zur Harmonisierung von Körper und Seele.
Im Lauf der Jahre lernte ich in Haiti, Japan, Indonesien, Indien,
Tibet und in anderen traditionellen Gesellschaften Shamanen und
Heiler kennen, die bei ihrer Behandlung mit Klängen und Musik
arbeiteten. Ich lernte von ihnen. Als ich spät in der Nacht vom
Krankenhaus heimkehrte, erkannte ich, daß jetzt mein ganzes Wissen über musikalisches Heilen auf dem Prüfstand lag. Der Zeitpunkt
des praktischen Unterbeweisstellens war gekommen. Ich wußte,

daß ich an einem Wendepunkt in meinem Leben stand, nicht nur körperlich, sondern auch seelisch-geistig.

Seltsamerweise schlief ich gut. Als letztes vor dem Einschlafen sprach ich das Kindergebet:»Herr, jetzt lege ich mich schlafen, paß bitte auf mich auf. Und sollte ich vor dem Aufwachen sterben, nimm mein Herz zu dir.« Am nächsten Morgen dachte ich über die Bedeutung dieser Worte nach, besonders über die Wendung,»Wenn ich vor dem Aufwachen sterbe«. Ich fragte mich, ob ich in meinem Leben überhaupt jemals ganz wach gewesen bin. Was heißt das: aufwachen und wach bleiben? Buddha wurde einmal gefragt:»Wieso bist du erleuchtet?« Er antwortete:»Weil ich erwacht bin.« Im Sanskrit bedeutet»Buddha« der Erwachte. War es möglich, daß wirkliches Wachsein und Achtsamsein Unsterblichkeit bedeutete in einer Welt des Klangs, der Gegenwart und des Wissens?

Ich rief meine Freunde Larry und Barbie Dossey an, die beide, er als Arzt und sie als Krankenschwester, Pioniere waren, was das Einführen ganzheitlicher Prinzipien in die Schulmedizin betraf, vor allem durch das Gebet. Larry schrieb wesentliche Beiträge zum gegenwärtigen Paradigmenwechsel in der westlichen Medizin. Sie hatten mir beruflich sehr weitergeholfen und mich durch ihre Freundschaft inspiriert. Binnen Stunden pulsierte mein Name in Gebetskreisen durchs ganze Land, und ich empfand mich als Teil eines globalen Netzwerks. Und während meine Tiefenschichten ums Überleben kämpften, fühlte ich eine ruhig vibrierende Kraft in mir aufsteigen und mein Wohlbefinden nähren.

Jetzt war dieses erweiterte Bewußtsein zusammen mit meiner zehnjährigen Forschung über die Auswirkung von Ton und Stimme auf den Körper praktisch zu meiner Heilung herausgefordert. Die Antwort schien einfach.

Ich fing an zu summen.

Ich summte leise, fast unhörbar, während ich mich auf meine rechte Schädelseite konzentrierte.

Intuitiv wußte ich, daß ich sehr vorsichtig sein mußte und nicht zu kräftig intonieren durfte, damit sich das Blutgerinnsel nicht von der Arterienwand lösen und einen Schlaganfall verursachen konnte. Vielleicht haben Sie schon einmal eine Sopranistin erlebt, die ein Kristallglas durch das Halten eines hohen Tons zerspringen ließ. Ich mußte das Blutgerinnsel mit dem Ton sanft auflösen; andernfalls würde ich es – für mich tödlich – auf einen Schlag in die Blutbahn bringen.

Beim Summen spürte ich die warme, helle und klare Kraft des Tones. Ich stellte mir den Ton als eine vibrierende Hand in meiner rechten Schädelseite vor, die einfach Energie ist. Ich hielt meine rechte Hand über meinen Kopf, schloß meine Augen und atmete durch. Dann stellte ich mir einen Vokal vor, der in meine linke Hand eintrat, durch meinen Körper und mein Herz in meine rechte Hand hinauf- und dann über Kopf, Herz und durch den Fuß zurückwanderte. Jeder Ton machte eine zwei- bis dreiminütige Rundreise durch meinen Körper.

Diese Übung erdete mich und verlangsamte meine Atmung, meinen Puls und meinen Stoffwechsel. Ich konnte meine körperlichen Grundfunktionen kontrollieren und über die Atmung Kreislauf und Energiefluß, Geist und Körper harmonisieren. Ich fühlte eine enorme Ruhe und außergewöhnliche Präsenz – ein Zustand, den die Wissenschaftler mit der Ausschüttung von Endorphinen und anderen positiven hormonalen und neurologischen Veränderungen in Verbindung bringen.

Ein unhörbarer Ton

»Das Große Werkzeug ist unvollständig. Der Große Ton ist ein unhörbarer Klang.«
LAO TSE, Tao Te King

Am nächsten Tag telefonierte ich mit Jeanne Achterberg, deren Bücher über therapeutisches Visualisieren mich in meinen eigenen klangtherapeutischen Experimenten weit vorangebracht haben. Beinahe zwei Stunden versuchten wir meiner entscheidenden Heilvorstellung auf die Spur zu kommen. Jeanne fragte mich, welche Bilder mir zu der betroffenen Stelle im Kopf kämen. Meine erste Reaktion war »fließendes Wasser«. »Das ist kein passendes Bild«, antwortete sie sofort, »das könnte zu einem Schlaganfall führen. Atme durch und schau, ob du tiefer gehen kannst.«

Ich konzentrierte mich stärker. Schließlich spürte ich einen neuen ungewöhnlichen, allerdings unhörbaren Klang. Zunächst war es eine Vibration in meinen Ohren, die dann wie eine warme Hand durch meinen Körper strich. Ein Bild tauchte auf: Ich saß auf einem schönen Holzstuhl in einem mit Parkett ausgelegten Raum. Rechts von mir ein offenes Fenster mit einem handgehäkelten Spitzenvorhang. Den Vorhang bewegte eine leichte Meeresbrise, die vom Strand hochkam. Beides – Vorhang und Luftzug – strichen sanft über meine rechte Schläfe.

Ich wußte sofort: Das ist das richtige Bild, denn es war von keinem äußeren Schall ausgelöst worden. Es beruhte auf etwas Eigentümlicherem: einem unhörbaren Ton. Dieser läßt sich schwer beschreiben. Schließen Sie die Augen, und stellen Sie sich eine Trompete neben ihrem rechten Ohr vor, die geblasen wird, ohne daß Sie sie hören. Oder vielleicht auch nur das spürbare Brummen des Kühlschranks.

Mich durchrieselte es in meiner rechten Seite in einer Art erhabenen Schauers, den ich vom Hören großartiger Musik her kannte. Nur verging er dieses Mal nicht unmittelbar, sondern hielt fast zwei Stunden an. In dieser Zeit spürte ich einfach diese Brise, diesen Atem, diesen Geist, diese Engelsschwingen in meiner rechten Körperseite einziehen. Als ich wieder die Augen öffnete und noch immer den Kopfhörer in der Hand hatte, fragte ich Jeanne, ob wir nun fertig wären. Sie antwortete nur: »Visualisiere dieses Bild fünfbis sechsmal pro Tag fünf Minuten lang im Sitzen, und schauen wir mal, was passiert.«

Einige Tage später, ich fühlte mich bereits etwas besser, reiste ich an die Ostküste, um am New York Open Center ein Seminar abzuhalten. Die Arbeitsgruppe war so groß, daß wir ein Zimmer in einem nahe gelegenen Gebäude mieten mußten. Am Spätvormittag des ersten Tages mußte ich mich wegen eines erneuten Energieschubs in meiner rechten Seite kurz setzen, um mich zu sammeln. Plötzlich fiel mir auf, daß ich tatsächlich auf einem Holzstuhl in einem Raum saß, der einen Holzfußboden hatte, unmittelbar neben einem offenen Fenster, dessen Spitzenvorhang von einer leichten Brise bewegt wurde. Obwohl sich kein Meeresstrand vor diesem Fenster erstreckte, traf mich diese Übereinstimmung mit meinem inneren Klangbild tief.

Am nächsten Tag besuchte ich Jean Houston, deren bahnbrechende Arbeit auf dem Gebiet der Psychologie mir 1980 zu einer wesentlichen Erkenntnis verholfen hatte. Seit über dreißig Jahren erforschen Jean und ihr Ehemann, Robert Masters, als Leiter der Foundation for Mind Research das Verhältnis zwischen Geist, Mythos und Körper. Sie und ihre Freundin Peggy Rubin hörten sich meine Erlebnisse der letzten paar Wochen an und legten einfach ihre Hände auf meine rechte Körperseite, wodurch ich den inneren Klang wieder verstärkt spürte, dieses warme Kribbeln, das mich in der Kindheit oft beim Beten umgab wie Engelsflügel.

Drei Wochen später wurde ich erneut auf Herz und Nieren untersucht. Und wieder hörte ich im Tunnel des Magnetresonanztomographen dasselbe Trommeln, dieselben Melodien und Gesänge. Ich fühlte mich eigentlich besser, die schweren Kopfschmerzen blieben aus. Doch ich befürchtete eine Verschlimmerung meines Zustandes, die eine sofortige Operation notwendig machen würde.

Dann lagen die Untersuchungsergebnisse vor: Das Gerinnsel war von über 3 cm Größe auf etwa 0,3 cm geschrumpft, sehr zum

20

Erstaunen des Arztes. Normalerweise dauerte ein derartiger Rückgang vier bis fünf Monate. Er zeigte mir auf den neuen MRT-Aufnahmen, daß die Mondsichel fast aus meiner Kopfarterie verschwunden war. Die größte Gefahr, sagte er, wäre jetzt gebannt. Ich wußte, daß mich die Sphärenmusik geheilt hatte, oder sollte ich besser sagen Hemisphärenmusik?

Eine universelle Sprache

Dieses Ereignis traf mich völlig unvorbereitet. Keine Erfahrung in meiner beruflichen Laufbahn als klassischer Musiker, Musikkritiker in Japan und Leiter des größten Kinderchorverbands in den Vereinigten Staaten konnte mir helfen. Zwar war der Arzt über meine Spontanheilung erstaunt, hatte aber auf meinen Hinweis, ich hätte einen Klang zur eigenen Heilung eingesetzt, nur den Kommentar übrig: »Derartige medizinische Wunder sind eigentlich unbekannt.«

Auch wenn Sie selbst vielleicht keine so dramatische Heilung erlebt haben wie ich, kann Ihnen meine Erfahrung der belebenden Kraft des Klanges und der Musik sehr nützlich sein. In diesem Buch werden Ihnen sowohl maßgebliche Forscher, Therapeuten und Erzieher auf diesem Gebiet vorgestellt als auch viele einfache Menschen und Familien, die von dieser Forschungsarbeit bereits profitierten.

Sie werden erfahren, wie Musik heilt und wie Sie dieses stark transformierende Medium in ihren Alltag einbeziehen können.

Sie sind im Grunde musikalischer, als Sie glauben. Jeder Mensch ist musikalisch. Die Welt selbst lebt von der Musik. Musik versteht jeder, eine universelle Sprache, die unabhängig von Alter, Geschlecht, Rasse, Religion und Nationalität alle Menschen erreicht. Sie wird von mehr Bewohnern unserer Erde gesprochen als Mandarin, Englisch, Hindi, Spanisch, Russisch und alle anderen Sprachen zusammen. Musik kennt keine Einkommensgrenzen, Gesellschaftsklassen, Bildungsunterschiede. Musik verstehen alle – auch die Tiere. Vögel singen, Schlangen werden von ihr in den Bann gezogen, Wale und Delphine bringen sich gegenseitig ein Ständchen. Mit dem beginnenden Raumzeitalter fand die Sphärenmusik faktische Bestätigung. Die Voyager wurde mit einem 90-Minuten-Band voller Musik an Bord ins All geschossen. Die Musikauswahl bietet Bach, Beethoven, Rock und Jazz sowie Volksmusik aus mehreren Ländern, zur eventuellen Freude irgendwelcher Außerirdischer.

Musik wird in einem rasanten Tempo zur Umgangssprache der modernen Welt. Heute wenden die Menschen mehr Geld, Zeit und Kraft zur Produktion von Musik auf als für Bücher, Filme und Sport. Die Kultgrößen unseres Zeitalters sind nicht etwa Staatsmänner oder Heilige, sondern Rock- und Opernsänger. Neben unserer Vorliebe für Rockkonzerte, CDs, Stereoanlagen und MTV beruhen auch unsere tägliche Kommunikation und der Handel immer mehr auf musikalischen Konzepten.

Interessant ist, daß das Wort *health* (Gesundheit) vom Altenglischen *hal* abstammt mit der Bedeutung »ganz, heilsam, gesund«. Wir verwenden das Wort *sound* – auch ein Synonym für Gesundheit und Ganzheit – um grundlegende Vitalität und unbeirrbare Vernunft zu kennzeichnen. So sprechen wir von gesundem Urteil (sound judgment), vernünftigem Rat (sound advice), sicheren Investitionen (sound investments) und soliden Geschäften (sound business procedures). Läuft alles glatt, befinden wir uns mit der Welt und den Menschen um uns in Harmonie, wir sind *gut gestimmt.* Geht nichts mehr, sind wir *verstimmt.* In der Liebe und in Beziehungen überhaupt hoffen wir, *den richtigen Ton zu treffen,* die *richtige Saite zum Klingen* zu bringen oder auf *derselben Wellenlänge zu kommunizieren.* Wenn etwas Unvorhergesehenes eintritt, entschließen wir uns zu *improvisieren.* Wir bewundern den Manager, der für *klingende* Münze sorgt, und bejubeln ein Team, das dem Gegner *gehörig*

22

überlegen ist. Man wünscht sich oder meidet eine *Zuhörerschaft.* Wir finden uns außerdem damit ab, daß uns von früh bis spät die moderne Werbung mit ihren Spots bombardiert, die uns (nur zu erfolgreich) mit flotten Sprüchen ihre Wunschbilder unter*jubelt.* Brauchen wir mal einen Anwalt, um die Gefahren des modernen Lebens zu umschiffen, so brauchen wir jemand, der nicht danebenhaut. Auf der Psychiatercouch wollen wir unsere *Persönlichkeit* entwickeln, im Elternbeirat als öffentliche *Person* wirken, und bei einem Vorstellungsgespräch bemühen wir uns, als starke, unabhängige *Person* dazustehen. Das Wort Person leitet sich vom lateinischen Wort *personare,* »durchtönen«, ab. Auch wenn man sich vielleicht nicht für sonderlich musikalisch hält, bedient man sich in der Regel in hohem Ausmaß musikalischer Metaphern und einer Klangsymbolik.

Heute verlangen Millionen Menschen – laut schulmedizinischer Umfrage jeder dritte Amerikaner – nach alternativen Heilmethoden. Viele Menschen wollen wissen, wie sie ihre Gesundheit erhalten, emotionale Ausgeglichenheit erreichen und kleine Beschwerden behandeln können. Man hat die invasiven, teuren und potentiell gefährlichen Heilverfahren einfach satt, bei denen die Heilmittel oft eine gefährlichere Auswirkung haben als die Krankheit selbst. Auf der anderen Seite bleibt man gegenüber alternativen Therapien skeptisch, die eine völlige Hingabe an einen anderen Typ von Spezialisten erfordern. Häufig wird die Übernahme irgendeines seltsamen Glaubenssystems verlangt, die mit allem Drum und Dran bisweilen derart zu Buche schlägt, daß eine Arztrechnung geradezu billig erscheint. Man möchte ein Heilverfahren, das einfach, sicher, wirksam, billig und am besten in Eigenregie durchzuführen ist.

Sollten Sie zu diesen Menschen gehören, die nach gesunden Alternativen Ausschau halten, dann brauchen Sie nicht weit zu gehen. Ihr eigenes Schallsystem – Ihre Ohren, Stimme und Musik oder selbsterzeugte Klänge – sind das wirksamste Heilmittel, das es gibt.

Es kostet nichts, ist unabhängig von jedem Experten oder Guru. Und man hat es immer bei sich. *Die Heilkraft der Musik* ist dann Ihr richtiges Handbuch für dieses großartige natürliche Audiosystem.

1

Gesunder Start

Der Mozart-Effekt

»Die stimmliche Nahrung, die die Mutter dem
Kind gibt, braucht es zu seiner Entwicklung
ebenso sehr wie ihre Milch.«

DR. ALFRED TOMATIS

K rissy war eine Frühgeburt und schwebte mit ihren eineinhalb
Pfund in Lebensgefahr. Sie lag in einem Chicagoer Krankenhaus im Brutkasten. Die einzige positive Stimulierung, die das Baby
erhielt, war neben einem gelegentlichen Kopfstreicheln, Mozartmusik. Die Krankenschwestern berieselten auf Wunsch der Mutter
den Brutkasten mit dieser Musik. Die Ärzte hatten Krissy bereits
aufgegeben. Ihre Mutter glaubt heute fest daran, daß die Musik ihrer
Tochter das Leben gerettet hat.

Krissy konnte sich mit einem Jahr noch nicht aufsetzen und lernte
erst mit zwei Jahren das Laufen. Ihre Bewegungen konnte sie
schlecht koordinieren, und sie blieb ängstlich und introvertiert.
Trotzdem zeigte sie mit drei Jahren bei einem Test ein überdurch-
schnittliches Abstraktionsvermögen. Eines Abends nahmen sie die
Eltern zu einem kurzen Kammerkonzert mit. Am nächsten Tag
spielte Krissy mit einer leeren Papiertuchrolle, die sie an den Hals
anlegte und mit einem Eßstäbchen »strich«. Begeistert meldete ihre
Mutter sie bei Vicki Vorrieter zum Geigenunterricht an, und das
vierjährige Mädchen konnte sofort mehrere Stücke auswendig wie-
dergeben, denen sie technisch eigentlich noch überhaupt nicht ge-
wachsen war. Die fehlende Technik holte sie in den nächsten zwei
Jahren nach. Krissy hörte mit ihrem nervösen Händeschütteln auf

und begann aus sich herauszugehen. Ihre Eltern, Lehrer und die Kinder aus ihrer Musikgruppe unterstützten sie kräftig dabei. So war das Mädchen, das bei seiner Geburt weniger wog als seine Geige, durch eine glückliche Fügung aus Mut und Gnade fähig geworden, sich selbst auszudrücken – als vollwertiger Mensch.

In den letzten Jahren wurden viele Geschichten wie die von Krissy bekannt. Daß Musik – besonders jene von Mozart und seinen Zeitgenossen – Kreativität, Lernen, Gesundheit und Heilung fördert, findet wachsende Bestätigung. Hier ein paar Beispiele:

- In der Bretagne haben Mönche herausgefunden, daß ihre Kühe mehr Milch geben, wenn sie mit Musik, insbesondere Mozartmusik, berieselt werden.
- Im Staat Washington lernen die Neuankömmlinge aus Kambodscha, Laos und anderen asiatischen Staaten wesentlich schneller Englisch, seit sich die Einwanderungsbehörde entschlossen hat, im Englischunterricht Mozart und Barockmusik als Hintergrundmusik abspielen zu lassen.
- In Nagoya bietet eine Bäckerei ein »Beethoven-Brot« als Spezialität an, das vor dem Backen 72 Stunden lang mit der Symphonie Nr. 6 beschallt wurde.
- Im St.-Agnes-Krankenhaus in Baltimore hören die Patienten in den Intensivstationen klassische Musik. Dr. Raymond Bahr, Leiter der Koronarstation, berichtet: »Eine halbe Stunde Musik hat dieselbe Wirkung wie 10 Milligramm Valium.«
- In der Stadt Edmonton in Kanada beschallt man zur Beruhigung des Fußgängerverkehrs Plätze mit Mozartstreichquartetten, was auch einen Rückgang des Drogenhandels zur Folge hatte.
- In Tokio verkaufen Nudelmacher »Musiknudeln«, die unter Berieselung von Vivaldis *Vier Jahreszeiten* und Vogelgezwitscher hergestellt wurden.
- In Nordjapan hat die Ohara-Brauerei festgestellt, daß Mozart-

musik den besten Sake ergibt. Die Hefe, die zum Brauen des traditionellen Reisweins gebraucht wird, nimmt in ihrer Dichte (ein Qualitätsmerkmal) um den Faktor 10 zu.

Ein weiterer Stein von Rosette

Daß die Macht der Musik ins öffentliche Bewußtsein gerückt wurde, hängt zum großen Teil an den neuen Forschungen, die Anfang der 90er Jahre an der Universität Kalifornien durchgeführt wurden. Am Center for the Neurobiology of Learning and Memory in Irvine untersuchte man die Auswirkung von Mozartmusik auf Kinder und Studenten. Frances H. Rauscher, Ph. D., und ihre Kollegen führten eine Studie durch, bei der sich 36 Studienanfänger im Fach Psychologie bei einem räumlichen IQ-Test (Teil des Standford-Binet-Intelligenztests) um 8 bis 9 Punkte verbesserten, nachdem sie 10 Minuten lang Mozarts D-Dur-Sonate für 2 Klaviere (KV 448) angehört hatten. Obwohl die Wirkung nur zehn bis fünfzehn Minuten anhielt, schloß Rauschers Team auf eine sehr enge Verbindung zwischen räumlichem Denken und Musik, da allein schon das Musikhören solch einen Unterschied machte.
Der theoretische Physiker Gordon Shaw, der die Untersuchung mit durchgeführt hatte, meinte bei der Bekanntgabe der Ergebnisse: »Mozartmusik kann das Gehirn ›aufwärmen‹. Wir vermuten, daß differenzierte Musik komplexe Denkvorgänge erleichtert, wie sie bei geistiger Schwerarbeit zum Beispiel in der Mathematik oder im Schach gefordert sind. Dagegen könnte monotone Musik das Umgekehrte bewirken.«
In Irvine waren einen Tag nach der Veröffentlichung der Ergebnisse sämtliche Mozarttonträger ausverkauft. Die Forscher nannten den Mozart-Effekt fasziniert »einen Stein von Rosette für die Entzifferung des ›Kodes‹ bzw. der internen Sprache höheren Denkens«. (1799 wurde bei Rosette in Ägypten ein Stein gefunden, der für die

27

Entzifferung der Hieroglyphen von enormer Bedeutung war. Anm. d. Ü.)

In einer Folgestudie untersuchten die Wissenschaftler die neurophysiologischen Grundlagen für diese Leistungssteigerung. Die räumliche Intelligenz wurde getestet, indem man über einen Overheadprojektor nacheinander jeweils für eine Minute sechzehn abstrakte Figuren, ähnlich gefalteten Papierobjekten, zeigte. Es sollte dabei herausgefunden werden, ob die 79 Studenten sagen konnten, wie die Objekte aufgefaltet aussehen würden. In einem Zeitraum von fünf Tagen hörte eine Gruppe die besagte Mozartsonate, eine andere gar nichts und die dritte Gruppe vermischte Klänge an, darunter Musik von Philip Glass, eine Erzählung und einen Tanz.

Zwischenspiel
Räumlich desorientiert – Nein!

Designer, Dekorateure, Landschaftsgärtner, Piloten, Golfer und andere, die mit visuellen Hilfen arbeiten, sind auf das angewiesen, was Howard Gardner, Professor für Erziehung an der Harvard Graduate School of Education, »räumliche Intelligenz« getauft hat. Forscher an der Universität Kalifornien in Irvine entdeckten, daß diese durch das Anhören von Mozarts Sonate für zwei Klaviere (KV 448) gesteigert werden kann. Ich selbst bevorzuge Mozarts Violinkonzerte, besonders Nr. 3 und 4, sowie andere Streichmusik. Meiner Erfahrung nach ergibt sich hier eine noch größere Wirkung.

Die Wissenschaftler berichteten, daß am zweiten Tag zwar alle drei Gruppen ihre Punktezahl verbesserten, doch steigerte sich die Trefferquote der Mozartgruppe um 62 Prozent, verglichen mit den 14 Prozent der Stillegruppe und den 11 Prozent der Mischgruppe. Die Mozartgruppe erreichte auch in den folgenden Tagen die höchste

Trefferquote, aber die anderen Gruppen lagen nicht weit dahinter, wahrscheinlich aufgrund eines Lerneffektes. Als Mechanismus hinter diesem Effekt vermuteten die Wissenschaftler, daß das Hören von Mozartmusik die Synapsenfeuerung in der Großhirnrinde »organisieren« half, indem sie besonders die kreativen Prozesse der rechten Großhirnhemisphäre förderte, die mit dem raumzeitlichen Urteilen verbunden ist. Musikhören, folgerten sie, »trainiert« symmetrisches Denken, das mit höheren Gehirnfunktionen in Verbindung steht. Einfach gesagt, Musik kann Ihre Konzentration steigern, Ihnen intuitiv auf die Sprünge helfen und nicht zufällig Ihre Golfanschläge verringern!

Bei seiner jüngsten Studie beobachtete das Rauscher-Shaw-Team 34 Kinder im Vorschulalter, die Klavierunterricht erhielten, bei dem sie Tonleitern, Fingertechniken, Notenlesen, vom Blatt spielen und Auswendigspielen lernten. Nach sechs Monaten konnten alle Kinder einfache Mozart- und Beethovenmelodien spielen. Sie zeigten sich auch bei der Lösung räumlicher und zeitlicher Aufgaben wesentlich geschickter (bis zu 36 Prozent), verglichen mit den zwanzig Kindern, die Computerunterricht erhielten und den vierundzwanzig Kindern, die andere Anregungen erhielten. Im Gegensatz zu den Studenten, deren Leistungssteigerung nur zehn bis fünfzehn Minuten dauerte, hielt die der Vorschüler einen ganzen Tag vor, »eine Vergrößerung der Zeitspanne um das über Hundertfache«.

Aufgrund der Irving-Studien führten mehrere staatliche Schulen Mozartmusik als Hintergrundmusik ein und berichteten, daß sich die Aufmerksamkeit und die Leistung der Schüler erhöhten.

Akustische Wiedergeburt

»Als unsere kleine Tochter geboren und mir
an die Brust gelegt wurde, wurde ein Mozart-

Streichquartett gespielt. Es war der schönste
Moment in meinem Leben.«

Eine Mutter, zitiert von
ADRIENNE LIEBERMANN

Musik vermag wohl noch viel mehr als diese Untersuchung zeigt.
Obwohl das Irvine-Team den Mozart-Effekt ins Licht der Öffentlichkeit rückte, ist es zweifellos das Verdienst von Alfred A. Tomatis, die heilenden und schöpferischen Kräfte des Klanges und der
Musik im allgemeinen und den Mozart-Effekt im besonderen erforscht zu haben.

Der französische Arzt widmet sich nun schon ein halbes Jahrhundert
der Erforschung des Ohrs und seiner vielschichtigen Aufgaben. Für
seine Kollegen ist er der Einstein des Klanges, der Sherlock Holmes
des Lauschens. Für viele seiner Patienten heißt er einfach Dr.
Mozart. Im Lauf der Zeit hat Tomatis über 100 000 Klienten in
seinen Hörzentren auf der ganzen Welt auf Hörstörungen und
stimmliche und akustische Probleme hin untersucht. Tomatis selbst
empfängt in seinem Pariser Institut ein breites Spektrum an Klienten, darunter Profimusiker, Kinder mit seelischen Störungen und
Lernbehinderungen und Menschen mit schweren Kopfverletzun-
gen. Seine ganzheitliche Auffassung vom Ohr setzt neue Paradig-
men für Erziehung, Heilung und Genesung.

Tomatis' Leistungen sind unbestritten. Er gilt als der erste, der das
Horchen physiologisch vom Hören unterschied. Er stellte klar, daß
die Fähigkeit zur Klanganalyse im rechten Ohr überwiegt, und er
entwickelte Techniken zur Verbesserung dieser Funktion. Ihm wird
die Entdeckung zugute gehalten, daß »die Stimme nur wiederzuge-
ben vermag, was das Ohr hören kann«, eine Theorie mit weitrei-
chendem praktischen Nutzen für die Sprechentwicklung – sie wurde erst lächerlich gemacht, dann allgemein anerkannt und von der
französischen Akademie der Medizin Tomatis-Effekt genannt. Er
entwarf ein neues Modell vom Wachstum und der Entwicklung des

30

Ohrs, indem er die Funktion des Vestibularapparats bzw. Gleichgewichtsorgans untersuchte, ein Teil des Innenohrs, der unsere Muskeltätigkeit kontrolliert.

Aber zu seinem wahrscheinlich wichtigsten Beitrag zählt die Erkenntnis, daß der Fetus im Mutterleib Laute hört.

Als jungen Mann führte sein Forscherdrang Tomatis in die Welt der Embryologie. Er erkannte, daß die Stimme der Mutter dem sich entwickelnden Kind als akustische Nabelschnur dient und als eine primäre Nahrungsquelle fungiert. Tomatis entwickelte die Methode der »akustischen Geburt« (*accouchement sonique,* Anm. d. Ü.), bei der er zur Behandlung von Hör- und Kommunikationsschwierigkeiten gefilterte Töne einsetzt, die der Akustik in der Gebärmutter entsprechen.

Alles begann in den frühen 50er Jahren, als Tomatis von der Pionierarbeit des englischen Forschers V. E. Negus hörte. Negus stellte fest, daß Singvögel, wenn sie von Adoptiveltern ausgebrütet werden, entweder nicht singen oder einen Mischgesang entwickeln (je nachdem, ob es sich bei den Adoptiveltern um eine singende oder nichtsingende Vogelart handelt, Anm. d. Ü.). Dieses Forschungsergebnis veranlaßte Tomatis, die Rolle von Geräuschen in der Gebärmutter zu untersuchen. Er stellte die Frage, ob sich postnatale Entwicklungsstörungen, insbesondere der Autismus und Sprach- und Sprechprobleme, auf eine innerhalb der Gebärmutter liegende Kommunikationsstörung bzw. ein Trauma im Mutterleib zurückführen lassen.

Im Gegensatz zur damaligen Lehrmeinung vertrat Tomatis die Auffassung, daß ein Fetus hören kann. Trotz des Spotts seiner Kollegen, die ihn für einen Scharlatan hielten, forschte er weiter. Tomatis fand heraus, daß sich das Ohr bereits in der vierten Schwangerschaftswoche zu entwickeln beginnt und schon beim viereinhalb Monate alten Fetus voll funktioniert. Um die Schallwelt des Fetus kennenzulernen, entwickelte er ein Meßgerät, bei dem gummiumhüllte Mikrofone und Lautsprecher in ein mit Wasser gefülltes

Glasgefäß getaucht wurden. Eine Hürde stellte dabei die Luftblasenbildung an den Gummihüllen dar (Unterwassermikrofone und -lautsprecher gab es damals noch nicht in der benötigten Größe, Anm. d. Ü.).

»Der Fetus ist von einem ganzen Spektrum an überwiegend niederfrequenten Tönen umgeben«, erklärte Tomatis in seiner Autobiographie *Das Ohr und das Leben,* »es ist eine geräuschvolle Klangwelt, in die der Embryo getaucht ist … innere Geräusche, wie der Fluß der Verdauungssäfte, der galoppartige Herzrhythmus, das Auf und Ab der Atmung, und dann die Stimme der Mutter.« Tomatis vergleicht diese Umgebung mit einem afrikanischen Busch in der Dämmerung mit seinen »fernen Rufen, Echos, heimlichem Rascheln und plätschernden Wellenschlägen«. Funktioniert die audiovokale Schleife richtig, dann sorgt dieser dauernde Dialog für eine harmonische Entwicklung des Fetus.

Weiter stellte Tomatis fest, daß sich das Neugeborene oft erst völlig entspannt, wenn die Mutter es anspricht. »In diesem Moment wendet sich das Neugeborene der Mutter zu … Es reagiert auf den Klang einer bestimmten Stimme, *die einzige Stimme, deren es sich im fetalen Zustand sicher war.*« Als wüßte dies die Mutter instinktiv, ist sie geneigt, dem Kind etwas vorzusingen, es mit Eiapopeia in den Schlaf zu wiegen, mit süßen Melodien an die Brust zu drücken und mit Kinderreimen zu beglücken.

Unter der Annahme, daß eine Unterbrechung dieses normalerweise durchgängigen akustischen Kontaktes für viele Entwicklungsstörungen verantwortlich ist, begann Tomatis die Schallwelt der Gebärmutter nachzukonstruieren. Das ungeborene Kind hört in einem flüssigen Medium. Ungefähr zehn Tage nach seiner Geburt, wenn das Fruchtwasser im Ohr verdunstet ist, beginnt das Kind umgeben von Luft zu hören. Das Außen- und das Mittelohr passen sich diesem neuen Medium an, während das Innenohr durch die Endo- und Perilymphe wässerig gelagert bleibt. Mit seinen primitiven elektronischen Geräten machte Tomatis sich daran, die Lauterfahrungen

32

des sich entwickelnden Fetus zu simulieren. Dabei filterte er aus Aufnahmen der Mutterstimme die niedrigen Frequenzanteile heraus, so daß sie den in der Gebärmutter zu vernehmenden Klangcharakter annahm. Die Ergebnisse erwiesen sich als ungeheuer aufschlußreich: Statt einer Frauenstimme hörte er Laute, die den Geräuschen, leisen Rufen und Echos der afrikanischen Savanne sehr ähnelten, die er zuvor entdeckt hatte.

Seine Theorie bestätigte sich erstmals, als ihn einmal ein Ingenieur im Labor besuchte, den er wegen seiner Stimmprobleme behandelt hatte. Der Patient hatte seine neun Jahre alte Tochter mit dabei. Tomatis zeigte seine neue Versuchsvorrichtung, für eine Weile lauschten sie ins »Märchenland der wunderbaren Geräusche«, dieser Klangwelt der Gebärmutter. Plötzlich sprudelte das Mädchen, auf das sie nicht weiter geachtet hatten, aufgeregt heraus: »Ich bin in einem Tunnel. Ich sehe hinten zwei Engel, zwei weißgekleidete Engel.« Verblüfft verfolgten die beiden Männer den phantastischen Wachtraum des Mädchens. Es gab nur eine Schlußfolgerung: Sie erlebte ihre eigene Geburt. Die zwei Engel stellten den Arzt und die Hebamme in ihren weißen Kitteln dar.

Ein paar Minuten später rief das Mädchen aus, es sehe seine Mutter. Der erstaunte Vater fragte, auf welche Weise es diese denn sehen würde. Da legte sich das Mädchen in Gebärstellung auf den Boden, bis das Band abgespielt war. Dann stand sie auf und verhielt sich wieder ganz normal, als wenn nichts geschehen wäre. »Ich hatte die Geburtssituation des Kindes simuliert«, stellte Tomatis erstaunt fest.

Der nächste große Erkenntnisdurchbruch kam, als ein Medizinkollege einen seiner Patienten brachte. Es handelte sich um einen pausbäckigen, etwa zwölfjährigen Jungen, der als geisteskrank eingestuft war. »Er schrie so penetrant, daß die Leute aus meinem Wartezimmer flüchteten«, erinnert sich Tomatis in seiner Autobiographie, »alle fünf bis sechs Sekunden sprang er in die Luft und schlug sich dabei mit den Füßen auf den Rücken. So etwas hatte ich noch nie erlebt. Er redete nicht, aber schnitt die seltsamsten Grimassen, so als schössen ihm ständig Gedanken durch den Kopf. Seine Mutter war mit dabei, doch war er ihr gegenüber derart abweisend, als träfen zwei Magneten mit dem gleichen Pol aufeinander.«

Jetzt wurde auch die Psychiaterin des Jungen hinzugezogen, sie erklärte, der Junge sei schizophren. Man wüßte über diese Krankheit noch wenig, aber psychologisch gesehen machten Kinder wie dieses auf sie den Eindruck als wären sie »noch nicht geboren«.

»Noch nicht geboren?« fragte Dr. Tomatis, »Sie machen mich neugierig. Ich befasse mich in meinen Untersuchungen nämlich gerade mit dem pränatalen Leben und der Geburt.«

»Ja, ich weiß«, antwortete die Psychiaterin, »deshalb bin ich mit diesem Kind hier. Ich glaube, Sie können ihm helfen. Versuchen wir es?«

Tomatis bereitete ein zwanzigminütiges Tonband mit der Stimme der Mutter vor. Bei der ersten Sitzung kritzelte der Junge mit einer Kreide herum, die er irgendwo gefunden hatte. Die beiden Analytiker und die Mutter saßen am anderen Ende des Raumes, und Tomatis befand sich im Nebenzimmer, um die Apparate zu bedienen.

Er schaltete das Band mit den hochfrequenten Tönen der gefilterten Mutterstimme ein und richtete einen Lautsprecher auf den Kopf des Jungen. Der Junge hörte sofort zu kritzeln auf, rannte durch den Raum und schaltete das Licht aus. »Ehe wir uns versahen, befanden wir uns im Dunkeln. Diese Geste verschlug mir den Atem – nicht, daß es mir unbegreiflich war«, berichtet Dr. Tomatis, »im Gegenteil, es war vollkommen offensichtlich, daß das Kind die Lichtverhältnisse seines fetalen Lebens nachzubilden versuchte.«

Dann ging der Junge langsam auf seine Mutter zu. Er setzte sich auf ihren Schoß, legte ihre Arme um sich und begann seinen Daumen zu lutschen. Er blieb in dieser Haltung, bis das Band zu Ende war. »Es war fast so, als wäre er wieder in die Mutter zurückgekehrt«, schwärmte Tomatis. Am Schluß des Bandes stand der Junge auf und schaltete wieder das Licht an. Alle waren sprachlos. Es war das erste

34

Mal seit zehn Jahren, daß der Junge seine Mutter offensichtlich wiedererkannt hatte, von der Zuneigung ganz zu schweigen. Eine Woche später versuchte man in einer weiteren Sitzung eine akustische Geburt herbeizuführen. Der Junge reagierte ähnlich wie beim ersten Mal; er streichelte sogar einmal das Gesicht seiner Mutter. Angesichts dieser einsetzenden Versöhnung schaltete Tomatis von den intrauterinen von der Gebärmutter ausgehenden Klängen auf die normale Stimme der Mutter um, wie sie durch die Luft zu hören war. Dies rief eine neue Reaktion hervor – ein Geplapper. Das medizinische Team erkannte diese Reaktion als eine echte Sprachgeburt. »Wir hatten in ihm den Wunsch geweckt, mit seiner Mutter zu sprechen, ein Wunsch, der bis dahin in ihm geschlummert hatte«, sagte Tomatis. Am Ende der Sitzung stand der Junge wieder auf und schaltete das Licht an, aber dieses Mal kehrte er zu seiner Mutter zurück und knöpfte ihren Mantel zu, den sie nicht abgelegt hatte. »Er ist endlich zur Welt gekommen!« rief die Psychiaterin aus.

Tomatis hat im Lauf der Jahre die Akustische Geburt verfeinert, doch blieb das Verfahren im wesentlichen das gleiche. Der junge Patient hört die gefilterte Stimme seiner Mutter, um emotional gekräftigt zu werden. Das Kind soll eine Art unbewußte Rückkehr in seinen frühesten Bewußtseinszustand erleben. Besonderen Erfolg hatte Tomatis bei der Behandlung von Kindern, die in ihrer Sprachentwicklung hinterherhinkten – Personen, die physisch zwar hören konnten, aber weder zuhören noch antworten konnten.

Heute wird die Akustische Geburt langsamer durchgeführt als in Tomatis' frühen Experimenten. In der Vorbereitungsphase, der akustischen Rückkehr, wird auch gefilterte Musik verwendet (wenn die Stimme der Mutter nicht verfügbar ist, Anm. d. Ü.), in der Regel Mozartmusik. Mit ihr erzielt man die besten therapeutischen Erfolge. »Mozart ist eine sehr gute Mutter«, erklärt Tomatis, »in den fünfzig Jahren klinischer und experimenteller Verfahren habe ich mich so gut wie ausschließlich auf einen Komponisten beschränkt. Ich experimentiere zwar immer wieder mit neuen Musikmodellen und greife dabei auf Gesänge, Volksmusik, klassische Musik zurück, aber Mozarts Kompositionen, besonders seine Violinkonzerte, wirken sich auf den menschlichen Körper am heilsamsten aus.« Unter dem stetigen Einfluß dieser Musik, die der Klient in gefilterter Form hört (so daß sie der intrauterinen Klangwelt entspricht), wird das Erhorchen bestimmter Wellenlängen geübt. Während diese Töne in die Nervenbahnen integriert werden, entwickelt der Übende die Fähigkeit zu sprechen und mit anderen zu kommunizieren. »Mozarthören ist wie ein Kuß von meiner Mama«, verkündete ein sechsjähriger Junge, der ein Tomatis-Training erhielt. »Man möchte plötzlich genau hinhören, um nichts zu verpassen«, äußerte begeistert ein Architekt, der das tonale Muster des Rufens und Antwortens in Mozarts Musik erkannte.

Man hat auch Frühgeburten mit dieser Methode erfolgreich behandelt. In einer Kinderklinik in München führte Tomatis einen Versuch mit zu früh geborenen Drillingen durch. Die Kinder wogen jeweils eineinhalb Pfund und kamen nach der Geburt in Brutkästen. Das erste erhielt in seinem Brutkasten keine akustische Stimulierung; es blieb bewegungslos und kämpfte ums Überleben. Das Kind, das gefilterte Mozartmusik zu hören bekam, zeigte Ansätze normaler Aktivität. Seine Atmung beschleunigte sich, und seine Pulsfrequenz stabilisierte sich zwischen 140 und 160. Das dritte Kind, das mit der gefilterten Stimme seiner Mutter beschallt wurde, bewegte sich lebhaft, war ansatzweise vergnügt und lächelte. Es atmete tief und sein Puls stieg auf 160. Interessanterweise wirkte sich weder die Stimme der Mutter noch Mozart irgendwie auf die Kinder aus, sobald die niederfrequenten Töne nicht herausgefiltert waren.

Tomatis hält es für sehr wichtig, daß die Eltern oft mit dem Kind sprechen, selbst wenn es vollkommen gesund ist. »Jedes Kind muß die Stimmen seiner Eltern stark verinnerlichen ... Wenn sich die

Familie nicht die Zeit nimmt, miteinander zu essen, zu sprechen und zu sein, ist das Kind in seiner ganz natürlichen Entwicklung gestört.«

An Tomatis' Kindheit ließen sich schon viele Vorzeichen erkennen, was später einmal seine Lebensaufgabe werden sollte. Alfred, Sohn einer italienischen Mutter und eines französischen Vaters, wäre 1920 in Nizza beinahe selbst als Frühgeburt gestorben – erst als ihn seine Großmutter (vorherwissend) fest am Ohr packte, erkannten seine Eltern und der Arzt, daß das Baby lebte. Da sein Vater Opernsänger war, wuchs Tomatis in einer musikalischen Umgebung auf. Obwohl er selbst kein ausübender Musiker wurde, tat er im letzten Vierteljahrhundert alles, um die heilende Kraft der Musik den Menschen nahezubringen. Sonst wären sie vielleicht ihren Wundern gegenüber taub geblieben. Seine praktische Anwendung der Mutterstimme, Mozartmusik und Gregorianischer Gesänge erlaubt es dem geschädigten und defensiven Selbst eines Menschen wiedergeboren zu werden. Er wird neugierig und steigert sein Selbstvertrauen, er ist dann darauf aus, die Außenwelt zu erkunden und in ihr tätig zu werden. »Auf diese Weise«, so betont Tomatis, »wird das Nervensystem des Kindes darauf vorbereitet, die Strukturen und Rhythmen zu verinnerlichen und zu verankern, auf denen die Sprache der jungen Generation aufbaut.«

Erforschung von Wiegenliedern

Im Jahr 1962 bewies Dr. Lee Salk, daß der Fetus den mütterlichen Herzschlag bewußt erlebt. Heute ist es wissenschaftlich unbestritten, daß das Ohr sich als erstes Organ im Embryo entwickelt, daß es schon nach achtzehn Wochen voll funktioniert und ab der vierundzwanzigsten Woche aktiv hört. In *The Secret Life of the Unborn Child* (Das geheime Leben des ungeborenen Kindes) erzählt Dr. Thomas Verney die Geschichte von Boris Brott, Leiter des Hamilton-Philharmonieorchesters in Ontario. Brott wunderte sich im Laufe der Jahre, weshalb er einige Musikstücke nach Gehör spielen konnte, während er sich die meisten Stücke hart erarbeiten mußte. Er erfuhr später von seiner Mutter, daß sie die Stücke, die ihm so leichtfielen, während der Schwangerschaft gespielt hatte. In seinem Buch führt Verney auch wissenschaftliche Experimente neueren Datums an, die zeigen, daß sowohl in frühen als auch in späten Schwangerschaftsphasen die Fetusse Mozart und Vivaldi anderen Komponisten vorzogen. Die fetale Pulsfrequenz wurde stets gleichmäßig und das Strampeln nahm ab, während andere Musik, besonders Rock, die meisten Fetusse »unruhig machte« und »heftig strampeln« ließ, wenn diese Musik den Schwangeren vorgespielt wurde.

Die Beweise mehren sich, daß Babys – vor und nach ihrer Geburt – ebenso auf Musik reagieren wie leidenschaftliche Konzertgänger. In einer Untersuchung Mitte der 80er Jahre hatten Psychologen am Pacific Medical Center in San Francisco herausgefunden, daß stationär aufgenommene Babys zu strampeln und schreien aufhörten, wenn sie über einen Sony Walkman »Morgen kommt der Weihnachtsmann« – ein Kinderlied, das Mozart zu einem Satz Variationen angeregt hatte – und »Hickory, Dickory, Dock« hörten. Philip Records brachte kürzlich ein Album *Mozart für werdende Mütter* heraus, in dem auf pre- und postnatale Untersuchungen hingewiesen wird, die belegen, daß sowohl Mütter als auch Babys auf diese Musik positiv reagieren. (Man sagt, Mozart habe seine Frau Constanze bei der Hand gehalten, als diese eines ihrer Kinder gebar, und zugleich summend mit seiner anderen Hand komponiert.)

Bei einer Untersuchung von 52 Frühgeburten und Neugeborenen mit Untergewicht fand eine Forscherin am Tallahassee Memorial Regional Medical Center in Tallahassee, Florida, heraus, daß sich der Krankenhausaufenthalt der Kinder um durchschnittlich fünf Tage verkürzte, wenn 60-Minuten-Bänder mit Gesang, darunter Wiegen- und Kinderlieder, gespielt wurden. Die Kinder, die die Musik hörten, nahmen auch durchschnittlich die Hälfte weniger ab, sie brauchten weniger Medikamente und wirkten zufriedener.

Zwischenspiel
Hallo, ungeborenes Baby!

Erfährt ein ungeborenes Kind sprachliche und musikalische Zuwendung, steigert dies seine Fähigkeit, nach der Geburt Klänge zu unterscheiden. Dies wird »akustisches Tracking« genannt. Obwohl es wie Science fiction klingen mag, bekommt der Fetus tatsächlich ab dem dritten und vierten Entwicklungsmonat Außenweltgeräusche mit. Kinder, denen man Lieder, Wiegenlieder und sogar klassische Musik vorgespielt hat, während sie noch im Mutterleib waren, erkennen diese noch Jahre später wieder. Hier einige Tips.

Lesen Sie Ihrem Baby im Mutterleib etwas vor, und lassen Sie Ihren Partner dasselbe tun. Es empfehlen sich Klassiker wie »Der kleine Prinz« und »Winnie der Bär«. Geschichten mit erschreckenden Bildern besser nicht vorlesen, Ihr Kind wird nach seiner Geburt genug damit zu tun haben.

Erfinden Sie Lieder mit Texten wie: »Hallo, Baby, hier ist Vati. Wir werden dich bald willkommen heißen.« Oder »Hallo, Baby, Mami liebt dich mit einem Lied.« Denken Sie daran, Befangenheit ist fehl am Platze; es dauert noch ein paar Jahre, bis Ihr Kind werten kann.

Spielen Sie Musik, darunter Kinderlieder, Wiegenlieder, Kirchenlieder und Ausschnitte aus Tschaikowskys »Nußknackersuite«.

Wiederholen Sie nach der Geburt des Kindes von Zeit zu Zeit die gleichen Lieder und Geschichten, um das Kind in seinem Horchen zu ermutigen und seine neurale Entwicklung zu fördern.

Der Musikproduzent Terry Woodford, der Gruppen herausgebracht hat wie Temptations und Supremes, produzierte vor einigen Jahren ein Band mit Wiegenliedern, auf dem im Hintergrund ein menschlicher Herzschlag zu hören war. Er verschenkte diese Gute-Nacht-Kassette für Babys und Kleinkinder zunächst an 150 Kindertagesstätten. Einige Krankenhäuser erhielten auch Kopien, sie führten Tests mit diesen Aufnahmen durch. Am Helen-Keller-Krankenhaus in Alabama ergab eine Untersuchung an 59 Neugeborenen, daß 94 Prozent der schreienden Babys sofort ohne Fläschchen oder Schnuller einschliefen, wenn sie die Musik hörten. An der Universität Alabama in Birmingham spielten Krankenschwestern das Wiegenliederband Kindern vor, die eine Herzoperation hinter sich hatten. Ein Baby, das künstlich beatmet werden mußte, kämpfte mit dem Tod, als die Krankenschwestern in ihrer Verzweiflung auf Terrys Band zurückgriffen. Zu ihrer großen Verwunderung beruhigte sich das Baby, schlief ein und überlebte.

»Mir verschlug es fast die Sprache«, gestand Terry angesichts dieser Geschichte, »zu erfahren, daß herzoperierte Säuglinge eindeutig auf die Wiegenlieder reagierten, und deshalb keine Beruhigungsmittel brauchten, das setzte für mich neue Maßstäbe. Im Musikgeschäft wird dein Erfolg daran gemessen, wo deine letzte Scheibe in den Charts landet. Aber wenn du siehst, daß deine Musik einem Baby die Ruhe vermitteln kann, die es zum Überleben braucht ... nun, das ist echter Erfolg.« In den folgenden Jahren verschenkte Terry Tausende von Bändern, und die Wiegenlieder werden in mehr als 7000 Krankenhäusern und fachmedizinischen Zentren verwendet, darunter vierhundert von vierhundertsechzig Säuglingsintensivstationen in den Vereinigten Staaten. Selbst US-Armee und Luftwaffe verteilen sie an die Eltern unter ihren Angestellten. Die Bänder haben sich auch bei Kindern mit schweren Verbrennungen, bei Crack-abhängig geborenen Säuglingen und bei

Kindern bewährt, die sich in chemotherapeutischer Behandlung befanden.

So wie in Tomatis' Arbeit vertreten, zeigen neue Untersuchungen, daß ungeborene Kinder nicht nur Musik, sondern auch die emotionale Färbung der mütterlichen Stimme, ja vielleicht sogar die Bedeutung ihrer Worte mitbekommen. 1993 berichtete die Zeitschrift *Science* über Hirnstrommessungen an Säuglingen, die darauf hinwiesen, daß diese einfache Silben erkennen. Inzwischen baten Dr. Tony DeCasper und Dr. Melanie Spence an der Universität North Carolina in Greensboro schwangere Frauen, während des letzten Drittels der Schwangerschaft laut Dr. Seuss' *The Cat in the Hat* vorzulesen. Nach der Geburt der Babys zeigten Saugtests, daß sie Verse aus diesem Buch erkennen und von anderem Lesestoff unterscheiden konnten.

Ich glaube, daß sich die Gefühle einer Mutter – von Wut und Ärger bis hin zu Ausgeglichenheit, Dankbarkeit und Selbstvertrauen – über hormonelle Veränderungen und neurologische Impulse auf den Fetus auswirken. In vielen traditionellen Gesellschaften geht man seit jeher davon aus, daß sich alle Einflüsse, denen das entstehende Kind ausgesetzt ist, auf dessen Gesundheit und Wohlbefinden auswirken. In Japan gehörte die embryonale Erziehung oder *Tai-Kyo* bis Anfang des zwanzigsten Jahrhunderts zur familiären Vorbereitung auf ein Baby. Man glaubte, daß die Stimmen, Gedanken und Gefühle von Mutter, Vater, Großeltern und anderen Familienmitgliedern den Fetus beeinflußten und deshalb disharmonische Schwingungen jeder Art vermieden werden sollten. Heute zählen dazu auch plärrende Fernseher, brutale Filme, laute Musik und anderer Lärm, der das Baby beunruhigen könnte.

»Werdendes menschliches Leben rekapituliert 2,8 Milliarden Jahre biologischer Evolution im Wasser«, erklärt der Pädagoge Michio Kushi. »Die Gebärmutter simuliert das Urmeer, in dem das Leben begann. Die Schwangerschaft dauert neun Monate oder ungefähr 280 Tage. Jeder Tag in der Gebärmutter stellt ungefähr zehn Millionen Jahre Evolution dar. Falsche Ernährung, großer Lärm, unharmonische Gedanken und ein ungezügelter Lebensstil vermögen die leibseelische Gesundheit eines Menschen lebenslänglich zu betreffen.«

Warum Mozart?

Warum bezeichnen wir die transformative Kraft der Musik nicht als Bach-Effekt, Beethoven-Effekt oder Beatles-Effekt? Liegt es nur daran, daß Mozart einfach mehr geschätzt wird als Genies wie Beethoven, Gershwin oder Louis Armstrong? Oder ruft seine einzigartige Musik allgemeine Reaktionen hervor, die sich erst jetzt messen lassen?
Tomatis hat sich dieselben Fragen gestellt. Und er stellte immer wieder fest, daß Mozartmusik den Zuhörer stets beschaulich stimmte, seine räumliche Wahrnehmung verbesserte und ihm zu klarem Selbstausdruck verhalf. Unabhängig vom Geschmack des Hörenden und eventuellen Kenntnissen über den Komponisten kam es immer zu einer Verständigung mit Herz und Verstand. Tomatis stellte fest, daß Mozart unstrittig die besten und langanhaltendsten Therapieerfolge erzielte, ob in Tokio, Cape Town oder Amazonien. Die Rhythmen, Melodien und hohen Frequenzen der Mozartmusik stimulieren und kräftigen eindeutig die kreativen und motivierenden Gehirnregionen. Aber vielleicht liegt der Schlüssel zu Mozarts Größe darin, daß alle Noten so rein und einfach klingen. Mozart webt keine komplizierten Muster wie das große Mathematikgenie Bach. Er löst auch keine Gefühlsfluten aus wie der heroisch leidende Beethoven. Sein Werk besitzt nicht die massive Schlichtheit eines Gregorianischen Gesanges, eines tibetanischen Gebets oder eines Shaker-Kirchenliedes. Er fordert weder zur Gemütlichkeit auf wie ein guter alter Volksmusiker noch heizt er dynamisch ein wie ein Rockstar. Mozart bleibt äußerst geheimnisvoll und zugleich persön-

lich und vor allem ohne Tücke. Sein Witz, sein Charme und seine Schlichtheit führen zu einer tiefer gelegenen Weisheit in uns selbst.

Für mich entspricht Mozarts Musik der großen Architektur der indischen Moguln – dem Amerpalast in Jaipur oder dem Taj Mahal. Es ist die Transparenz, sind die Bögen und Rhythmen im offenen Raum, die den menschlichen Geist so sehr anrühren.

Obwohl Mozart mit Haydn und anderen Komponisten seiner Zeit Gemeinsamkeiten hat, erklärt Tomatis in *Pourquoi Mozart?* (Warum Mozart?): »... wirkt er mit einer Wucht, die andere nicht haben. Er übt einen befreienden, anregenden und ich möchte sogar sagen heilsamen Einfluß aus, der ihn selbst noch unter den Hervorragendsten hervorragen läßt. Seine Wirksamkeit übertrifft bei weitem das, was wir bei seinen Vorgängern ... Zeitgenossen oder Nachfolgern beobachten können.«

Die Unmittelbarkeit und Stärke der mozartschen Musik hat ihre Wurzeln nicht zuletzt in seinem Leben und den Umständen seiner Geburt. Mozart kam in einer Musikerfamilie auf die Welt. In seiner pränatalen Zeit umgab ihn täglich Musik. Die Klänge des väterlichen Violinspiels haben seiner neurologischen Entwicklung sicher gutgetan und ihn zu kosmischen Rhythmen im Mutterleib erweckt. Sein Vater, Kapellmeister bzw. Musikdirektor in Salzburg, seine Mutter, Tochter eines Musikers, trugen mit Liedern und Serenaden schon während der Schwangerschaft sicherlich zu seiner musikalischen Erziehung bei. Dank dieser hervorragenden musikalischen Umgebung konnte Mozart also von Anfang an ganz als ein Kind der Musik wachsen und gedeihen.

Mit vier Jahren bereits ein begabter Interpret, zählt Mozart zu den berühmtesten Wunderkindern der Menschheitsgeschichte. So wie der junge Jesus im Tempel die Ältesten erstaunte, verblüffte Mozart die Königshäuser Europas. Überall waren Musiker, Komponisten und Konzertbesucher von seiner jugendlichen Brillanz und Virtuosität begeistert. Mit sechs Jahren komponierte er sein erstes Menuett und ein Trio für Klavier. Es folgten 626 große Kompositionen bis

zu seinem letzten Stück. Mozart komponierte unentwegt von seinem
zwölften Lebensjahr an und schuf so im Lauf seiner Karriere siebzehn Opern, einundvierzig Sinfonien, siebenundzwanzig Klavier-
konzerte, Dutzende von Klaviersonaten, ferner Musik für Orgel,
Klarinette und andere Instrumente. Er konnte sich ein Stück ausden-
ken, während er ein anderes aufschrieb. Offensichtlich hatte er eine
Komposition komplett im Kopf, bevor er sie niederschrieb. So
berichtet er in einem Brief an seinen Vater: »Komponiert ist schon
alles – aber geschrieben noch nicht …«

Vielleicht blieb ihm deshalb die Aura des ewigen Kindes, weil sich
sein Talent schon in so zartem Alter offenbarte. Er besaß auch einen
Hang zum Närrischen. »Bald waren seine Leichtfertigkeit und
Kindlichkeit ebenso in aller Munde wie die Legende, daß er seine
Werke automatisch, ja geradezu schlafwandlerisch aus dem Ärmel
schüttelt«, stellt Maynard Solomon in seiner maßgeblichen neuen
Mozartbiographie fest. »Das ließ alles auf eine Verbindung zwischen Kindheit und Kreativität schließen, wovon die frühen romantischen Kunstkenner hingerissen waren, denn sie selbst glaubten in
der Kindheit das verlorene Goldene Zeitalter wiedergefunden zu
haben«.

Die Irvine-Forscher erfaßten intuitiv die Verbindung zwischen Mozarts Früherziehung und der kreativen Kraft seiner Musik. Die
Doktoren Rauscher und Shaw erklärten, sie hätten für ihre Experimente deshalb Mozartmusik ausgesucht, weil er in jungen Jahren
komponierte und »auf angeborene Synapsenfeuerungsmuster zu-
rückgriff«.

Wie bei vielen jungen Virtuosen blieb Mozarts kompositorisches
und interpretatives Genie in seinem persönlichen Leben vom Chaos
begleitet. Als Erwachsener achtete er zwar sehr auf seine äußere
Erscheinung und gab Unsummen für seine Perücken und Kleider
aus, vielleicht aber nur um von der Tatsache abzulenken, daß er 1,62
m groß war und, aufgrund einer Pockenerkrankung in der Kindheit,
ein von Narben gezeichnetes Gesicht hatte. Das Glück in der Liebe

44

blieb ihm verwehrt. Er heiratete die unscheinbare Schwester der eigenwilligen Schönheit, die ihn abblitzen ließ. Auch nach seiner Hochzeit verliebte er sich ständig in seine jugendlichen Schülerinnen, was zu familiären Spannungen führte. Er spielte gerne Schabernack und blieb zeitlebens ein Necker.

Doch paradoxerweise trugen gerade die chaotischen Aspekte seiner Persönlichkeit zu seiner Kunst bei und helfen heute die Legende nähren, die ihn umgibt: Sie akzentuieren die Eleganz seiner Musik und silhouettieren sein Spätwerk. In seiner unschuldigen Eitelkeit und weltlichen Naivität versuchte Mozart niemals, sich selbst etwas vorzumachen, so daß seine geniale Kindlichkeit als perfektes Gefäß für seine offensichtlich vom Himmel gesandten Kompositionen diente. Ganz gleich wie absurd und tragisch sein Leben (und sein Tod mit fünfunddreißig) war, der Kanal zur himmlischen Harmonie wurde niemals abgeschnitten. Er konnte die transparentesten, süßesten und lieblichsten Melodien inmitten schrecklichster persönlicher Umstände schreiben. In seinem letzten Lebensjahr schrieb er inmitten von ehelichen Zwistigkeiten und Hofintrigen seine heitere, lebensbejahende, tiefesoterische Oper, *Die Zauberflöte,* und das schwermütige und dennoch inspirierende *Requiem,* eine erschütternde Todeskonfrontation.

Mozart verkörperte und transzendierte seine Zeit zugleich. Musikalisch steht er zwischen der Hochblüte des Barock und der Blütezeit der Romantik. Aber er lebte auch in der radikalen Zeit von John Wesley, Voltaire, Thomas Jefferson, Mary Wollstonecraft und Goethe, in der die westliche Gesellschaft eine tiefgreifende politische und religiöse Umschichtung erfuhr. Und so feiert sein Werk die menschliche Gedankenfreiheit, die unter dem weißen Make-up und gepuderten Perücken einer europäischen Feudalgesellschaft und eines amerikanischen Kolonialreichs Farbe zu bekennen begann. Was noch wichtiger ist, Mozarts Musik atmet Eleganz und großes Mitgefühl. Seine Kunst bleibt heiter, wird niemals schneidend. So wie die moderne Zivilisation selbst, die aus der Welt der Klassik, des Mittelalters und der Renaissance hervorging, verkörpert auch Mozart die Unschuld, den Einfallsreichtum und das Versprechen eines neuen, kommenden Zeitalters.

Das Wort *Musik* ist vom griechischen Wort *musa* abgeleitet. Der Mythos sagt uns, daß die neun Musen und Himmelsschwestern, die dem Gesang, der Dichtung und den anderen Künsten und Wissenschaften vorstehen, als Töchter des Götterkönigs Zeus und der Mnemosyne geboren wurden, der Göttin der Erinnerung. Musik ist also ein Kind göttlicher Liebe, dessen Grazie, Schönheit und geheimnisvolle Heilkräfte eng verknüpft sind mit der Himmelsordnung und Erinnerung an unseren Ursprung und unser Schicksal. Krissy, Tomatis und Mozart selbst sind auf ihre Weise leuchtende Beispiele dessen, wie die Musen schon bei der Empfängnis ihren Zauber zu weben beginnen und ihn – wie wir auf den folgenden Seiten sehen werden – unser ganzes Leben hindurch und darüber hinaus fortspinnen.

2

Gesundes Zuhören

Die Anatomie des Klanges,
des Hörens und des Horchens

»Was kommt und geht mit einem Wagen, und
ist für den Wagen ohne Belang, obwohl er sich
nicht ohne es bewegen kann?«

ALTES RÄTSEL

Es begann Mitte der achtziger Jahre, daß mich wöchentlich
landesweit Dutzende von musiktherapeutisch interessierten
Leuten anriefen: professionelle Musiker, die von physiologischen
Veränderungen bei sich und ihren Zuhörern berichteten. Menschen,
die durch den Einsatz ihrer Stimme und durch verbessertes Zuhören
ihren Bluthochdruck kontrollierten und Streß abbauten; Lehrer, die
wissen wollten, warum sich die Aufmerksamkeit und das Gedächtnis ihrer Schüler verbesserten, wenn sie bestimmte Musik im Unterricht spielten.

Als Reaktion auf dieses wachsende Interesse gründete ich 1988 das
Institute for Music, Health, and Education in Boulder, Colorado. Ich
erklärte meinen Schülern, daß Klang Energie ist, die sich verschieden formen, in mathematische Verhältnisse bringen und musikalisch und sprachlich gestalten ließe. Klang nannten unsere Ahnen
»den Anfang«, das *Om* des Ostens und das *Wort* des Westens. Klang
ist die Hintergrundstrahlung entstehender Galaxien, die Sinfonie
von Wind und Wasser; der Begleiter von Autos oder auch von
allen sich bewegenden Dingen; und das Gespräch, das wir zu Hause,
bei der Arbeit und beim Spiel miteinander (und mit uns selbst)
führen.

Klang bewegt sich in Wellen durch die Luft und wird nach Frequenz und Intensität gemessen. Die *Frequenz* bezieht sich auf die Tonhöhe oder Tiefe eines Tones. Sie wird in Hertz (Hz) gemessen, das heißt nach der Anzahl der Schwingungen pro Sekunde. Je höher der Ton, desto schneller die Schwingung. Umgekehrt bestehen tiefe Töne aus extrem langen Schallwellen, die sehr viel Platz brauchen. Denken Sie zum Beispiel an Orgelpfeifen, die sehr lang sein können (im Mormonentempel von Salt Lake City messen einige Pfeifen über 18 Meter). Orgelpfeifen funktionieren ähnlich wie das »Flöten« auf einer leeren Flasche.

Normalerweise nimmt ein Ohr Töne zwischen 16 Hz und 20 000 Hz wahr. Bei einem Klavier mißt z. B. der tiefste Ton 27,5 Hz und der höchste 4186 Hz. Die Hörkurven variieren von Kultur zu Kultur und von Gegend zu Gegend. In Afrika leben die Maabans in einer so ruhigen Umgebung, daß sie ein über 27 m entferntes Flüstern hören können. Sicher würde sie es ebenso erstaunen, daß sich New Yorker, Pariser und andere moderne Großstädter in einer dröhnenden U-Bahn oder einer belebten Einkaufsstraße unterhalten können. Tomatis glaubt, daß hochfrequente Töne (von 3000 bis 8000 Hz und darüber) eine allgemeine Resonanz in der Hirnrinde bewirken. Nach seiner Auffassung bedeutet das geistige Wachheit durch eine Belebung beispielsweise der Denkfähigkeit, der räumlichen Wahrnehmung und des Gedächtnisses. Töne in mittlerer Frequenzlage (von 759 bis 3000 Hz), sagt Tomatis, stimulieren mehr das Herz und die Lungen wie die Gefühle. Niederfrequente Töne (von 125 bis 750 Hz) regen zu körperlicher Bewegung an. Tiefes Brummen macht uns leicht groggy; ein tiefer schneller Rhythmus wiederum erschwert die Konzentration und das Stillhalten.

Die Schallstärke wird in *Dezibel* gemessen (bezeichnet nach Alexander Graham Bell, den Erfinder des Telefons). Blätterrascheln liegt bei 10 db, Flüstern bei 30 db. Ein ruhiger Wohn- oder Büroraum mißt 40 bis 50 db und eine normale Unterhaltung 60 db. Hauptverkehrslärm mißt im Durchschnitt 70 db. Lautstarke Unterhaltungen,

Preßlufthämmer und Motorräder bringen es auf über 100 db, Motorsägen auf 110 db, laute Rockmusik und heulende Martinshörner auf etwa 115 db. Eine Rakete bringt es beim Start auf 180 db. Die Schmerzgrenze liegt bei 125 db. Die Dezibelskala schreitet, wie die Richterskala bei der Erdbebenmessung, logarithmisch voran, was eine Verdopplung der Lautstärke pro 10 db bedeutet. Musik von 110 db ist damit doppelt so laut wie ein Preßlufthammer (100 db) und zweiunddreißigmal so laut wie ein normales Gespräch (60 db). Zwischen dem leisesten und lautesten für das menschliche Ohr wahrnehmbaren Ton besteht ein Verhältnis von einer Billion zu eins. Schon in der Musik beträgt der Lautstärke-Quotient eine Million zu eins.

Ein anderes wesentliches Klangmerkmal ist das *Timbre* – die Klangfarbe einer Stimme oder eines Instruments, unabhängig von der Tonhöhe oder Lautstärke. Es gibt für sie keine wissenschaftliche Maßeinheit, obgleich sie sich in der Wellenform äußert. Oft werden subjektive Begriffe ähnlich wie beim Weinkosten (»schwer«,»kraftvoll«,»klar«,»langweilig«,»fade«) zur Beschreibung eines Timbres gebraucht. Verglichen mit einer anderen Geige hat die Stradivari zum Beispiel ein weiches, warmes, sauberes Timbre.

Klangmuster

Der Klang hat viele geheimnisvolle Eigenschaften. Er kann beispielsweise sichtbare Formen und Figuren hervorbringen, welche Gesundheit, das Bewußtsein und das Verhalten allgemein beeinflussen. In seinem bemerkenswerten Buch, *Cymatics,* in dem es um die Interaktion zwischen Schall und Materie geht, zeigt der Schweizer Ingenieur Dr. Hans Jenny, daß sich mit Klängen komplizierte geometrische Muster hervorbringen lassen. Zum Beispiel hat Jenny mit elektrischen Impulsen in Kristallen Schwingungen erzeugt und diese auf ein Medium wie eine Platte oder eine Saite übertragen. Er hat auch in Flüssigkeiten und Gasen Oszillationsmuster erzeugt. Durch einfaches Variieren der Tonhöhe, der Obertöne und des Schwingungsmaterials ergeben sich zahllose Klangmuster und -formen. Kombiniert man Töne miteinander, folgt daraus entweder Chaos oder Schönheit. Ein tiefer Umlaut zum Beispiel erzeugt ein paar konzentrische Kreise um einen Punkt in der Mitte, ein hohes EEE viele Kreise mit verwackelten Rändern. Diese Formen ändern sich sofort, sobald ein anderer Ton oder Laut geäußert wird.

Zwischenspiel
Sichtbare Klänge

Stellen Sie einen großen Pappbecher voll Wasser neben einen Lautsprecher und beobachten Sie, wie die Schallwellen der Musik das Wasser bewegen. Oder, falls vorhanden, bestreuen Sie eine Trommel mit feinem Sand und stellen Sie diese über den Woofer eines Lautsprechers. Jetzt spielen Sie auf dem Synthesizer eine mittelhohe Note. Der Sand wird zu »tanzen« anfangen. Wenn Sie den Ton lange genug halten, wird ein Muster entstehen.
Im Versuchs- und Forschungsraum in San Francisco kann man Sägemehl auf vibrierende Bleche, Becken oder Sägen streuen. Zieht man an einem über den Becken gespannten Bogen, bilden sich kaleidoskopartige Muster (oder »Mandalas«).

Nun kann man sich vorstellen, welche Wirkung Klänge auf empfindliche Zellen, Gewebe und Organe haben. Schallwellen bilden Muster und erzeugen in der Umgebung energetische Bewegungsfelder bzw. Resonanzen. Wir absorbieren diese Energien, und sie beeinflussen unsere Atmung, unseren Puls, unseren Blutdruck, un-

50

sere Muskelspannung, unsere Hauttemperatur und andere innere Rhythmen. Jennys Entdeckung hilft verstehen, wie uns Klang innerlich und äußerlich durchformt, so wie Ton auf einer Töpferscheibe Gestalt annimmt.

Je nach Wellenform und anderen Merkmalen können Klänge anregen oder entspannen. In bestimmten Fällen können sie Körper und Gehirn positiv aufladen. Laute, stampfende Musik kann uns manchmal aufbauen sowie Schmerzen und Spannung verdecken oder lösen. Zu den am positivsten geladenen Klängen gehören die unserer eigenen Stimme. Solche Klänge können Kiefer und Hals entspannen und andere körperliche Verspannungen beseitigen und so unsere Leistungsfähigkeit steigern. In den Sportarten Aikido und Karate werden bestimmte Bewegungen lautlich begleitet. Wenn ein Kampfsportler »HAI« oder einen anderen Kampflaut äußert, entläßt er gleichzeitig gezielt Energie.

Klang kann sich auch negativ auswirken. Großer Lärm, durch Fabriken, vorbeirauschende Züge oder Düsenjäger verursacht, führt zur körperlichen Erschöpfung. Das Aufschrillen einer Motorsäge unmittelbar neben unserem Ohr kann sofort zu Kopfschmerzen und großer Unausgeglichenheit führen. Auch niederfrequente Töne laugen körperlich aus und rufen Streß, Muskelverspannungen und Schmerzen hervor.

Ich unterrichtete einmal in einem Hotel in der Nähe des Flughafens von Los Angeles. Die Empfangshalle war so luxuriös wie in einem Hollywoodfilm, aber als ich sie betrat, sagte mein Körper: »Sei vorsichtig.« Was so schön aussah, entpuppte sich als furchtbarer Resonanzkasten. Die vier Stockwerke hohe Halle lag parallel zur Rollbahn des Flughafens. Jedesmal, wenn eine Maschine startete oder landete, verstärkte das Gebäude die niederfrequenten Schallwellen.

Das war noch nicht alles. Als ich in einem der Seminarräume meinen Unterricht hielt, bekam ich plötzlich starke Rückenschmerzen; nach zwei Stunden war ich völlig fertig. Da mich das Unterrichten selten erschöpft, vermutete ich sofort eine verborgene Schallquelle. Die Störgeräusche der Neonlampen und der Klimaanlage, die den Raum leicht negativ aufluden, konnten aber unmöglich an meinen Rückenschmerzen schuld sein. Abends entschied ich mich, der Ursache auf den Grund zu gehen. Es war keine große Sache. In dem für das Personal vorbehaltenen Nebenraum standen fünf Industriewäschetrockner. Obwohl ich ihr Brummen im Seminarraum nicht »hören« konnte, nahm mein Körper ihre starken Vibrationen auf. Wie viele Seminarteilnehmer mußten in diesem Raum schon gelitten haben! Und wie viele Gäste waren wohl schon in jener Empfangshalle beim Cocktail oder Abendessen von den niederfrequenten Schallwellen der startenden und landenden Jets unversehens zermürbt worden?

Lärm macht depressiv

> »So wie die Cholera und die Pest wird der Mensch auch einmal den Lärm bekämpfen müssen.«
>
> ROBERT KOCH,
> Entdecker des Cholerabazillus

Wir halten unser Gehör für selbstverständlich. Doch ist das Hören vielen Störfaktoren ausgesetzt, besonders äußerem Lärm. Über störende Geräusche beschwerte man sich schon immer. »Bei Fliegengebrumm, Kutschengeratter und Türgequietsche können mir Gott und seine Engel gestohlen bleiben«, gestand der englische Dichter John Donne. Auf uns wirkt dies leicht übertrieben, denn wir befinden uns heute in einer noch absurderen (vom lateinischen *absurdus,* »mißtönend, widrig klingend, grell«) Situation: Autos, Kühlschränke, Digitaluhren, Fernseher, Computer, Anrufbeantworter und automatische Garagenöffner machen einen Lärm, mit dem unsere Gehirne und Körper andauernd fertig werden müssen. Wir

52

werden mit hundertmal mehr Geräuschinformationen bombardiert als unsere Eltern oder Großeltern es sich jemals hätten träumen lassen.

Schätzungsweise 60 Millionen Amerikaner haben Hörstörungen, und ein Drittel dieser Störungen ist lärmbedingt. Es ist Lärm unterschiedlichster Herkunft, sei es Bomben- und Artillerielärm in Krisengebieten oder eine lautstarke Arbeit oder einfach zu lautes Musikhören. Wenn die geburtenstarken Jahrgänge in die Fünfziger kommen, muß sich die Gesellschaft auf den Ausbruch einer Rock & Roll Depression (RRAD – Rock & Roll Affective Disorder) gefaßt machen: Sie beruht auf einer Verschlechterung des Gehörs mit einer Zunahme von Beklemmung, Müdigkeit und Streß, hervorgerufen durch ein lebenslanges Schwelgen in Rock-and-Roll-Klängen. Der New Yorker Facharzt Dr. Samuel Rosen, der weltweite Gehörvergleiche angestellt hat, berichtet, daß traditionell lebende Afrikaner mit sechzig Jahren durchschnittlich genauso gut oder sogar besser hören wie fünfundzwanzigjährige Nordamerikaner.

Die amerikanische Akademie der Otolaryngologie schätzt, daß über 20 Millionen Amerikaner regelmäßig gesundheitsschädlichem Lärm ausgesetzt sind. Kinder sind am gefährdetsten. Kürzlich kam ich an einem überdachten Stadion vorbei, in dem ein »Monstertruck«-Rennen veranstaltet wurde. Als die mit Riesentraktorreifen bestückten Wägen die Motoren aufheulen ließen und die mehreren hundert Meter entlangdonnerten, dröhnten die niederfrequenten Töne so schrecklich laut, daß die meisten Kinder unter den zigtausend Zuschauern weinten, schrien und sich die Ohren zuhielten. In einer Szene, die aus einem Roman von Charles Dickens hätte stammen können, verkauften fliegende Händler neben Süßigkeiten und Popkorn auch Ohropax an die unglücklichen Kleinen. Ich schätzte den Lärm auf über 120 Dezibel: Diese Kinder wurden buchstäblich verletzt. Viele der Erwachsenen schienen abgestumpft, entrückt und unfähig, die Gefahren, die von den giftigen Abgasen und dem ohrenbetäubenden Lärm ausgingen, richtig einzuschätzen. Rockkonzerte gehören zu den größten Gefahren, weshalb auch die meisten Rockmusiker, ohne Wissen der Fans, mit Ohropax auftreten. Die Heavy Metal Band Motley Crue erklärte sich kürzlich mit dem Verkauf von Ohropax bei ihren Konzerten einverstanden. Auch Opernsänger sind durch ihre eigene Stimme gefährdet, die gewöhnlich 110, 120 und manchmal sogar 140 Dezibel erreicht, was bedeutet, daß sie bisweilen lauter tönt als ein Jet auf der Rollbahn. Die Opernsängerin Maria Callas wurde einmal von ihrem eigenen Gesang teilweise taub.

Eine weitere Gefahr ist das Walkmanhören. Auf den Boulevards von New York, Moskau und Tokio, bis in die hintersten Gassen von Nairobi, Bangkok und Rio sind es mehrere zehn Millionen Menschen, die beim Joggen, Fahrradfahren oder Arbeiten diesem Vergnügen frönen. Obwohl Walkmen praktisch und erschwinglich sind und dem Normalbürger große Musik erschlossen haben, muß man diese, so eine Studie der medizinischen Fakultät der Universität Louisville, auch für Hörstörungen verantwortlich machen. Beim Aerobic beispielsweise werden vorwiegend Arme und Beine mit Blut und Sauerstoff versorgt, was der Durchblutung des Innenohrs abgeht und es besonders empfindlich macht. Kopfhörer, die vorwiegend niederfrequente Töne vermitteln (von ihnen werden die Körperfunktionen am stärksten beeinflußt), können Schwerhörigkeit, Ohrensausen und schließlich Taubheit mit verursachen.

Ich gehöre zu keiner Schallpolizei, möchte Ihnen keinen Walkman oder irgendeine andere moderne Technologie verbieten. Aber ich empfehle Ihnen, beim Joggen, Aerobic oder irgendeiner anderen körperlichen Anstrengung Ihren Walkman nur kurze Zeit und auf geringer Lautstärke laufen zu lassen. (Gepolsterte Kopfhörer mit einer besseren Klangqualität sind solchen vorzuziehen, die direkt in die Ohren gesteckt werden.) In Paris erließ das französische Parlament ein Gesetz, das die Lautstärke von tragbaren Stereogeräten auf 100 Dezibel begrenzt (bisheriges Maximum 126 Dezibel), und warnte öffentlich vor zu lautstarker Musik, die eine taube Generation hervorbrächte.

Für Arbeitsstätten mit zehn und mehr Angestellten wurden jetzt Lärmbelästigungsgrenzen von der OSHA (Occupational and Safety Health Administration, einer Abteilung des US-Arbeitsministeriums) vorgeschrieben. Jeder, der täglich etwa 85 Dezibel zu ertragen hat, muß sich jährlich einem Hörtest unterziehen. Darum wäre es gut, wenn wir alle regelmäßig unser Gehör überprüfen ließen.

Im Chaos des modernen lärmenden Lebens macht sich ein Gegentrend zur Stille bemerkbar. In Japan ernannte das Umweltbüro einhundert Punkte zu »akustischen Orten«. Stellen, an denen Flüsse gurgeln, Boote tuten, Straßenbahnen rattern, Wasserfälle plätschern und Glockenspiele von Kirchen und Tempeln zu hören sind. Auf Hokkaido, der nördlichen Insel von Japan, suchte das Umweltbüro für seine Touristenkarte zweiundzwanzig von über 2500 öffentlich empfohlenen akustischen Orten aus. Ein Tokioer Verwaltungsbezirk wirbt für zehn sowohl akustisch als auch visuell reizvolle Plätze.

Auch Krankenhäuser, die zu den lärmbelastetsten Orten gehören, entdecken den Erholungswert der Stille wieder. Intensivstationen mit ihren piepsenden Überwachungsgeräten, motorisierten Betten und rauschenden Ventilatoren stehen neben Flugzeugpassagierkabinen und Fabrikgeländen in erster Reihe der Gefahren für Gesundheit und Gehör. Vorläufige Untersuchungen am Medical College of Wisconsin in Milwaukee ergaben, daß lärmabschirmende Spezialkopfhörer den Genesungsprozeß der Patienten beschleunigen können.

Gehör, Ernährung und Umwelt

Unser Gehör wird auch von unserer Ernährung und Umwelt beeinflußt. Der Pädagoge und Naturkostpionier Michio Kushi erzählte eine amüsante Geschichte. In den 60er Jahren eröffnete er mit seinen Geschäftspartnern einen der ersten Naturkostläden namens Erewhon. Dort bot man in großen Behältern und Kästen unbehandelte Nahrungsmittel an, doch schon bald wurden die Inhaber mit einer Mäuseplage konfrontiert. Da die Angestellten die Mäuse nicht in Fallen töten wollten, installierte man eine Ultraschallanlage, die laut Aussage des Herstellers die lästigen Nager von den Auslagen vertreiben sollte. Aber zu jedermanns Erstaunen blieben die Mäuse. Sie änderten einfach ihren Speiseplan. Sie verzichteten auf ihre Lieblingsspeisen – Honig, Carob und andere Süßigkeiten, oder Cracker, Chips und Getreideprodukte – und knabberten statt dessen Getreidekörner und Meeresalgen. Offensichtlich konnten diese Nahrungsmittel die durchdringenden Sirenentöne neutralisieren. »Das ist Gesundheitskost, Überlebensnahrung«, sagte Michio. »Es zeigte mir, daß Tiere oft eine bessere Intuition haben als Menschen. Sie können sich neuen Existenzbedingungen sofort anpassen.«

Mittlerweile gibt es wissenschaftliche Untersuchungen, die den Einfluß der Ernährung auf das Gehör bestätigen. Finnische Forscher stellten fest, daß Menschen, die sich fett- und cholesterinarm ernährten, besser durchblutete Ohren hatten, folglich auch besser hörten. Aus einer Untersuchung von über 1400 Personen mit Innenohrproblemen schlossen Forscher an der medizinischen Fakultät der Universität West Virginia, daß sich das Gehör bei denjenigen verbesserte, die nach einer Ernährungsberatung eine Diät einhielten. Diese war arm an gesättigtem tierischen Fett, weißem Zucker und Tafelsalz, dafür aber reich an Vollkornprodukten, Gemüse und frischen Früchten. Schwindelgefühl verschwand bei vielen Patienten sofort, Druckgefühle in Kopf und Ohren ließen rasch nach, häufig nahm das Ohrensausen ab und verschwand in manchen Fällen sogar ganz. Tomatis verfolgt einen ähnlichen Ansatz. Obwohl er eine traditionellere Kost empfiehlt, viel Vollkorn und frisches Obst, warnt er vor säurebildenden Nahrungsmitteln. Dazu gehören Joghurt und raffi-

56

nierte Produkte, die, wie er glaubt, das normale Gehör beeinträchtigen.

Klima und geografische Umstände wirken sich auch auf unser Gehör aus. Tomatis beobachtete einmal, daß der Zikadengesang immer nasaler zu werden schien, wenn man von Paris Richtung Marseille fuhr. Seine Nachforschung ergab, daß es sich um die gleiche Insektenart handelte und auch das Flügelschlagen beim Zirpen dasselbe blieb. Was sich geändert hatte, so schloß er, war nicht ihr Gesang, sondern seine Art des Zuhörens. Klima und Höhe veränderten sein Gehör.

Auf seinen Reisen beobachtete Tomatis, daß sich in den Volksmusiken nicht nur das Land sondern auch die jeweilige Umwelt widerspiegelt. Waldbewohner, die von unzähligen Geräuschen umgeben sind, bringen polyphone Musik hervor, während Wüstenbewohner sich auf ein Instrument beschränken, die Trommel. Auch Bergvölker entwickeln ihre eigene Art von Musik. Wegen des wechselnden Luftdrucks auf das Innenohr und die Stimme, ist ihre Musik reich an Bässen und hohen Frequenzen. Die Tibeter im Himalaya, die Indios in den Anden und die Menschen in den Alpen, Appalachen und im Ural singen und sprechen oft in einer Mischung aus tiefen Kehl- und hohen Kopflauten, eine Widerspiegelung ihres von Bergen und Tälern bestimmten Lebensrhythmus.

Mit dem Körper hören

Sie brauchen nichts zu hören, um zu hören. Einige der größten Musikgenies der Geschichte waren taub und hatten trotzdem ein hervorragendes inneres Gehör. Sie konnten die Vibrationen durch Hände, Knochen und andere Teile ihres Körpers wahrnehmen. Die große Pädagogin Helen Keller war blind und taub, lernte aber mit ihren Händen zu hören. Die zeitgenössische schottische Schlagzeugsolistin Evelyn Glennie, die mit weltberühmten Sinfonieorchestern zusammen spielt, lernte ihre Musik über einen auf dem Schoß gehaltenen Lautsprecher oder Kassettenrecorder. Sie stimmt die Pauke durch Wahrnehmung der Schwingungen über Gesicht und Füße, zudem tritt sie barfuß auf, um über die Resonanz des Holzfußbodens ihre Musik zu »hören«. Ihre erstaunlichen Fähigkeiten haben der Musikwelt gezeigt, daß man auch ohne funktionierendes Gehör Klänge wahrnehmen und ausdrucksstark musizieren kann.

Glennie lernte zunächst die Unterscheidung von hohen und tiefen Tönen, als sie in der Schule ihre Hände an die Außenwand des Musikraumes hielt. Sie erinnert sich, daß bei einigen Noten ihre Finger kitzelten, während bei anderen ihr Handgelenk vibrierte. »Meine ganzheitliche Klangwahrnehmung speist sich aus vielen Quellen, während sich Menschen mit Gehör nur auf ihre Ohren verlassen«, berichtet sie. Vor einigen Jahren untersuchten Glasgower Wissenschaftler Glennie und stellten fest, daß ihr Gehirn keine Reaktion zeigte, wenn sie angesprochen wurde. Auf Musik jedoch sprach es an.

Neben Ludwig van Beethoven, der absolut taub war, als er seine letzten Hauptwerke schrieb und dirigierte, sind Brian Wilson von den Beach Boys und der tschechische Komponist Bedrich Smetana weitere Beispiele berühmter Musiker, die unter Taubheit oder Schwerhörigkeit leiden oder gelitten haben. Musikalisches Talent unter Hörbehinderten kommt häufiger vor, als wir denken. Kürzlich haben einige Schüler an der St.-Joseph-Blindenanstalt in Bronx, New York, durch ihre musikalischen Fähigkeiten erstaunt. Boudi Foleys Talent wurde erstmals entdeckt, als er sieben Jahre alt war. Die Eltern des ägyptischen Jungen, beide Ärzte, zogen Anfang der 90er Jahre in die Vereinigten Staaten, um ihrem Sohn den Besuch einer Spezialschule für Schwerhörige zu ermöglichen. Einmal wollten Khalil und Ahmed Foley in ein Konzert des St.-Louis-Sinfonieorchesters. Als die Babysitterin nicht kam, nahmen sie Boudi kurzerhand mit, in der Annahme, er würde während des Konzerts schlafen. Zu ihrer großen Verwunderung machte ihn die Musik munter, und er begann mit den Fingern den Takt der Sinfonie zu klopfen. Boudis Eltern baten Sona Haydon, Pianistin und Dozentin an der Universität Washington, ihren Sohn zu unterrichten. Sie brachte ihm die Grundbegriffe der Rhythmik durch Klopfen auf den Rücken bei. Boudi ist jetzt, so Sona, ein Wunderkind am Klavier, und er sagt, er möchte einmal wie sein Lieblingskomponist Beethoven komponieren können.

Zwischenspiel
Die Augen schließen und die Ohren öffnen

Unser Gehör verfeinert sich meist gerade, wenn wir keine optischen Anhaltspunkte haben. Probieren Sie das einmal für eine halbe Stunde an einem sicheren Platz in Ihrer Wohnung aus (wo Sie nicht ausgleiten oder fallen können) und horchen Sie mit geschlossenen Augen auf Ihre Umgebung. Sie können auch Ihre Augen verbinden, etwa mit einem Schal oder einem Handtuch.

Höchstwahrscheinlich werden Sie Geräusche von irgendwelchen Geräten wahrnehmen. Können Sie die auseinanderhalten? Brummt der Kühlschrank anders als die Klimaanlage oder sonstige Geräte? Nehmen Sie Vogelgezwitscher oder andere Außengeräusche wahr?

Menschen mit einer leichten Schwerhörigkeit wird oft Unaufmerksamkeit vorgeworfen, das führt auf beiden Seiten zu Ärger und Frustration. Zunehmende Schwerhörigkeit rührt auch von Streß, Angst und Müdigkeit her. Oft ist die Isolation, die mit einem auch noch so schleichenden Verlust belebender akustischer Eindrücke einhergeht, Mitauslöser für Depressionen, Midlife-Krisen und starke Wechseljahrsbeschwerden.

Geringfügige Hörstörungen, bei denen nur bestimmte Frequenzbereiche nicht mehr gehört werden können, fallen oft nicht auf. Ein Radiosprecher läßt sich zum Beispiel immer noch verstehen, wenn man den Baß herausnimmt. Musikhören bleibt auch noch möglich, fährt man am Equalizer die mittleren Frequenzen herunter. Nimmt man jedoch die höheren Frequenzen heraus, ist das Gesagte sehr schwer zu verstehen.

Leider wird vielen Menschen erst dann bewußt, daß mit ihrem Gehör etwas nicht stimmt, wenn die Schwerhörigkeit schon weit fortgeschritten ist.

Schwerhörigkeit wirkt sich auch auf die Stimme aus. Diese Entdeckung machte Alfred Tomatis in den späten 40er Jahren, als er in seiner Praxis viele Sänger aus dem Bekanntenkreis seines Vaters behandelte, der ja Opernsänger war. Schulmedizinisch ging man lange Zeit davon aus, daß die Stimme hauptsächlich vom Kehlkopf kontrolliert wird; so verschrieb man bei stimmlichen Schwierigkeiten zur Tonusregulierung der Kehlkopfmuskulatur meist Strychnin, ein hochgiftiges Alkaloid. Aber Tomatis entdeckte eine kybernetische Schleife, die deutlich darauf hinwies, daß die Stimme hauptsächlich vom Ohr kontrolliert wird.

Tomatis beschäftigte sich mit dem Fall des großen italienischen Tenors Enrico Caruso. Plattenaufnahmen dokumentierten, daß Carusos Stimme zwischen 1896 und 1902 nicht besonders voll klang, doch wurde sie danach »spektakulär«. Caruso verlor über diese Veränderung nie ein Wort, doch nahm Tomatis aufgrund seiner Erfahrung mit Hörfehlern an, daß es zu einer Verletzung der Ohrtrompete gekommen sein mußte und Caruso infolgedessen »nur mehr hochfrequente Töne obertonreich wahrnahm«. Beim Aufspüren der Krankengeschichte des Sängers fand Tomatis heraus, daß Caruso 1902 in Spanien an der rechten Gesichtsseite operiert worden war, wobei offenbar eine Verletzung der Ohrtrompete zur Taubheit gegenüber niederfrequenten Tönen geführt hatte.

»Caruso sang deshalb so außerordentlich gut, weil er nur mehr im oberen Frequenzbereich hören konnte«, schloß Tomatis. Er hörte

60

hauptsächlich über die Knochenleitung, was ihn »zum größten Sänger aller Zeiten machte«. Später machte Tomatis Freunde des Sängers ausfindig, die bestätigten, daß er mit dem rechten Ohr keine niederfrequenten Töne hören konnte, und die weiterhin berichteten, daß er sie immer bat, links neben ihm zu gehen.

Die Kunst des Zuhörens

> »Als erstes spitze deine Ohren, um etwas gegen
> die Überlastung deiner Augen zu tun. Von
> klein auf sind wir es gewohnt, die Welt mit den
> Augen zu beurteilen. Wir reden mit anderen
> und uns selbst hauptsächlich über Gesehenes.
> Ein Krieger achtet stets auf die ihn umgeben-
> den Geräusche.«
>
> CARLOS CASTANEDA,
> Die Reise nach Ixtlan

Die Art, wie wir Geräusche, Töne und Laute aufnehmen, ist mindestens ebenso wichtig wie der Schall selbst. Derselbe Ton kann dem einen wunderbare Kräfte verleihen und den anderen zu Tode erschrecken. Und trotzdem legt man in der modernen Gesellschaft wenig Wert darauf, Kindern das Horchen beizubringen, auf den Tonfall zu achten oder Geräusche und Sprache im Kontext zu begreifen.

In einer so auf Intelligenz bedachten Gesellschaft nimmt es Wunder, daß unsere Fähigkeiten hauptsächlich daran gemessen werden, wie gut wir lesen, schreiben und mit dem Computer umgehen können. Studiengänge, Berufsabschlüsse und Bewerbungsgespräche betonen das lineare, linkshemisphärische Denken. Natürlich müssen wir solche Fähigkeiten entwickeln, sie bleiben für das moderne Leben unentbehrlich. Aber sie sind wohl nicht so wesentlich wie die

Fähigkeit des Horchens und Sprechens. Tatsache ist, daß wir ohne die Fähigkeit des Horchens (im Gegensatz zur bloßen Geräuschaufnahme) keine höheren Kenntnisse erwerben können. Im Umgang mit anderen Menschen verbringen wir die meiste Zeit mit Zuhören. Eine kürzliche Untersuchung ergab, daß wir im täglichen Miteinander circa 55 % mit Zuhören verbringen, während Sprechen 23 %, Lesen 13 % und Schreiben nur 9 % unserer Kommunikationszeit beanspruchen.

Horchen – unter Ausschöpfung des gesamten menschlichen Hörbereichs – läßt uns ganz dasein. Richtig zuhören zu lernen ist ein Schlüsselthema dieses Buches und das Geheimnis des Mozart-Effektes.

Der Unterschied zwischen aktivem Hören und bloßem Hören kann nicht stark genug betont werden. Bloßes Hören heißt fähig sein, durch Ohren, Haut und Knochen Geräusche wahrzunehmen, Horchen dagegen bedeutet, Schallwellen zu filtern, aus ihnen auszuwählen, sie zu erinnern und auf sie zu reagieren. Doch leisten unsere Ohren noch mehr. Sie empfangen nicht nur Töne und übertragen sie ins Gehirn, sondern nehmen auch Entfernungen und räumliche Verhältnisse wahr. Das ist durchaus erstaunlich. So kann man in einem vollen und lauten Restaurant die vertraulich geflüsterten Worte seines Gegenübers sehr wohl verstehen – während ein daneben aufgestellter Kassettenrecorder nur eine einzige Geräuschkulisse aufnimmt. Das Zuhören bleibt etwas Aktives, während das Hören passiv verläuft. Oft hören wir, ohne zu horchen. Wir können Unterhaltungen, Nachrichtensendungen und Hintergrundmusik an uns vorbeirauschen lassen, ohne irgend etwas zu behalten. Oft ist mangelhaftes Zuhören der eigentliche Grund für persönliche, familiäre und berufliche Schwierigkeiten. Wie oft hat man uns und haben wir selbst schon gesagt: »Du hörst mir ja gar nicht zu!«

Zwischenspiel
Wie gut hören Sie zu?

Legen Sie das Buch aus der Hand und listen Sie auf einem Blatt Papier auf, was Sie um sich herum hören. Tun Sie das möglichst spontan.

Gehen Sie dann dazu über, fünf Minuten lang wirklich zuzuhören. Schließen Sie dabei die Augen, atmen Sie durch und spitzen Sie die Ohren.

Notieren Sie, was Sie in jenen fünf Minuten gehört haben. Hat sich an Ihrer Auflistung etwas verändert? Fielen Ihnen dissonante Töne stärker auf? Hatten Sie den Kühlschrank, die Klimaanlage, den Radiator oder andere »Hintergrundgeräusche« um sich herum bemerkt? Können Sie mit Ihrem Körper irgendwelche Klänge spüren? Ihre Ohren sind so eine Art Periskop, sie können ferne und nahe Geräusche wahrnehmen.

Unser Horchen wird von unserem Gesundheits- und Geisteszustand mitbestimmt und wirkt sich seinerseits auf beides aus. Manchmal genügt schon die Erinnerung an einen Klang, um den Mozart-Effekt herbeizuführen. Der bekannt Neurologe und Autor Oliver Sacks lag einmal nach einem Kletterunfall in Norwegen mit einem Nervenschaden und teilgelähmt im Krankenhaus. Er hatte das Gehen »vergessen« und befürchtete den völligen Verlust seiner »motorischen Identität«. Um die orthopädische Heilung zu beschleunigen, vertiefte sich Sacks in den Wochen seines Krankenhausaufenthaltes in ein Violinkonzert von Felix Mendelssohn Bartholdy. Als ihn eines Morgens die Musik aufweckte, stand er auf und ging zum Kassettenrecorder hinüber, um das Band umzudrehen. Doch war zu seinem Erstaunen der Rekorder gar nicht an. Dann wurde ihm bewußt, daß er seit seinem Unfall das erste Mal wieder gelaufen war. Die innerlich gehörte Musik hatte ihn auf Trab gebracht.

Gymnastik fürs Ohr

>»Ich behandle keine Kinder. Ich wecke sie
>auf.«
>
> Dr. Alfred Tomatis

Kurz nach dem Zweiten Weltkrieg kam Tomatis zu der Erkenntnis,
daß Hörschäden oft psychologische Ursachen haben. Er machte die
Entdeckung, als er Flugzeugwerftarbeiter untersuchte, denen die
Entlassung drohte, sollten sie lärmbedingte Hörstörungen aufwei-
sen. Sie schnitten bei den audiometrischen Tests oft sogar noch
besser ab, als es beruflich erforderlich gewesen wäre. »Ihr Wunsch
nach einem guten Gehalt verlieh ihren Ohren Flügel«, vermerkte er
trocken.

Derselbe Selektionsprozeß, der einem Ohr das Horchen ermöglicht,
erlaubt ihm auch das Weghören. Ein Kind, das von einem Erwachsenen ständig angeschrien wird, lernt zu überleben, indem es diesen
Lärm ausklammert und auf seine innere Stimme hört. Tomatis
vertrat sogar die Auffassung, daß schwer mißhandelte Kinder, die
eine multiple Persönlichkeit entfalteten, diese inneren Stimmen zum
Schutz vor dem Erwachsenengeschrei hervorgebracht hatten.

Andererseits ist es wichtig, daß wir Klänge ausblenden können.
Ein überempfindliches Ohr, das jedes Geräusch mitkriegt, ist noch
lange kein ideales Ohr. Ein ideales Ohr weiß Wesentliches von
Unwesentlichem zu scheiden und kann in einem Sekundenbruchteil
von passiver Anteilnahme zur präzisen Wahrnehmung übergehen.
Die Überempfindlichkeit kann, wie Tomatis betont, ein Fluch sein.

Zur Eichung unseres Gehörs und Behebung von Hörfehlern hat
Tomatis ein Gerät entwickelt, das er »Elektronisches Ohr« nennt.
Dieser Apparat trainiert das Horchen bzw. analytische Hören durch
eine über Kopfhörer vorgespielte Klangfolge, bei der niederfrequente Töne ausgefiltert wurden. Mittlerweile wird dieses Gerät
häufig im pädagogischen, klinischen und psychotherapeutischen

64

Bereich verwendet, etwa bei der Behandlung von frühen Kindheitstraumen, sexuellem Mißbrauch und Depressionen. Auch Sänger und Künstler haben sich zur Überwindung von Schaffenskrisen oder stimmlichen Schwierigkeiten des Elektronischen Ohrs bedient. Tomatis zeigte, daß sich Hör- und Lernstörungen durch eine Stimulierung der Mittelohrmuskeln korrigieren lassen, die beim Horchen eine entscheidende Rolle spielen. In hochfrequenter, gefilterter Form genutzt werden dabei Mozartmusik, gregorianische Gesänge und gesprochene Texte. Die Klänge bei dieser Horcherziehung sind also kein Ohrenschmaus im üblichen Sinne; es sind eigenartige Klänge. Beim Hören dieser mittel- und hochfrequenten Töne ist der Steigbügelmuskel gefordert, der die drei Gehörknöchelchen im Mittelohr unter seiner Kontrolle hat. Während das Elektronische Ohr diesen Muskel übt und konditioniert, verbessert sich langsam das physikalische Hörvermögen.

Jedes Horchtraining ist individuell zugeschnitten und dauert meistens zwanzig bis vierzig Tage mit täglich zwei Hörstunden. Meistens beginnen sie mit einer passiven Phase, in der man verschieden gefilterte Musik hört, zur Gewöhnung des Ohrs an ungewohnte akustische Reize. Dann wird langsam die natürliche menschliche Stimme eingeblendet, ebenfalls mit ausgewählten hohen, aber herausgefilterten niederen Frequenzen. Dauert die Hörerziehung länger, können drei- bis vierwöchige Pausen zwischen die einzelnen Phasen gelegt werden, um dem Hörschüler zur Integration des bis dahin Gelernten Zeit zu geben.

Sobald sich das Gehör verbessert, nimmt der Hörschüler aktiver teil. In dieser Phase spricht, liest, summt und singt er, während ihm das Elektronische Ohr über Kopfhörer seine Stimme verstärkt wiedergibt. Dieses Rückkopplungsverfahren ermöglicht eine spontane Reaktion auf das Klangerlebnis, und manche Schüler finden plötzlich zu einer normalen Sprechweise und Artikulation. Tomatis vergleicht diesen Prozeß mit einer Gehörgymnastik, einer Art Olympiadetraining für die Muskeln des Mittelohrs.

Nehmen wir Gretchen, eine deutsche Hausfrau mittleren Alters, die sich wegen depressiver Verstimmung an das Tomatis-Institut in Paris wendet. Klienten mit ähnlichem Befinden wird oft die gefilterte Stimme ihrer Mütter vorgespielt, aber Gretchens Mutter lebte nicht mehr, also hörte sie gefilterte Mozartbänder an. »Am Anfang fand ich den hochfrequenten Klang grauenvoll«, erinnert sie sich, »aber dann öffnete sich irgend etwas in mir. Ich fing an, mehr Freude am Leben zu haben. Ich fühlte mich wesentlich wacher.«

Am anderen Ende der Welt suchte Sato, eine dreißigjährige Fotografin, das Tomatis-Institut in Tokio auf, da sie unter Kontaktscheue bzw. »Schallautismus« litt, wie sie es nannte. Sie verließ sich übermäßig auf ihre Augen und konnte sich fast nur noch visuell orientieren – ein Syndrom, das oft bei zuviel Fernsehkonsum oder zuviel Arbeit vor dem Computer auftritt. Es äußerte sich in extremer Schüchternheit, verkrampften Schultern und empfindlichen Augen. »Während der Sitzung umgab mich der schönste Mozartklang. Er erweckte mich«, sagte sie. Binnen einer Woche verschwanden ihre körperlichen Beschwerden, ihr kamen lang vergessene Kindheitserlebnisse hoch, und ihre soziale Isolation machte einem neuen Gefühl der Verbundenheit mit anderen Menschen Platz.

Zwischenspiel
Lautliches Vitamin C

Alfred Tomatis sagt, daß hochfrequente Töne am stärksten stimulieren und aufladen. Diese Art von Klang fährt uns vielleicht nicht in die Beine, aber Tomatis glaubt, daß die höheren Frequenzen, selbst in kleinen Dosen, unser Gehirn aktivieren und unsere Aufmerksamkeit erhöhen; sie sind eine Art lautliches Vitamin C.

Um diesen Effekt hervorzurufen, fahren Sie an ihrem Stereogerät die Bässe, und wenn Sie einen graphischen Equalizer haben, auch die mittleren Frequenzen herunter und verstärken sie die Höhen. Violinmusik wird am »nahrhaftesten« sein, aber selbst täglich ein paar Minuten irgendein Kassettenzischen (durch Hervorheben der Höhen) kann hilfreich sein. Frequenzen von 2000 bis 8000 Hertz bewirken die stärkste Aufladung. Ihr rechtes Ohr sollte direkt auf den Lautsprecher gerichtet sein.

Mitte der 80er Jahre besuchte ich an einem schönen Frühlingstag zum ersten Mal das Tomatis-Institut in Paris. Als ich den herrschaftlichen Treppenaufgang des Prachtbaus am Parc Monceau hinaufging, sah ich über vierzig Leute mit großen Kopfhörern in schalldichten Zellen aufrecht oder bequem zurückgelehnt sitzen. Einige entspannten sich oder dachten nach, andere lasen, hielten Mikrofone in der rechten Hand und lauschten ihrer eigenen, durch das Elektronische Ohr gefilterten Stimme. In einem anderen Raum sah ich mehrere schwerbehinderte Kinder, nicht älter als acht Jahre, die abgepolsterte Kopfhörer trugen. Sie machten Laute und schienen sehr gespannt zuzuhören. Da die Tomatis-Methode auch die Kunsttherapie einschließt, beschäftigten sich viele Patienten – Kinder wie Erwachsene – mit Zeichnen, Malen oder Bildhauern.
Das Personal bestand aus rund fünfzehn freundlichen, tüchtigen Fachkräften in weißen Kitteln. Einige übten mit ihren Hörschülern zur Stimmöffnung gregorianische Gesänge. Andere gaben persönliche Beratungen und besprachen mit Hörschülern jeden Alters die Hörkurven. Damals setzte man über zwanzig große Tonbandgeräte ein, die verschiedene Programme für verschiedene Phasen der Tomatis-Methode spielten. Im Wartezimmer traf ich eine zufrieden lächelnde Nonne, die mir erzählte, sie sei für ihren »Tomatis-Cocktail« gekommen, ihre Erholungs- und Erfrischungspause inmitten einer anstrengenden Unterrichtswoche.
Viele Sänger, Schauspieler und Musiker/innen sind schon zu dem Institut gepilgert. Für den französischen Schauspieler Philip Bardi

war das Institut die letzte Hoffnung, als er plötzlich fast taub wurde. »Ich konnte meine Stimme nur mehr zu etwa zwei Dritteln hören«, sagte er im französischen Fernsehen, »mir entgingen ohne Übertreibung fast 40 % der Außengeräusche.« Außer einer Hörstörung, hatte Bardi fünf bis sechs Stunden am Tag Ohrensausen, und weitere drei bis vier Stunden blieben seine Ohren total blockiert. Ihm war so, als hielte er den Kopf unter Wasser. Er konnte zwar Geräusche wahrnehmen, aber keine abgegrenzten Worte. »Ich schlief schon pro Tag fast 15 Stunden«, meinte er, »wurde trotzdem schnell müde und immer vergeßlicher. Ich vernahm kein Vogelzwitschern mehr, der Kontakt zur Außenwelt wurde mir zur Qual. Ich wollte nur noch möglichst wenig mit Menschen zu tun haben.«

Die Ärzte vermuteten eine fortschreitende, unheilbare Ertaubung. Der Schauspieler wollte dieses Schicksal nicht einfach hinnehmen und begann mit einer dreijährigen Hörschulung am Tomatis-Institut. Eines Tages, nachdem er einige Stunden über das Elektronische Ohr Mozart gehört hatte, vernahm er auf dem Heimweg einen ihm mittlerweile unbekannten Klang. Es war Vogelgezwitscher. Als er sich wieder fitter fühlte, begann er Sport zu treiben. Nach dem Dreijahresprogramm konnte er zu einem normalen Leben zurückkehren. Das Wiedervernehmen der Welt und des Vogelgezwitschers führten zu seiner wunderbaren Wiedergeburt.

Rechtes Ohr, linkes Ohr

Beide Großhirnhälften funktionieren unterschiedlich, genauso unsere Ohren. Ich begann dies festzustellen, als ich am Sound Listening Center in Phoenix, Arizona, Hunderte von Hörbewertungen mit durchsehen half, die im Rahmen einer viermonatigen Studie zur Messung der Wahrnehmungsunterschiede beim Hören durch Luft und über die Knochenleitung erstellt worden waren.

Oft wurde die Stimme der Versuchspersonen kräftiger, sie nahmen eine aufrechtere Haltung ein und wurden gelassener, wenn die hellen und klaren Vokaltöne durch das rechte Ohr wahrgenommen wurden, wohingegen derselbe Ton, durch das linke Ohr gehört, manchmal zu Verunsicherungen in der Stimmlage und geringerer Aufmerksamkeit führte. Erschütterungen und tiefere Töne nahm das linke Ohr jedoch genauso gut wahr wie das rechte. Das rechte Ohr führt deshalb – selbst bei den meisten Linkshändern, weil es die akustische Reize schneller in die Sprachzentren im Gehirn leitet, also die Information effizienter verarbeitet. Die Nervenimpulse aus dem rechten Ohr wandern zum linken Hörzentrum und erreichen dann Kehlkopf, Rachen, Zunge und die anderen Sprachorgane. Weil das rechte Hörzentrum kein korrespondierendes Sprachzentrum hat, müssen die umgekehrt – vom linken Ohr zur rechten Hemisphäre – verlaufenden Impulse zu den linken Hör- und Sprachzentren zurückgeleitet werden. Daraus ergeben sich eine Reaktionsverzögerung von einigen Millisekunden sowie ein leichter Aufmerksamkeitsverlust durch eine Abschwächung der hohen Frequenzen.

Aus diesen Erkenntnissen lassen sich praktische Konsequenzen ziehen. Wenn Sie sich bei einem Vortrag oder einer Tagung so setzen, daß der Sprecher leicht rechts von ihnen ist, oder den Telefonhörer ans rechte Ohr halten, können Sie sich auf die Mitteilungen leichter konzentrieren, sie besser hören und behalten. Und die Aufmerksamkeit und Leistung eines Schülers kann sich allein schon dadurch dramatisch verbessern, daß er sich mit seiner Rechten näher zum Lehrer oder zur Schallquelle plaziert. Ähnlich verhält es sich mit Stereoanlagen, wenn Sie diese zu Hause oder im Büro rechts von sich plazieren.

Zwischenspiel
Hören, Hören

Diese einfache (und amüsante) Übung verdeutlicht den Unterschied zwischen Hören und Horchen.

Setzen Sie sich mit zwei Freunden zusammen und erzählen Sie sich alle gleichzeitig irgend etwas. In anderen Worten, jeder soll versuchen, gleichzeitig zu sprechen und den anderen beiden zuzuhören. Tun Sie das fünf Minuten lang.

Wenn Sie im Dreieck sitzen, werden Sie mit dem rechten Ohr den einen und mit dem linken den anderen Freund hören. Stellen Sie fest, welche Geschichte Sie leichter verfolgen und behalten können. Können Sie beiden gleichzeitig zuhören, oder fällt es leichter, nur einer Seite zuzuhören?

Eine andere Variante ist, sich im Abstand von 30 cm zwischen zwei Freunde zu setzen, die gleichzeitig die ersten sechs bis acht Noten zweier verschiedener Melodien singen. Erkennen Sie eine Melodie leichter als die andere? Welches Ohr hört besser zu?

Diese Übung macht einem die Bedeutung des analytischen Hörens bewußt und hilft das führende Ohr bestimmen.

Bei seinen Hörtests hat Tomatis entdeckt, daß sich die Stimme des Hörers verändert, wenn bestimmte Hörfrequenzen ausgefiltert werden. Je nach Schwachstelle der Hörwahrnehmung wird die Stimme melodiöser, attraktiver, nasaler oder dumpfer. Die Stimme von Sängern, die er am Hören mit dem rechten Ohr hinderte, wurde sofort »ungenau, farblos und dumpf«. Bei einem Experiment brachte er den berühmten Violinvirtuosen Zino Francescati aus dem absoluten Gehör, und plötzlich wurde dessen Stradivari zu einem »normalen Stück Holz«. Francescati spielte falsch und ohne seine übliche Verve.

Tomatis ermuntert uns zu genauerem Hinhören, damit wir den

vollen Klang der Welt um uns hören. Er erzählt eine Geschichte, die die universale Kraft der Musik illustriert. »Einmal fuhr ich mit meinem Sohn Paul und meinem Enkel nach Südfrankreich in den Urlaub. Jeden Abend legte ich zwischen fünf und sechs Uhr ein wenig Musik auf, meist Mozart. Und jeden Abend, wenn ich draußen saß und horchte, kam ein großer Ochsenfrosch neben mein linkes Bein gesprungen und blieb, solange die Musik spielte. Dies wiederholte sich einen Monat lang Abend für Abend. Sobald wir die Musik anmachten, tauchte der große schwarze Frosch auf und dinierte mit uns.« Tomatis bemerkte, daß der Ochsenfrosch durch die Positionierung links von ihm der Musik seine rechte Seite zuwandte – was seine Haupttheorie von der Dominanz des rechten Ohrs wunderbar bestätigte. Er lächelte und sagte zu mir: »Das war der erstaunlichste Mozart-Effekt, den ich je erlebt hatte.«

Haltung und Gehör

»Je mehr ich mich mit dem Gehör befasse, desto mehr fällt mir auf, daß kaum jemand wirklich zuhört.«

DR. ALFRED TOMATIS

Ich traf Alfred Tomatis das erste Mal Anfang der achtziger Jahre in Toronto. Wir diskutierten einen wunderbaren Nachmittag lang über klassische Musik, Opernsänger und meine verehrte Musiklehrerin Nadia Boulanger, die in Paris ganz in der Nähe des Tomatis-Instituts gelebt hatte. (Jährlich nehmen in weltweit über zweihundert Tomatis-Instituten Zehntausende von Menschen an Hörerziehungsprogrammen teil.)
Unter anderem befragte ich ihn über die Natur des Ohrs, die Funktion des Gehirns, die Beziehung zwischen Ohr und Handschrift. Mich begeisterten das unglaubliche Wissen und die Gelassenheit

dieses großen und kräftigen Mannes mit Vollglatze und Hornbrille. Ich staunte, als er mir zeigte, wie sich eine Tonart vokalisch vorgeben läßt, zum Beispiel durch ein OUU, das in verschiedenen Tonhöhen nacheinander ins Ohr gesungen wird. Obwohl er sich bei der Korrektur meiner Körperhaltung (die seiner Meinung nach direkt mit dem Gehör in Beziehung steht) kein Blatt vor den Mund nahm, empfand ich seine Offenheit trotzdem nicht als aggressiv.

Schließlich faßte ich allen Mut zusammen, um ihm meine Frage zu stellen, die mich entweder als völligen Dilettanten seiner Philosophie oder aber als kongenialen Schüler ausweisen würde. »Dr. Tomatis«, begann ich, »gehen Sie davon aus, daß das Ohr hinter der Gehirnentwicklung steht?« Zu meiner Erleichterung bestätigte er ohne zu zögern, daß die Zellen und Organe im Ohr die Bewegungsimpulse erzeugen, deren Reaktionsverlauf von der Urform einer Quelle über die Ohrbildung bis zum menschlichen Bewußtsein geführt hat.

Anfang der 50er Jahre fand Tomatis zu einer neuen Auffassung von der Entstehung des Ohrs durch die Erforschung des Vestibularapparates, der uns das Gleichgewicht halten läßt und die Muskelbewegung steuert. Er entdeckte, daß das Ohr von den frühen Wirbeltieren an nicht nur zu Hörzwecken verwendet wurde, sondern auch zur Bewegungssteuerung. Bei der Ausbildung des Ohrs von den Fischen über die Reptilien und Vögel bis zum Menschen läßt sich eine Weiterentwicklung der Innenohrorgane feststellen, die Bewegung, Lateralität und Vertikalität organisieren. Dieser äußerst komplexe Entwicklungsprozeß – so wie sich die großen, primitiven Lautsprecher der ersten Generation zu den kleinen, verfeinerten Transistoren eines Walkmans entwickelten – ermöglichte es dem Menschen schließlich, sich nach seinem Willen vorwärts, rückwärts, nach oben und nach unten bewegen zu können.

Das Ohr ist der Choreograph des Körpers durch seine Vermittlung des Gleichgewichtes, des Rhythmus und der Bewegung. das

72

Ohr dient angefangen bei den einfachen Bewegungen der Qualle bis hin zu den komplizierten Bewegungen des Homo sapiens als Gyroskop, als Mikroprozessor, als Dirigent des gesamten Nervensystems. Das Ohr vermittelt Schallinformationen, organisiert Sprache und ermöglicht uns eine Horizontal- und Vertikalwahrnehmung. Aufmerksames Zuhören wirkt sich in vielfacher Hinsicht positiv aus. Man erlangt größere Sprechsicherheit, mehr Energie, eine bessere Stimmung, selbst eine bessere Handschrift und Haltung.

Der Hörnerv steht über das Rückenmark bzw. den Hirnstamm mit allen Muskeln des Körpers in Verbindung. Deshalb werden auch Muskeltonus, Gleichgewicht und Beweglichkeit direkt vom Klang beeinflußt. Die Vestibularfunktion beeinflußt die Augenmuskeln, damit das Sehen und die Mimik und ebenso das Kauen und den Geschmackssinn. Über den Vagusnerv steht das Innenohr mit Kehlkopf, Herz, Lunge, Magen, Leber, Blase, Nieren sowie Dünn- und Dickdarm in Verbindung. Dies deutet darauf hin, daß akustische Schwingungen auf dem Trommelfell in Interaktion mit den parasympathischen Nerven alle großen Körperorgane regulieren, kontrollieren und »bildhauerisch formen«.

Tomatis sieht im Ohr das Zentralorgan für die Entwicklung der aufrechten Haltung, die unsere Spezies von den frühen Säugetieren unterscheidet. Aufrechtes Sitzen oder Stehen, mit Kopf, Hals und Wirbelsäule in einer Geraden, erlaubt optimales Zuhören durch Förderung der Aufmerksamkeit. Es ermöglicht, daß der ganze Körper, wie Tomatis sagt, »zur Empfangsantenne wird, die mit der Schallquelle mitschwingt, sei diese nun musikalischer oder sprachlicher Art«.

»Das Ohr ist kein differenziertes Stück Haut. Die Haut ist ein spezialisierter Teil des Ohrs«, behauptet Tomatis kühn. Die menschliche Entwicklung wird am Ariadnefaden des Klanges begreiflich, der durch das Ohr ins zentrale Nervensystem führt – und über die Innenohrorgane auch unsere Kieferbewegung, unsere Körperhaltung und Beweglichkeit überhaupt beeinflußt. Anhand dieses Fadens erhellt sich auch die Nützlichkeit des Mozart-Effekts.

Kein Wunder, daß mich Tomatis wegen meiner Körperhaltung hart herannahm.

Neben der Vertikalität und der Rechts-Links-Orientierung können sich auch noch andere Details der Körperhaltung extrem auf das Gehör auswirken. Dr. Daniel Meyer, ein Akupunkteur aus Texas, läßt seine Patienten zur Allgemeinuntersuchung auf einem bequemen, stabilen Stuhl Platz nehmen, der hoch genug ist, daß die Füße nicht auf den Boden kommen. Er bittet sie, die Augen zu schließen und den Kopf ganz entspannt gerade zu halten. Haben sie zu ihrer Horchhaltung gefunden, zeigt sich das an einem volleren, röteren und entspannteren Gesicht, und der Kopf scheint zu schweben. Nach einigen Minuten in dieser Haltung fühlen sich die Patienten mehr mit ihrem Körper verbunden und sind dem Arzt oder Therapeuten gegenüber wesentlich aufgeschlossener. Ein sinnvolles Gespräch kann beginnen.

Zwischenspiel
Ausführliche Hörübung

1. *Nehmen Sie sich zum gründlichen Hören eines Musikstückes einen Nachmittag oder Abend frei. Suchen Sie eines mit sieben bis zehn Minuten Länge aus. Ich rate zu klassischer Orchestermusik mit Soloinstrument, zum Beispiel zu Mozarts* Eine kleine Nachtmusik, *Granados* Opernintermezzo *für Cello und Orchester; Faurés* Pavane; *dem ersten Satz von Beethovens* Mondscheinsonate; *oder zu einem langsamen Satz aus einem Violinkonzert von Dvořák, Brahms oder Mozart.*
2. *Verdunkeln Sie den Raum, und machen Sie es sich in einem*

Sessel oder auf einem Sofa bequem. Legen Sie sich Stift und Papier bereit. Hören Sie sich das Stück mit geschlossenen Augen einmal an.

3. Lassen Sie die Gedanken wandern; auch Tagträumen ist nicht verboten.

4. Schreiben Sie, sobald das Stück zu Ende ist, Ihre Eindrücke auf. Wie war Ihr körperliches Befinden am Anfang des Satzes? Veränderte es sich im Lauf des Stückes? Hatten Sie irgendwelche Ideen? Welche Gefühle empfanden Sie? Erinnerten Sie sich an bestimmte Ereignisse in Ihrem Leben? Oder waren Sie einfach nur hingerissen?

5. Machen Sie nun Licht, und spielen Sie das Stück noch einmal. Setzen Sie sich dieses Mal auf einen Stuhl mit Blick zur Wand, und schauen Sie dort auf eine Stelle, solange die Musik spielt.

6. Notieren Sie am Ende des Stückes Ihre Eindrücke. Welche Unterschiede ergaben sich im Vergleich zum ersten Mal? Was fiel Ihnen beim Aufrechtsitzen mit offenen Augen am meisten auf? Störte Sie dabei irgendwas?

7. Spielen Sie nun das Stück ein drittes Mal ab. Wenn es ein Orchester- oder Violinsatz ist, stellen Sie sich hin. Ist es ein Klavierstück, setzen Sie sich auf eine Stuhlkante. Dirigieren Sie das Stück oder spielen Sie es auf einem vorgestellten Instrument mit, und zwar so echt wie möglich; bringen Sie also Gefühl, Geschick und all Ihr interpretatives Vermögen ein (aber parodieren Sie nicht!). Sie können dabei auch die Augen schließen. Bleiben Sie in Ihren Bewegungen intuitiv.

8. Schreiben Sie nach dem Stück erneut Ihre Eindrücke auf. Erweiterte sich Ihr musikalisches Verständnis? Lernten Sie das Soloinstrument besser kennen?

9. Schließen Sie für ein paar Minuten die Augen und achten Sie auf Ihren Körper. Hat sich irgend etwas verändert? Ihre Atmung, Ihr Herzschlag oder Ihre Körpertemperatur? Sind

Sie heiterer, trauriger oder ruhiger als vor der Übung?
Oder entspannter, konzentrierter, aktiver?
Obwohl es hier keine »richtigen« Antworten gibt, werden Sie,
glaube ich, erstaunt sein, wie sehr sich Licht, Körperhaltung
und andere Variablen auf Ihr Gehör auswirken.

Konzerthallen bieten ebenfalls Gelegenheit zum flexiblen Zuhören, aber oft nicht in ihrer heutigen Bauweise. Vielerorts prophezeit man das Ende der Symphonieorchester mit dem Argument, unsere Konzerthallen seien eher Museen als funktionale Zuhörerräume. Das War Memorial Auditorium in San Francisco galt schon immer als eine besondere Zumutung. Einmal schimpfte eine ältere Frau während eines Pavarotti-Konzertes neben mir: »Musik mag Grobiane besänftigen, aber nicht einmal Pavarotti kann diese verdammten Stühle erträglich machen.« Während einer Wagneraufführung im War Memorial klagte ein junger Mann: »Wenn die Zwischenspiele mein Gehirn mit Sauerstoff versorgen könnten, wäre das hier wirklich ein erhebender Abend. Aber offensichtlich ist bei einer 90-Dollar-Eintrittskarte keine Luft mit inbegriffen.« Die Konzerthallenleitung nahm von den Mißständen Kenntnis. 1996 wurde das War Memorial zwecks umfangreicher Renovierung geschlossen. Den eleganten Besuchern wurden für das nächste Jahrtausend bequeme Stühle und Sauerstoff in Aussicht gestellt.
Meine Freundin Valerie hat ihr lokales Konzertabonnement gekündigt, weil sie fand, daß sie sich von dem Geld genausogut neue CDs kaufen und es sich beim Musikhören zu Hause viel bequemer machen könne. Valerie hört gerne im Liegen und bei Dämmerlicht Musik. Sie findet, daß sie in der Horizontalen eine mythische, archetypische Dimension wahrnimmt, die ihr entgeht, wenn sie aufrecht in einem Konzertsaal sitzt. Zu anderen Stücken bewegt sie sich wieder gerne ausgiebig. Valeries Entscheidung ist natürlich Geschmackssache: eine Live-Aufführung hat immer noch ihren ganz eigenen Reiz. Aber vielleicht wird es ja bald neue Konzerthallen

geben, die den Zuhörern zur musikalischen Regeneration mehr individuellen Freiraum lassen.

Vor fünfzehn Jahren experimentierte ich mit optimierenden Körperhaltungen beim Musikhören. Die besten Zuhörer, habe ich herausgefunden, sind diejenigen, die vor dem Konzert reichlich Bewegung hatten. Tanzen oder andere Bewegung, von fünf bis sieben Minuten Dauer vor einem Kammerkonzert, belebt das Ohr und das Gehirn – und auch der restliche Körper hört dann besser zu.

Das Klatschen einer Hand

»Mich irritiert dieses sinnlose Händeklatschen nur … Es zerstört die Stimmung, die meine Kollegen und ich hervorzubringen versucht haben.«

LEOPOLD STOKOWSKI

Das Ritual des Applaudierens ist, zumindest in einem Konzertsaal, ein Greuel für die Ohren. Die Stimmung, die durch die Musik entstanden ist und am Ende einer Aufführung ihren Höhepunkt erreicht, wird vom Klatschen sofort wieder zerstört. Wenn mich große Musik erhebt – wie es Beethovens *Neunte Sinfonie,* eine Palestrina-Motette oder Paul Winters *Missa Gaia* tut –, möchte ich diesen Zustand gänzlich auskosten und nicht in einer Lärmflut untergehen. Meist sehen mich meine Freunde nur dann applaudieren, wenn ich das gerade Gehörte so schnell wie möglich wieder vergessen möchte.

Im Fernen Osten wird das Klatschen genau in dieser Weise gebraucht. Meditierende lernen zu klatschen, um Trugbilder zu vertreiben und die Atmosphäre zu reinigen. Intensives Zuhören ist das genaue Gegenteil des Applaudierens. Es erlaubt den zarten Schwingungen der Musik auf der Haut zu prickeln und die Seele zu massieren. Einige Veranstalter, darunter einige Kirchen und Konzerthallen, haben bereits als Applaus das Winken mit den Händen eingeführt.

Doch hat das Klatschen auch sein Gutes; es hilft, die beiden Hirnhälften zu integrieren, da sich die Hände in der Körpermitte treffen und so das rationale und ästhetische Denken in Einklang bringen. Wenn ein Schamane klatscht, dient das zur Unterscheidung zweier Bewußtseinszustände. Für Konzerte sollten wir uns jedoch neue Beifallsformen einfallen lassen, die zu keiner sofortigen Zerstörung der Klangaura führen.

Zwei Harfen unisono

Den Wert des Zuhörenkönnens sollte man nicht unterschätzen. Es bedeutet, sich mit anderen Menschen ein Schwingungsfeld zu teilen. Im Tao te king vergleicht Laotse die Eintracht zweier Menschen mit dem Unisono zweier Harfen. Wenn wir einem guten Sprecher oder Sänger zuhören, beginnen wir tiefer zu atmen, unsere Muskeln entspannen sich und unsere Endorphine erfüllen uns mit Zufriedenheit und Heiterkeit. Auf der anderen Seite strengt uns ein schlechter Sprecher oder Sänger an, uns schnürt sich die Kehle zu, und der Körper verkrampft sich bei dem Versuch, sich vor den störenden und unangenehmen Klängen zu schützen.

Diese Dissonanzreaktion setzt in sehr frühem Alter ein. Wissenschaftler haben festgestellt, daß nicht nur Erwachsene über ein musikalisches Gehör verfügen, sondern auch schon Babys. Bei einer Untersuchung spielte man 32 vier Monate alten Säuglingen kurze, unbekannte europäische Volkslieder vor. Dabei spielte man richtig und falsch gespielte Versionen der gleichen Lieder vor. Hörten die Säuglinge die richtig gespielten Melodien, so wurden sie aufmerksamer und strampelten und schrien weniger. Sehr viele

78

Säuglinge begannen zu weinen oder wandten sich vom Lautsprecher ab, sobald die dissonanten Versionen eingespielt wurden.

In einer anderen Studie fand man an der Staatsuniversität New York in Buffalo heraus, daß viereinhalb Monate alte Säuglinge lieber die Mozartmenuette anhörten, bei denen die eingebrachten kurzen Pausen zwischen kompositorischen Abschnitten lagen, als irgendwo in den Stücken selbst, wo sie den »natürlichen« Fluß störten. Einer der Forscher, Carold L. Krumhansl, Psychologe an der Universität Cornell, sagte, dieses Ergebnis verweise auf das Primat des Horchens und bestätige andere Forschungen, die »auf ein angeborenes musikalisches Gehör« verweisen.

Im Osten ist der »Ursprüngliche Geist« derjenige, der der Welt vorurteilslos gegenübertritt, mit der Reinheit und Unschuld eines Kindes. Ob wir nun ein Tomatis-Institut oder eine große Konzerthalle glücklicherweise in unserer Nähe haben oder nicht, das gute Zuhören beginnt mit kindlichem Staunen. Wie uns Gandhi, einer der geduldigsten Zuhörer der Geschichte, erinnert: »Wenn wir die Ohren offenhalten, spricht uns Gott in unserer Sprache an, ganz gleich, welche Sprache dies ist.«

Gesunde Klänge

Die heilenden Eigenschaften des Klanges und der Musik

»Wenn ich Musik höre, habe ich vor nichts
mehr Angst. Ich bin unverwundbar. Ich sehe
nirgends einen Feind. Ich bin mit dem Anfang
und Ende der Zeiten verknüpft.«

THOREAU, Tagebuch, 1857

Jm Radio wurde gerade der erste Akt von Rossinis *Der Barbier von Sevilla* live aus der Metropolitan Oper in New York übertragen. Lorna fuhr an einem verregneten Nachmittag nach Hause, als ihr hinten ein Lastwagen auffuhr, kurz bevor die Sängerin im Autoradio mit dem Rosina-Part anfing.

»Es war ein plötzlicher und heftiger Zusammenstoß«, erinnerte sich die Lehrerin aus New Jersy gelassen, »aber selbst als mich der Schock und Schmerz übermannten, befand ich mich in einer Welt der Freude und Ordnung. Ich hörte die ganze Arie und noch weitere fünfzehn Minuten der Oper, bis mich Sanitäter und Feuerwehr aus dem Autowrack befreit hatten.« Lorna erfuhr später von den Sanitätern, daß sie bewußtlos gewesen war, und erst im Ambulanzwagen auf der Bahre wieder zu sich kam, aber sie erinnerte sich die ganze Bewußtlosigkeit hindurch genau an Rosinas Stimme. »Mein Geist blieb im Körper«, erzählte sie, »die Musik hielt mich am Leben. Dadurch, daß ich ihr zuhören konnte, blieb ich geistesgegenwärtig und gelassen. Ich kam gar nicht auf den Gedanken, verletzt zu sein, weil mich die Musik so berührte. Ich hörte einfach weiter zu. Beim Einsetzen der

Arie wußte ich, daß die Oper meines Lebens noch nicht zu Ende war.«

Geschichten wie diese höre ich immer wieder. Und es stellt sich die Frage: Heilt uns Musik tatsächlich? Bringt sie uns über Krisen hinweg, und fördert sie unsere Talente? Können wir durch wirkliches Zuhören unseren Geist wecken und unser Immunsystem aktivieren und damit körperliche Beschwerden und geistige Zerstreutheit überwinden? Der Mozart-Effekt ist kein Allheilmittel, doch ist er der Schlüssel, mit dem wir uns öffnen können, um durch genaues Hinhören zu genesen.

Orchestrieren Sie Ihr Leben

Es gibt viele Auffassungen vom Heilen. Für mich ist es die Kunst, Geist und Körper, Gefühle und Intellekt ins Gleichgewicht zu bringen. Dies gelingt am besten durch ein geregeltes Leben, das keine Seite zu kurz kommen läßt und einen rundum befriedigt. Aber nicht jeder hat die gleichen Bedürfnisse, und Sie haben vielleicht ganz andere als ich.

Ich persönlich bin eher intellektuell orientiert. Es stört mich nicht, wenn ich eine Woche lang keine Ausflüge und Spaziergänge unternehme, solange ich Musik hören und dabei im Liegen mein »Geistestraining« absolvieren kann. Ich übe täglich Klavier und Orgel oder dirigiere eine halbe Stunde, und nicht weniger gern balge ich mit meinem Hund Chauncey. Dann verbringe ich locker ein, zwei Stunden in meinem Büro, selbst wenn nur Kleinkram zu erledigen ist. Ich brauche künstlerische Anregung, deshalb höre ich gerne Musik oder gehe ins Kino oder Theater.

Außerdem setze ich meine Energie stimmlich ein – ich intoniere, singe, unterrichte oder telefoniere. Und dann verbringe ich jeden Tag einige stille Minuten in meinem kleinen Meditationszimmer.

Alle diese Aktivitäten halten mich geistig fit und gehören zu meinem täglichen Gesundheitsprogramm.

Natürlich gibt es auch Unvorhergesehenes: unerwarteten Besuch, versäumte Stichtage, haufenweise telefonische Nachrichten, eine überzogene Kreditkarte, ein Auto, das nicht anspringen will, ein plötzliches Gewitter, eine schwere Erkältung. Selbst wenn mir mitunter diese Unterbrechungen und kleinen Ärgernisse nicht passen, halten sie mich doch beweglich und bringen mir die Kunst des Lebens bei. Indem ich mich in einer sich ständig verändernden Welt um Ausgeglichenheit bemühe, werde ich zum Dirigenten meines Lebens, statt mich zu seinem Spielball zu machen.

Heilung liegt in jedem Augenblick und in der Vorwegnahme jedes zukünftigen Augenblicks, mit all seinem Licht und Schatten, all seiner Lust und Last.

Musik ist mein wichtigstes Heilmittel und fast ständig in meiner Reichweite. Gestern nachmittag zum Beispiel hatte ich einen bekannten Forscher drei Stunden lang zu einem Buch befragt und war einfach müde. Ich sagte: »Entschuldigen Sie, aber würde es Sie stören, wenn ich für ein paar Minuten Musik auflege?« Und so legte ich eine neue Aufnahme von Händels Messias auf, gespielt von Quincy Jones und Stevie Wonder, und sofort war der Raum von Freude erfüllt. Die Musik änderte die gesamte Atmosphäre für mich – und für meinen Gast. Als wir das Interview fortsetzten, fühlte ich mich präsenter und klarer. Musik kann Geist, Körper und Seele schneller in die Gegenwart versetzen als alles andere.

Gesund werden

»Musik ist das, was Du denkst, bist und tust.
Wenn Du sie nicht lebst, kommt sie nicht aus
deiner Trompete.«

CHARLIE PARKER

Sich heilen heißt nicht nur präsent werden, sondern auch ganz werden, ins Gleichgewicht kommen. Obwohl darauf ganzheitliche Therapien aufbauen, kann man sich vielleicht wenig darunter vorstellen. Wie, fragen Sie sich vielleicht, kann man noch vollständiger werden, als man es bereits ist?

Ganzheit läßt sich leichter in musikalischen Begriffen ausdrücken. Dazu müssen wir erst die herrschende Auffassung vom Körper als einer gutgeschmierten Maschine, die der Norm entspricht, hinter uns lassen. Stellen wir uns den Körper als ein Orchester vor, das eine Sinfonie aus Klängen, chemischen Stoffen, elektrischen Ladungen, Farben und Bildern erzeugt und vernimmt. Sofern wir bei guter Gesundheit sind, spielen die Instrumente in unserem Orchester flüssig und genau. Falls wir krank sind oder kränkeln, gibt es ein oder mehrere Instrumente, die flach oder schrill, verstimmt oder falsch klingen. Unser Körper kann teilweise richtig und teilweise falsch spielen oder jeder Part spielt richtig – nur ohne den richtigen Takt. Stellen Sie sich vor, alle Instrumente des Körpers spielten so laut es geht – es ergäbe einen entsetzlichen Lärm. Das Gegenteil davon wäre völlige Stille – ein Körper ohne Leben.

Um sich körperlich ins Gleichgewicht zu bringen, muß man seinen Blick auf das gesamte Orchester werfen und es genau einschätzen – in seiner gegenwärtigen Verfassung, seiner Erfahrung, seinen Stärken und Schwächen. Und die wahre Kunst des Heilens besteht darin, Körper, Seele und Geist zu ihrer eigenen Musik zu führen und ihnen nicht die Partituren sozialer Normen vorzugeben.

Hier ist zu betonen, daß Heilwerdung nicht sofortige Gesundheit bedeuten muß. Obwohl die Überwindung von Krankheit und Schmerz das eigentliche Ziel sein mag, besteht die unmittelbare Aufgabe darin, unser bewußtes und unbewußtes Leben zu integrieren – ein Prozeß, der Weg und Ziel in einem ist. Während eines freiwilligen Praktikums im Parkland Hospital in Dallas Mitte der 80er Jahre erlebte ich einen AIDS-Patienten, der trotz seines rapiden körperlichen Verfalls immer gelassener wurde. Seine Liebenswürdigkeit und der Friede, der von ihm ausging, erschienen außergewöhnlich. Einen anderen Vorfall aus meiner Volontärszeit Ende der 60er Jahre in einer Tuberkuloseklinik in Haiti habe ich ebenfalls noch lebhaft in Erinnerung. Diese Klinik war äußerst schlecht ausgestattet und die Versorgung entsprechend problematisch. Bei einer Visite in einer Klinik auf dem Land, in der es als einziges Medikament Aspirin gab und eine einzige Krankenschwester über hundert Patienten mit Wasser versorgte, fiel mir als Helfer auf, daß viele Leute vor sich hin summten oder sangen. Darunter auch die sterbenskranke Patientin Marie Genevieve. Als ich sie deswegen ansprach, antwortete sie: »Solange ich singe, geht es mir gut.«

Norman Cousins schildert seinen Besuch bei Pablo Casals in dessen Haus in Puerto Rico kurz vor seinem neunzigsten Geburtstag (in seinem Buch *Anatomy of an Jllness*). Der berühmte Cellist litt unter rheumatoider Arthritis, Emphysem und anderen Gebrechen, hatte unter anderem geschwollene Hände und steife Finger. Aber als der gebückt gehende Maestro sich an den Flügel gesetzt hatte, wurde Cousins Zeuge einer erstaunlichen Transformation:

> »Auf das Wunder, das sich ereignete, war ich nicht vorbereitet. Die Finger entkrampften sich langsam und streckten sich der Tastatur entgegen wie Knospen zum Licht. Jetzt schlugen die Finger die Tasten an. Es folgten Auftakte aus Bachs *Wohltemperiertem Klavier,* sehr sensibel und präzise gespielt … Er summte beim Spielen mit, dann sagte er, Bach hätte zu ihm gesprochen – und zeigte mit der Hand auf sein Herz.«

Dann spielte Casals ein Brahmsstück, und seine beweglich und geschickt gewordenen Finger »glitten in atemberaubender Geschwindigkeit über die Tastatur. Sein ganzer Körper schien von Musik erfüllt zu sein; er war nicht mehr steif und zusammengesunken, sondern biegsam, grazil und frei von arthritischer Verformung.« Als Casals schließlich aufstand, um sich zum Frühstück hinzusetzen, waren ihm seine Gebrechen nicht mehr anzusehen.

Wie Casals hilft Musik vielen, sich momentan über Schmerzen hinwegzusetzen. Ob aus Zenklöstern oder Intensivstationen, es häufen sich die Berichte von Männern und Frauen, die aufgrund eines Lauts oder einer Melodie eine vorübergehende Beschwerdefreiheit erfuhren, inmitten der Pein Seligkeit, plötzliche Erleuchtung, Wiedergeburt fanden.

Wie uns Musik helfen kann: ein Potpourri

>»Musik erzeugt eine bestimmte Schwingung,
die unbestreitbar eine physikalische Reaktion
hervorruft. Es wird schließlich jede Person ihre
Schwingung finden und genießen.«
GEORGE GERSHWIN

Die meisten von uns hören Musik, ohne sich ihren Einfluß bewußt zu machen. Manchmal anregend, andere Male nervt Musik – oder tut sogar weh. Doch unabhängig von unserer Reaktion wirkt sie sich geistig und körperlich auf uns aus. Um mit Musik heilen zu können, müssen wir ihre Wirkungsweise kennenlernen. Ist sie uns vertraut, können wir lernen – unabhängig von unserer musikalischen Ausbildung –, unsere »Schallkanäle« so mühelos umzuschalten wie unsere Fernsehprogramme, um die gewünschte Wirkung zu erzielen. Hier einige therapeutische Anwendungsmöglichkeiten der Musik:

Musik verdeckt unangenehme Geräusche und Gefühle. In einer Zahnarztpraxis ist das Mitvibrieren des Kiefers und anderer Knochen beim Bohren sehr störend. Ruhige Barockmusik kann die durchdringenden Bohrlaute verdecken oder sogar neutralisieren. (Die Unterhaltungsmusik, die oft in den Warte- und Sprechzimmern zugleich spielt, wirkt nicht gerade beruhigend, wenn man auf dem Zahnarztstuhl aufs Bohren vorbereitet wird.)

Auch mit der eigenen Stimme lassen sich unangenehme Vibrationen lindern. Als ich kürzlich eine Zahnfüllung erhielt, begann ich instinktiv laut zu brummen und stellte fest, daß ich dadurch wesentlich schmerzunempfindlicher wurde. Leider war der Zahnarzt davon nicht sehr angetan. »Sie stören mit Ihren Geräuschen die anderen Patienten«, beschwerte er sich. »Aber nicht *jeder* Patient kann mit dieser Musik hier etwas anfangen«, konterte ich. So viel zu diesem Zahnarzt. Der nächste war musikalisch aufgeschlossener und meinte, ich könne mir beim Bohren ruhig lautliche Erleichterung verschaffen. Glücklicherweise liegt offensichtlich er, und nicht sein Kollege, im Trend. Unter den Zahnärzten scheint man sich im wachsenden Maße der Tatsache zu stellen, daß Schall auch über die Knochen weitergeleitet wird und sich die unangenehmen Vibrationen und durchdringenden Geräusche ihrer Instrumente durch Musik lindern lassen. Natürlich können Sie nach demselben Prinzip auch in anderen Situationen störenden Lärm abschwächen, sei es im Verkehr, zu Hause oder bei der Arbeit.

Musik kann Gehirnwellen beruhigen und verlangsamen. Es ist wiederholt bewiesen worden: Gehirnwellen lassen sich sowohl durch Musik als auch durch die eigene Stimme modifizieren. Das normale Bewußtsein beruht auf *Betawellen* mit Schwingungen zwischen 14 und 20 Hertz. Betawellen treten bei normalen Routinearbeiten und starken negativen Gefühlen auf. Höheres Bewußtsein und ein entspannter Wachzustand sind durch *Alphawellen* charakterisiert, die zwischen 8 und 13 Hertz liegen. Phasen höchster Kreativität, tiefes Nachdenken und Schlaf zeichnen sich durch *Thetawellen* von 4 bis 7 Hertz aus, und Tiefschlaf, tiefe Versenkung und das Unterbewußtsein erzeugen *Deltawellen,* die zwischen 3 und 5 Hertz liegen. Je langsamer die Gehirnwellen, desto entspannter, zufriedener und gelassener sind wir.

86

Wie Meditation, Yoga, Biofeedback und andere psychosomatische Harmonisierungstechniken kann auch Musik mit einem Takt von zirka 60 Schlägen pro Minute – etwa diverse Barock-, New-Age- und Unterhaltungsmusik – das Bewußtsein vom Beta- in den Alphawellenbereich führen und somit die Aufmerksamkeit und das allgemeine Wohlbefinden steigern. Schamanentrommelspiel kann den Hörer in den Thetawellenbereich versetzen, was mit veränderten Bewußtseinszuständen und möglicherweise sogar mit der Wahrnehmung anderer Dimensionen einhergeht.

Musikhören, ob zu Hause, im Büro oder in der Schule, hilft, ein dynamisches Gleichgewicht zwischen der mehr logischen linken und intuitiveren rechten Großhirnhälfte herzustellen – ein Wechselspiel, auf dem nach heutiger Sicht jede Kreativität beruht.

Wenn Sie unkonzentriert sind oder sich in einer undefinierbaren Stimmung befinden, steigert sich die Aufmerksamkeit oder Motivation oft durch ein Viertelstündchen leise gespielter Mozart- oder Barockmusik.

Sind Sie anderseits zu analytisch eingestellt, und fällt Ihnen das Improvisieren schwer, können romantische Musik, Jazz oder New-Age-Musik das Gegenteil bewirken und Sie durch eine Aufmerksamkeitsverlagerung von der linken zur rechten Großhirnhälfte »lockerer machen«.

Die Musikerin und Komponistin Kay Gardner beschreibt ein Erlebnis mit ihrem Vater, der an Alzheimer und Parkinson litt. Ihr war beim Anhören meines für Klavier und Synthesizer komponierten Albums *Essence: Crystal Meditations,* aufgefallen, daß die Musik gleichzeitig im Alpha- und Thetarhythmus schwang. Also legte sie es bei einem Besuch ihres Vaters auf, setzte sich neben ihn und versuchte, mit ihm ins Gespräch zu kommen. Er kam selten länger als zwanzig Sekunden zu klarem Bewußtsein (meistens starrte er vor sich hin oder halluzinierte), aber, nachdem die Musik etwa fünf Minuten gespielt hatte, konnte sie mit ihm über seine Gesundheit und Zukunft sprechen. »Wie durch ein Wunder konnten wir uns etwa zehn bis zwölf Minuten lang unterhalten«, schreibt sie. »Dieses Gespräch mit ihm, kurz vor seinem Tod, war wirklich ein Segen.« Meine Musik hatte, wenn auch nur für kurze Zeit, die Gehirnwellen von Kays Vater in Gang gebracht. Es gehört zu den Sternstunden eines Komponisten, zu erfahren, eine solche Begegnung ermöglicht zu haben.

Musik beeinflußt die Atmung. Die Atmung verläuft rhythmisch. Wenn wir nicht gerade eine Treppe hinaufeilen oder uns hingelegt haben, liegt unsere Atemfrequenz bei etwa 25 bis 35 Atemzügen pro Minute. Optimal ist eine langsame tiefe Atmung, durch die wir ruhiger, gefaßter und bedachter werden, außerdem wird der Stoffwechsel verbessert. Flaches und schnelles Atmen kann zu Oberflächlichkeit und Zerstreutheit, impulsivem Verhalten und einer Neigung zu Mißgeschicken und Unfällen führen.

Wie sich herausgestellt hat, kann auch das Hören von schneller, lauter Musik eine flache Atmung bewirken. »Meine Einwände gegen Wagners Musik sind physiologischer Art«, stellte Nietzsche einmal fest. »Sobald ich sie höre, fällt mir das Atmen schwer.« Langsameres Musizieren oder das Hören von langsamerer und beschaulicherer Musik führt zu einer tieferen und langsameren Atmung, die den Geist zur Ruhe kommen läßt. Gregorianische Gesänge, New Age oder gepflegte Unterhaltungsmusik haben diese Wirkung.

Musik beeinflußt den Herzschlag, die Pulsfrequenz und den Blutdruck. Der menschliche Herzschlag reagiert besonders stark auf Schall und Musik. Er gleicht sich solchen musikalischen Variablen an wie Frequenz, Tempo und Lautstärke und neigt je nach Rhythmus eines Geräusches sich zu beschleunigen oder zu verlangsamen. Je schneller die Musik, desto schneller der Herzschlag; je langsamer die Musik, desto langsamer der Herzschlag, natürlich in einem bescheidenen Rahmen. Wie bei der Atemfrequenz, so reduziert auch ein langsamerer Herzschlag Anspannung und Streß,

88

beruhigt den Geist und unterstützt die Selbstheilung des Körpers. Musik ist ein natürlicher Herzschrittmacher.

Obwohl uns Musik mit einem schnellen Takt beleben und anheizen kann, enthüllte eine Studie der Staatsuniversität Louisiana auch die »dunkle Seite« der Rockmusik. Man hat an 24 jungen Erwachsenen festgestellt, daß das Hören von lautem Hardrock die Herzfrequenz beschleunigt und zu rascherer Erschöpfung beim Ausdauertraining führt, während sich bei einer leiseren Lautstärke oder langsameren Musik die Herzfrequenz verringert und die Ausdauer erhöhte. In einer anderen Untersuchung über die Auswirkung von Rockmusik stellten Forscher der Temple-Universität fest, daß Studenten, die Aufnahmen von den Beatles, Jimi Hendrix, den Rolling Stones, Led Zeppelin und anderen ähnlichen Bands hörten, schneller atmeten, einen geringeren Hautwiderstand und eine erhöhte Herzfrequenz hatten im Vergleich zu denjenigen, die zufälligen Hintergrundgeräuschen ausgesetzt waren. (*Honky Tonk Women* von den Rolling Stones bewirkte die stärksten und *Sergeant Pepper's Lonely Hearts Club Band Reprise* von den Beatles die schwächsten Reaktionen.)

Musik kann eindeutig den Herzschlag beeinflussen, doch gilt auch das Gegenteil: Unser Herzschlag ist für unsere musikalischen Vorlieben mitverantwortlich. In einer dritten neuen Studie zogen Studienanfängerinnen jeweils Versionen von Walt Disney's *It's a Small World* vor, deren Tempo mit ihrer Herzfrequenz korrespondierte.

Auch die Dichtung, die bezüglich Tonfall und Rhythmik viel mit der Musik gemein hat, kann das Herz stärken, die Lungen erweitern und die inneren Organe kräftigen. Alex Jack, der am Kushi Institute in Becket, Massachusetts, holistische Hygiene lehrt, glaubt, daß sich Shakespeare so wie Mozart eines Rhythmus bedient, der Geist und Körper optimal vereinigt. Er weist darauf hin, daß die von Shakespeare bevorzugte Versform, der jambische Pentameter, unser Herz direkt anspricht. »Diese abwechselnde Betonung imitiert den Herzschlag, den Rhythmus von Systole (Ausdehnung) und Diastole (Zusammenziehung). Beim Vorlesen jambischer Pentameter entsteht eine rhythmische Parallele zum Herzschlag ... von 65 bis 75 Schlägen pro Minute ... zum Beispiel als ihn seine Mutter für verrückt erklärt, antwortet Hamlet auf eine Weise, in der Inhalt und Form eine vollkommene Einheit bilden: »Mein Puls wie Eurer schlägt gemessenen Takt/Musik, gesund wie Eure« (dt. Version Erich Fried, Anm. d. Ü.). Wie Mozarts Musik weltweit begeistert, so begeistern auch Shakespeares Stücke, trotz ihres schwierigen elisabethanischen Englisch. Vielleicht ist es kein Zufall, daß Musikhistoriker und -kritiker so oft Mozart »den Shakespeare der Oper« nennen.

Musik kann auch den Blutdruck verändern. Dr. Shirley Thompson, eine Epidemiologieprofessorin an der School of Public Health der Universität South Carolina, berichtet, daß extremer Lärm den Blutdruck um bis zu 10 Prozent erhöhen kann. Obwohl das Wie noch nicht ganz geklärt ist, Lärm kann eine Kampf- oder Fluchtreaktion herbeiführen, bei der es durch eine Adrenalin- und Noradrenalinausschüttung zu einer Beschleunigung des Herzschlags und einer Verengung der Blutgefäße kommt.

In einer medizinischen Studie von 1989 stellte man fest, daß mein Album *Essence: Crystal Meditations* mit seinem rhythmischen Schwerpunkt auf 55 Hertz und Daniel Kobialkas *Timeless Lullaby* mit einer Frequenz von 44 Hertz bei allen neun Testpersonen den systolischen Blutdruck deutlich senkte. Andere Experimente mit verschiedenen Musikstilen zeigen, daß sich pro Hörsitzung sowohl der systolische als auch der diastolische Blutdruck um bis zu 5 Meßeinheiten (mm/Hg) senken und sich auch die Herzfrequenz um 4 bis 5 Schläge pro Minute verringern läßt. Man kann also auch durch das allmorgendliche und -abendliche Hören der entsprechenden Musik seinen Bluthochdruck senken.

Musik reduziert Verspannungen und steigert die Beweglichkeit und Geschicklichkeit. Wie wir in Kapitel 2 gesehen haben, steht das Innenohr über den Hörnerv und das autonome Nervensystem mit allen Muskeln in Verbindung. Folglich wirken sich Klang und Vibration auch muskulär aus, beeinflussen unsere Beweglichkeit und Spannkraft. In einer Studie von 1991 an der Staatsuniversität Colorado hatten 24 junge Studentinnen locker die Arme zu schwingen und beim Abwärtsschwung ein Polster zu treffen. Bewegten sie sich im Takt einer Synthesizermusik statt nach eigener Vorgabe, hatten sie eindeutig eine größere Kontrolle über ihre Bizeps- und Trizepsmuskeln. Und bei einer Untersuchung von 70 Studenten, die sich für einen Aerobic-Kurs angemeldet hatten, zeigte sich, daß Musik ihre Ausdauer und Geschwindigkeit sowie auch ihre Stimmung und Motivation verbesserte. Auch war eine Tendenz zu größerer Genauigkeit der Bewegungen und deren Anpassung an den Rhythmus und das Tempo der Musik feststellbar.

In den 80er Jahren entwickelte der norwegische Pädagoge Olav Skille eine Musiktherapie für geistig und körperlich schwer behinderte Kinder. Er konstruierte ein »Musikbad«, eine Spezialumgebung, in der die Kleinen in Klang getaucht werden konnten. Er fand dabei heraus, daß bestimmte New-Age-Musik, klassische Musik, Ambientemusik und Popmusik Krämpfe reduzieren und die Kinder entspannen konnten. Skills vibroakustische Therapie wird mittlerweile auch in anderen Teilen Europas angewendet. Bei einer Untersuchung von Patienten mit schwerer Spastik stellte man fest, daß durch vibroakustisches Training Wirbelsäule, Arme, Hüfte und Beine der Patienten beweglicher wurden. Bei Musik im niedrigeren Frequenzbereich – zwischen 40 und 55 Hertz – schwingen Bauch, Kreuz, Po und Beine mit. Höherfrequente Musik wird mehr im Oberkörper, Hals und Kopf empfunden.

Ähnlich ist es in Rehabilitationsabteilungen und -kliniken mittlerweile üblich, daß man beim »Wiedererlernen« unfall- oder krankheitsbedingt vergessener Bewegungen Musik einsetzt.

Zwischenspiel
Arrangieren Sie Ihre Trainingsmusik

Der Aerobicboom fiel nicht umsonst mit den frühen Diskojahren zusammen, denn ihr Beat half vielen Menschen auf die Sprünge.

Ob beim Tanzen oder einem einfachen Morgenspaziergang, Musik hilft bei der körperlichen Ertüchtigung, steigert die Ausdauer und läßt – nicht zufällig – die Zeit angenehmer verstreichen. Ich denke, folgende zehnminütige Übung, zu der Sie Ihre eigene musikalische Auswahl treffen können, wird Ihnen gefallen.

1. Beginnen Sie mit drei bis vier Minuten Yoga oder Dehnübungen (hier eignet sich spanische Gitarrenmusik ganz besonders). Die Bewegungen sollten spontan kommen und natürlich fließen.

2. Tanzen Sie jetzt zu einer schwungvolleren, lebhafteren Musik, wie zum Beispiel der von Riverdance.

3. Legen Sie sich schließlich hin, und hören Sie einen kurzen Ausschnitt einer Mozartsinfonie oder eines Streichquartetts an. Langsamere Musik erleichtert die körperliche Entspannung und Abkühlung.

Orchestrieren Sie mit Ihrer eigenen Musikauswahl Ihr Wohlbefinden.

Musik beeinflußt die Körpertemperatur. Türquietschen, Windheulen und andere unheimliche Geräusche schicken einem kalte Schauer über den Rücken. Die Hollywoodfilmmusik ist für solche Gänsehauteffekte berüchtigt, ebenso für ihre dissonanten Klänge, sobald Gefahr und Verhängnis auf der Leinwand drohen.
Jeder Schall und jede Musik wirkt sich subtil auf unsere Körpertemperatur aus, also auch auf unseren Wärmehaushalt. Transzendente Musik kann uns mit Wärme überfluten. Laute Musik mit einem

harten Beat kann unsere Körpertemperatur um ein paar Grad anheben, sanfte Musik mit einem leichten Beat hingegen senken. Musik schafft dies über die Beeinflussung des Kreislaufs, der Pulsfrequenz, der Atmung und des Schwitzens. Wie Igor Strawinsky einmal feststellte: »Schlagzeug und Baß ... sind wie eine Zentralheizung.« Hört man an einem kalten Wintertag warme, freundliche Musik – besonders mit einem kräftigen Beat – wärmt das einen auf, während man sich mit abstrakter, cooler Musik an heißen Sommertagen abkühlen kann.

Musik kann die Endorphinausschüttung erhöhen. Ein Hauptthema der modernen Biochemie sind die Endorphine, die körpereigenen »Opiate«, die bekanntlich schmerzlindernd und stimmungshebend wirken. Am Addiction Research Center in Stanford, Kalifornien, entdeckte der Wissenschaftler Avram Goldstein, daß Naloxoninjektionen, ein Opiatblocker, das musikalische Empfindungsvermögen schwächen. Er schloß daraus, daß »musikalische Höhenflüge« – die Begeisterung, die beim Hören mancher Musik aufkommt – Ergebnis einer Endorphinausschüttung durch die Zirbeldrüse sind, aufgrund einer Aufladung der limbischen und hypothalamischen Gehirnregionen mit Sitz der autonomen Kontrollzentren.

Das *Journal of the American Medical Association* berichtete 1996 über eine Musiktherapiestudie in Austin, Texas. Schwangere brauchen demnach, sofern sie bei der Geburt ihres Kindes Musik hörten, nur noch halb so häufig Schmerzmittel. »Musikalische Stimulation erhöht die Endorphinausschüttung und verringert den Medikamentenbedarf. Sie lenkt auch von den Schmerzen ab und nimmt Ängste«, erklärte ein Forscher.

Manchmal kann stimulierende Musik auch das Gegenteil bewirken, indem sie trotz einer Streß- oder Schmerzlinderung den Endorphinspiegel *senkt*. Eine Untersuchung von 1988 ergab, daß Männer, wenn sie beim Joggen auf einem Laufband optimistische Musik von

Diana Ross, Michael Jackson und anderen Popsängern hörten, deutlich weniger Betaendorphine im Blut aufwiesen, die sonst bei Schmerzen und Streß ausgeschüttet werden. Der Pharmakologe Gopi A. Tejwani, der die Untersuchung mit durchführte, erklärte sich dies aus der musikalischen Maskierung der Herzschläge und der Atmung, durch sie hatten die Männer das Gefühl, weniger erschöpft zu sein.

Musik kann Streßhormone steuern. Anästhesisten berichteten, daß sich der Streßhormonspiegel im Blut bei denjenigen deutlich senkt, die eine entspannende Unterhaltungsmusik hören – so daß sich manchmal eine Medikation erübrigt. Zu diesen Hormonen gehören Adrenokortikotropin (ACTH), Prolaktin und das menschliche Wachstumshormon (STH). Politiker, Staatsanwälte, Chirurgen, Mütter und andere Menschen, die unter großem Streß stehen, spüren intuitiv die beruhigende und entspannende Kraft der Musik. »Ich halte Musik nur selten aus«, gestand Lenin nach dem Anhören einer beruhigenden Beethovensonate, »sie verführt mich dazu, dummes Zeug zu reden und die Köpfe der Menschen zu tätscheln.«

Musik und Schall können das Immunsystem stärken. Wenn ein Körper einer Krankheit widersteht, dann, weil das System im Gleichgewicht ist; Blut, Lymphe und andere Flüssigkeiten zirkulieren so, wie sie sollen; Leber, Milz und Nieren haben alles im Griff. Neuere immunologische Forschungen belegen, daß oft ein Sauerstoffmangel im Blut die Hauptursache für Immunschwächen und degenerative Krankheiten ist.
Hier kommt der Mozart-Effekt ins Spiel. Bestimmte Musik – auch Gesang und Stimmübungen – kann die Zellen tatsächlich mit Sauerstoff anreichern. Buddha Gerace, ein Stimmforscher in Lake Montezuma, Arizona, hat Vokalübungen entwickelt, welche die Lymphzirkulation um das bis zu Dreifache beschleunigen können.

In seinen fünfzig Jahren als Stimmbildner wurde Gerace Zeuge vieler bemerkenswerter Verwandlungen. Er ist der festen Überzeugung, daß seine Übungen dem Schauspieler Henry Fonda bei der Ankurbelung seines Immunsystems und der Überwindung von Stimmproblemen bei der Broadway-Inszenierung des Stücks *Mr. Roberts* halfen.

Eine Studie an der Staatsuniversität Michigan ergab 1993, daß schon fünfzehnminütiges Musikhören den Interleukin-1-(IL-1) Spiegel im Blut zwischen 12,5 und 14 Prozent erhöhen kann. Interleukine sind eine Proteinfamilie, die mit der Blut- und Thrombozytenproduktion in Verbindung steht, der Lymphopoese und dem Zellschutz vor AIDS, Krebs und anderen Krankheiten. In der Studie durfte ein Teil der Testpersonen Musik hören und zwischen vier Musikarten auswählen – New Age (Stücke von David Lantz, Eric Tingstan und Nacy Rumbel), leichtem Jazz (Kenny G.), klassischer (Mozart) und impressionistischer Musik (Ravel), während die Krontrollgruppe bloß Zeitschriften bekam.

Die Testpersonen, die Musik nach ihrer Wahl hörten, wiesen auch einen verminderten Cortisolspiegel (bis zu 25 Prozent weniger) auf, ein Steroidhormon der Nebennierenrinde. Paradoxerweise kann ein zu hoher Cortisolspiegel zu einem Cortisolmangel führen (so daß ein zu hoher Blutzuckerspiegel schließlich die Insulinproduktion erschöpft), der wiederum zu einer Schwächung der Immunreaktion führt. Cortisolinjektionen werden bei vielen Entzündungskrankheiten wie Allergien, Polyarthritis, Colitis und Ekzem verabreicht. Die Wissenschaftler schlossen daraus, daß bevorzugte Musik »starke positive Gefühle hervorrufen kann, die über die Auslösung von Hormonausschüttungen zu einer Verminderung der den Krankheitsprozeß beschleunigenden Faktoren führen können«.

Musik verändert unsere räumliche Wahrnehmung. Wie die Irvinestudie über den Mozart-Effekt zeigte, kann eine bestimmte Musik die Fähigkeit des Gehirns, die physikalische Welt wahrzunehmen, geistige Bilder zu schaffen und Varianten unter Objekten zu erkennen, steigern. Langsame Musik schafft mehr Raum als schnelle Musik. Sind wir unter Zeitdruck, stecken in einem Verkehrsstau oder fühlen uns anderweitig eingesperrt, dann kann Mozarts Kammermusik oder Ambientemusik, wie Steve Halperns *Spectrum Suite,* für mehr Komfort und Entspannung sorgen. In diesem Sinne ist Musik eine Art Klangtapete. Durch sie kann unsere Umgebung einen freundlicheren, geräumigeren und eleganteren Eindruck auf uns machen, oder der Raum wirkt einfach ordentlicher, annehmbarer und belebender. Musik in einem Krankenhausaufenthaltsraum kann mithelfen, daß wir uns weniger eingeschränkt und eingesperrt fühlen.

Musik verändert unsere Zeitwahrnehmung. Wir können uns durch Musik anfeuern oder bremsen. Schnelle, repetierende Musik und Marschmusik läßt uns an Tempo zulegen. Musik klassischer oder barocker Art führt eher zu einem gemäßigten Auftreten. Sehr romantische Musik oder New-Age-Musik wirkt entspannend, was manchmal so weit gehen kann, daß die Zeit stillzustehen scheint. Auf der anderen Seite ist es manchmal ebenso gut, wenn schwungvolle Musik die Zeit schneller vergehen zu lassen scheint, etwa in einem Krankenhaus oder einer unangenehmen Wartesituation.

Zwischenspiel
Klangrelativität

Kennen Sie die optische Täuschung, bei der eine von zwei gleich langen Geraden länger erscheint als die andere, nur weil die Pfeile an ihren Enden anders angebracht sind? Musik kann zeitliche Täuschungen bewirken, die unser Zeitempfinden verändern. Folgendes Experiment hätte Einstein, der ein begeisterter Hobbyviolinist war, sicher gefallen.

Sie brauchen dazu einen Partner. Bitten Sie ihn oder sie, sich hinzusetzen und sich mit geschlossenen Augen die beiden folgenden Übungen anzuhören. Sie benötigen außerdem eine Uhr mit Sekundenanzeige.

Singen Sie ein 5 Sekunden langes Ahhhh. Atmen Sie ein und singen Sie noch mal ein 5 Sekunden langes, nun aber tieferes Ahhhh. Senken Sie den Ton ein drittes und letztes Mal. Überschreiten Sie auf keinen Fall die 15 Sekunden.

Bitten Sie jetzt Ihren Partner, die Augen zu öffnen, sich kurz zu strecken, wieder hinzusetzen und die Augen zu schließen, während Sie die ersten 15 Sekunden eines bekannten Liedes pfeifen.

Fragen Sie jetzt Ihren Partner, welche dieser fünfzehnsekündigen Übungen ihm/ihr länger erschien. Einigen wird die erste länger vorkommen, da sie langatmiger ist und mehr Raum läßt, anderen die zweite, da sie mehr Schallinformationen liefert (viele unterschiedliche Noten und Anzahl der Takte).

Schall und Musik wirken sich subtil auf unser Raum- und Zeitempfinden aus, so daß wir uns mit ihrer Hilfe in Gang bringen, beruhigen oder unsere Umgebung modifizieren können.

Musik vermag unsere Lern- und Merkfähigkeit zu steigern. Wie wir gesehen haben, läßt sich unsere körperliche Ausdauer durch Musikhören steigern. Das gilt auch für das Lernen. Manche Menschen können sich bei leiser, heiterer Hintergrundmusik (zum Beispiel Mozart oder Vivaldi) sehr viel länger konzentrieren; andere lenkt es eher ab. Das Hören von Barockmusik beim Lernen kann das Gedächtnis für Rechtschreibung, Poesie und Fremdwörter verbessern. Dr. Georgi Lozanovs Methode gehört mit zu den bekanntesten Lehrmethoden, die Musik einbeziehen, und wird im Kapitel über Erziehung genauer beschrieben.

Musik kann die Leistungsfähigkeit steigern. Die Untersuchung von Arbeitsplatzbedingungen hinsichtlich Gesundheit und Gedächtnis hat das Hören von Musik am Arbeitsplatz entscheidend möglich gemacht. In einem Studienbericht der Universität Washington hieß es, von neunzig Personen, die ein Manuskript zu redigieren hatten, hätte die Gruppe um 21,3% gewissenhafter gearbeitet, die eineinhalb Stunden lang leichte klassische Musik hören durfte. Die Gruppe, die das Popprogramm eines kommerziellen Radiosenders hörte, arbeitete immerhin noch 2,4% sorgfältiger als unter gewöhnlichen Bürobedingungen. Wohingegen die Testpersonen, die im Stillen redigierten, um 8,3% nachlässiger wurden. AT & T und DuPont haben mit Hilfe kreativer Musikprogramme ihre Einarbeitungszeiten halbiert. Bei der Equitable Life Insurance nahm in den sechs Wochen, in denen im Büro Musik gespielt wurde, der Output der Schreibkräfte um 17% zu, und bei Mississippi Power & Light arbeitete man in der Buchhaltung um 18,6% produktiver, nachdem ein neunmonatiges Büromusikprogramm eingeführt worden war.

Musik steigert die Romantik und Sexualität. Musik kann Leidenschaft entfachen – oder auslöschen. Eine Freundin erzählte mir, sie habe einmal ihren Freund beim Abendessen verführen wollen. Alles sei bereitgestellt gewesen – die Kerzen, die Blumen, das Essen und die Getränke. Da habe sie in letzter Minute ein Album aus dem Regal gezogen, das ihrer Meinung nach perfekt zur Situation paßte: Beethovens *Mondscheinsonate.* »Gibt es etwas Romantischeres?« dachte sie sich. Die Frau sah sich schon Arm in Arm mit ihrem Liebsten durch die mondbeschienenen Straßen von Paris oder Wien schlendern. Es läutete, sie drückte den CD-Player auf »Start«, und die ersten zehn Minuten verliefen nach Wunsch. Doch hatte sie nicht bedacht, daß die »Mondscheinsonate« nur im ersten Satz für Mondschein sorgt. Dann wird die Musik heiter, schnell und aktiv, sie und ihr Freund fühlten sich während des Essens plötzlich unter Zeitdruck. Leider lenkte das Tempo der Musik die beiden nicht ins Schlafzimmer: Die nächste Sonate auf der Kassette war die *Pathétique,* und was folgte, war … zum Heulen.

Meine Bekannte kam nicht auf die Idee, die Musik zu wechseln. Eine bessere Wahl wäre die romantische Filmmusik zu *Jenseits von Afrika* gewesen.

Musik regt die Verdauung an. An der Johns-Hopkins-Universität stellten Wissenschaftler fest, daß man bei Rockmusik schneller und mehr ißt, während man bei klassischer Musik – besonders bei langsamer Streichmusik – langsamer und weniger ißt. Aufgrund dieser und anderer Marktstudien beschallen Fast-food-Ketten ihre Filialen mit optimistischer, flotter Musik, welche die Kunden bei der (Riesen-)Mahlzeit beflügelt und die Kasse klingeln läßt.

Feine Restaurants bieten anspruchsvollere Musik. Ich erinnere mich an die Eröffnung eines Nouvelle-Cuisine-Lokals in Boulder, zu der ich mit drei Freunden gekommen war. In seinem luxuriösen Ambiente gaben optimistische Farbkontraste moderner Kunst den Ton an. Wir gingen die Speisekarte durch. Irgend etwas störte mich jedoch – offensichtlich erwartete mich kein besonders entspannender Abend. Es war die Musik: Free Jazz, der zwar gut zur Einrichtung paßte, aber als Begleitmusik zum Essen und zur Unterhaltung denkbar ungeeignet war. Die dissonanten Klänge erschwerten unser Gespräch, und das Tempo verleitete zu hastigem Essen. Das Essen schmeckte phantastisch, die Hintergrundmusik war eine glatte Katastrophe. Darauf machte ich die Besitzerin des Lokals, die geschockt und beleidigt war, beim Gehen (höflich) aufmerksam. Der Grund: Ihr Vorbild war eines der erfolgreichsten Lokale in Greenwich Village. »Die Musik«, erklärte sie, »macht unser Restaurant aus. Sie läßt sich nicht ändern.«

»Die Preise werden die Studenten abschrecken«, sagte ich, »und die Musik die Leute, die sich das Essen leisten können.«

Das Restaurant hielt sich nicht länger als sechs Monate.

Der Gastwirt Lorenzo, mit dem ich gut bekannt bin, weiß mit Musik klüger umzugehen. Bei ihm gibt es zwei Bestellzeiten, eine um 18 Uhr und eine um 20 Uhr, und er sorgt zusammen mit einem Harfenisten, Geiger und Pianisten für den musikalischen Rahmen. »Wir wollen unsere Gäste nicht unter Druck setzen«, sagte er – und fügte dann vertraulich hinzu: »Sollten sie zuviel Sitzfleisch haben, kann ich immer noch einen Straußwalzer anhängen, um ihre Unterhaltung nach draußen zu verlagern.«

Musik fördert die Ausdauer. Seit jeher haben die Menschen beim Arbeiten gesungen, ob auf dem Feld, auf dem Marktplatz, am Herd, auf See oder beim Reiten. Musik stärkt das Durchhaltevermögen. Man denke an das amerikanische Arbeiterlied »I've been Working on the Railroad«, das aus der Zeit stammt, als die Eisenbahnstrecke quer durch Amerika verlegt wurde. Gerade bei körperlicher Anstrengung gibt ein schneller Takt – von ungefähr 90 Schlägen pro Minute – Kraft, etwa beim Laufen oder Tanzen. Oder sogar beim Fahrradfahren. Bei einem transkontinentalen Fahrradrennen von Santa Monica, Kalifornien, nach New York City wurde mit musikalischer Hilfe ein neuer Weltrekord von 9 Tagen, 23 Stunden und 15 Minuten aufgestellt. Ein Fahrradfahrer berichtete, durch das Hören der speziell zur Synchronisation der kardiovaskulären und muskulären Tätigkeit zusammengestellten Instrumentalmusikkassetten hätte sich bei ihm die Leistungsfähigkeit um 25 % gesteigert. Ähnliche »Synchronisationsmusikkassetten« sind jetzt fürs Joggen, Skifahren und andere Sportarten erhältlich, die Ausdauer abverlangen. (Denken Sie bitte daran, daß solche Bänder leise abzuspielen sind, um Hörschäden zu vermeiden).

Musik vergrößert die unbewußte Empfänglichkeit für Symbole. Filmregisseure wissen sehr genau, wieviel die Filmmusik zum Erfolg ihrer Filme beiträgt: Manchmal hängt die Spannung des Films mehr vom Ton als von der Handlung auf der Leinwand ab, da dieser archetypische Bilder heraufbeschwört und an das Unbewußte des Zuschauers appelliert. Auf dieselbe Weise versucht man mit neuen experimentellen Therapien durch Entspannungsübungen und Musik Zugang zum Unbewußten zu finden und Traumata aufzulösen, die seit langem im Körper fixiert sind. In Kapitel 6 werden die interessantesten dieser Therapien vorgestellt.

Musik kann ein Gefühl der Geborgenheit und des Wohlbefindens vermitteln. »Gewisse« Musik braucht nicht schön, langsam oder romantisch zu sein. Es ist einfach eine Musik, die dem Hörer Geborgenheit vermittelt. Jede Generation hat ihre bevorzugte Musik, in der sie sich ausdrückt und verstanden fühlt. Die Generation meiner Eltern wie Großeltern suchte noch in erhabenen Kirchenliedern Zuflucht, die sie auswendig konnten: Gesang und Gebet ließen alle Depression durchstehen, beide Weltkriege und viele andere Schicksalsschläge. In der Vietnamära entstanden die Lieder von Simon und Garfunkel, Joan Baez, Judy Collins und Bob Dylan im Geist des Protestes und des Widerstandes. Millionen junger Menschen fühlten sich trotzdem in dieser Musik zu Hause und in ihren Sorgen und Ängsten verstanden. Auch die heutige Jugend hat ihre musikalischen Zufluchtsorte. Lautstärke, Intensität und verbotene Lyrik machen Hip Hop, Rap, Punk und Grunge für die Jugendlichen zu Rettungsinseln in einer Welt, die sie als zu materialistisch und scheinheilig ablehnen.

Wie wir gesehen haben, vermag die Musik durchaus unsere Selbstheilungskräfte zu mobilisieren – und uns mit essentiellen Lebensrhythmen zu verbinden. In den letzten fünfzig Jahren sind wir immer mehr von Spezialisten abhängig geworden. Wir haben gelernt, bei jedem Schmerz oder seltsamem Empfinden zum Arzt zu gehen, von dem wir eine Diagnose und die Verschreibung eines wirksamen Medikamentes erwarten. Sobald wir Geist und Körper zu integrieren beginnen und selbständig auf unser Wohlbefinden achten, wird unser Selbstvertrauen wachsen. Unsere neuen Erkenntnisse über Musik helfen uns dabei, die Schulmedizin effizienter und kreativer zu nutzen.

Nicht nur Mozart

Wir alle haben unsere Lieblingsmusik, die uns mitreißt. Statt irgendwelche Unterarten des Mozart-Effektes zu bestimmen – etwa den Brahms-Effekt, den Gershwin-Effekt, den Sinatra-Effekt, den Ray-Charles-Effekt, den Greatful-Dead-Effekt oder den Madonna-Effekt –, sei hier kurz auf die verschiedenen Musikarten und ihre Wirkungen hingewiesen.

Bitte beachten Sie, daß innerhalb dieser Gattungen verschiedene Musikstile anzutreffen sind, die schwungvoll-bewegt bis ruhig-entspannt sein können. Hot Jazz beispielsweise wirkt eher kreislaufanregend, pulsbeschleunigend und hormonell anreizend, während Cool Jazz den Blutdruck senkt, Ihr Gehirn in den Alphamodus versetzt und für Abklärung sorgt. Die folgenden Tendenzen gelten allgemein und können aber individuell variieren, abhängig von der Verfassung des Hörers, seiner Ernährung, Umgebung und Körperhaltung:

- Langsamere Barockmusik (Bach, Händel, Vivaldi, Corelli) vermittelt ein Gefühl der Stabilität, Ordnung, Voraussagbarkeit und Sicherheit sowie eine geistig anregende Atmosphäre zum Lernen und Arbeiten.
- Klassische Musik (Haydn und Mozart) besitzt Klarheit, Eleganz und Transparenz. Sie kann die Konzentration, das Gedächtnis und die räumliche Wahrnehmung steigern.
- Romantische Musik (Schubert, Schumann, Tschaikowsky, Chopin und Liszt) betont Ausdruck und Gefühl, programmatisch handelt sie oft von Individualität, Nationalgefühl und Mystik.

Sie eignet sich besonders, Sympathie, Mitgefühl und Liebe zu erwecken.

- Impressionistische Musik (Debussy, Fauré und Ravel) basiert auf frei fließenden musikalischen Stimmungen und ruft traumähnliche Bilder hervor. Eine Viertelstunde musikalisches Tagträumen, gefolgt von ein paar Minuten des Sich-Streckens, kann Ihre kreativen Kräfte mobilisieren und Sie mit Ihrem Unbewußten in Kontakt bringen.
- Jazz, Blues, Dixieland, Soul, Calypso, Reggae sowie andere Musik- und Tanzarten mit afrikanischen Wurzeln können erheben und inspirieren, Freude und Trauer hervorrufen, Witz und Ironie vermitteln. Der Weg zum Verständnis des Mitmenschen wird leichter.
- Salsa, Rumba, Maranga, Macarena wie auch andere südamerikanische Musikstile haben einen lebhaften Rhythmus und Beat, die den Herzschlag beschleunigen, die Atmung vertiefen und den ganzen Körper aktivieren können. Samba allerdings verfügt über die seltene Eigenschaft, gleichzeitig zu beruhigen und zu beleben.
- Big Band, Pop und Top 40, auch Country-Western-Musik kann zu leichter bis mäßiger körperlicher Bewegung anregen, beschwingen und ein gewisses Wohlbefinden hervorrufen.
- Rockmusik wie die von Elvis Presley, den Rolling Stones oder Michael Jackson kann Begeisterung entfachen, zu körperlicher Aktivität anspornen, Verspannungen lösen, von Schmerzen ablenken und die Wirkung störenden Umweltlärms abschwächen. Rock kann aber auch zu Verspannungen, Mißgestimmtheit, Streß und physischen Schmerzen führen, sofern uns nicht nach beschwingter Unterhaltung zumute ist.
- Ambiente-, Sphären- und New-Age-Musik ohne dominanten Rhythmus (wie z. B. die Musik von Steve Halpern oder Brian Eno) erweitert unser Raum- und Zeitempfinden. Sie vermag einen Zustand entspannter Wachheit hervorrufen.

- Heavy Metal, Punk, Rap, Hip Hop und Grunge können enthusiastisch stimmen, fördern aber auch ein dynamisches, selbstbewußtes Auftreten. Diese Musikbotschaften können anderen auch mitteilen (besonders Erwachsenen, die mit ihren stürmischen Teens unter einem Dach wohnen), in welchem Aufruhr sich die jüngere Generation befindet und wie groß ihr Selbstdarstellungsbedürfnis ist.
- Religiöse und spirituelle Musik, wie Gregorianischer Gesang, schamanistische Trommelmusik, Kirchenlieder, Gospelsongs und Spirituals, läßt uns aufgeschlossener werden und tiefen Frieden wie spirituelles Bewußtsein erfahren. Diese Musik hilft uns, zu transzendieren und uns von Leid zu befreien.

Takt, Tempo und Struktur

Musik pulsiert, wie alles, das lebt. Pulsieren heißt fließen, bezeichnet den ständigen Energiefluß, der durch und um uns herum fließt. Unser Kreislauf besteht aus einem vielfach verschlungenen Auf und Ab, arbeitet als komplexes Netzwerk von Ruhe und Bewegung. Erspürt man den Puls einer Musik, eröffnet – oder regelt – dies den eigenen Puls.

Nicht nur Musik, auch Sprache hat ihren Rhythmus. Nehmen Sie ein Telefongespräch von sich auf, und Sie werden Phrasierungen feststellen können – melodische Gliederungen –, aus denen sich ein bestimmter Rhythmus ergibt. Schalten Sie kurz den Klassiksender im Radio an, lesen Sie diese Seite noch einmal, und beobachten Sie Ihre Lesegeschwindigkeit. Wechseln Sie dann zu einem Popsender, und beobachten Sie, ob sich eine Verlagerung der Aufmerksamkeit zwischen Ton und Text ergibt. Sollten Sie dann die Seite laut lesen, so werden Sie feststellen, daß sich erneut Tempo und Rhythmus verändern. Sie werden merken, daß Ihre Stimme – und die Art, in der Sie mündlich Informationen vermitteln – wirklich musikalisch ist.

Obwohl nicht jedes Zuhören die gleiche Einstimmung in die Musik bewirkt, beeinflußt ihr Rhythmus die Geschwindigkeit unseres Denkens und Tuns. Beim Tanzen beispielsweise werden wir uns je nach Musikstil unterschiedlich bewegen. Wenn wir jedoch beim Autofahren Kassetten- oder Radiomusik hören, wird unsere körperliche Reaktion eine andere sein: Wir konzentrieren uns ja auf das Fahren, unsere Aufmerksamkeit ist also geteilt. Unterhalten wir uns mit einem Freund, während im Hintergrund Musik spielt, beeinflußt sie uns wesentlich weniger als in einem Konzertsaal.

Doch ganz gleich, ob wir uns auf eine Musik konzentrieren oder nicht, ihr Takt bestimmt die Grenzen unserer körperlichen, geistigen und sozialen Gegebenheiten mit. Sie ist mit dafür zuständig, wie ausgewogen das Leben in und um uns fließt.

Mit dem Takt eng verbunden ist das Tempo. Ob schnell oder langsam, das Tempo einer Musik entscheidet mit darüber, ob wir uns wohl, gehetzt, entspannt, schlaff, vorne dran oder zurückgelassen fühlen. Eine Musik ohne festen Rhythmus mag zunächst guttun, über längere Zeit aber irritiert sie eher. Das Tempo einer Musik beeinflußt unser inneres Metronom, unsere Fähigkeit, uns geistig und körperlich zu koordinieren.

Musik wirkt auf vielen Ebenen gleichzeitig. Ihr Rhythmus und ihre Struktur wirken sich auf unseren Körper und unsere Bewegung aus, ihre wechselnden Akkorde betreffen uns eher emotional. Die Texte oder Geschichten in Verbindung mit einem Musikstück können uns an freudige oder traurige Ereignisse erinnern. Deshalb gefallen uns Lieder so, die wir in unserer Jugend oder frühen Erwachsenenzeit gehört haben; die Musik ruft persönliche Erinnerungen wach.

Musik kann ruhig und feinsinnig, aber niemals statisch sein. Auch ein stundenlang gespielter Ton ist eine pulsierende Welle, die unseren Geist und Körper auf vielen Ebenen beeinflußt. Was wir in einen Ton hineinlegen, ergänzt seine Bedeutung. Klangtherapeutisch ausgedrückt, der Mozart-Effekt umfaßt weit mehr als nur den Klang selbst und die Qualität seiner Darbietung oder Aufnahme. Den letzten Ausschlag geben Sie als Hörer: Beim Arrangieren Ihrer Gesundheit sind Sie Dirigent und Orchester in einer Person.

Ihre Kassetten, CDs und Musikanlage ermöglichen Ihnen eine noch nie dagewesene Gestaltungsmöglichkeit Ihres Alltags. Die Musik, die Sie beim Aufstehen an einem Werktag auflegen, ist mit Sicherheit eine ganz andere als die, welche Sie an einem freien Wochenende oder im Urlaub hören. Achten Sie bei der Musikauswahl genau auf Takt, Tempo und Struktur, so können Sie sich eine erholsame Klangdiät zusammenstellen, die Sie das Auf und Ab des Lebens lockerer bewältigen läßt.

Sonic Bloom – Pflanzenbeschallung

Auch die Natur kennt den Mozart-Effekt. Zum interessantesten Bereich innerhalb der klangtherapeutischen Forschung gehört die Anwendung von Klang zur Förderung des Pflanzenwachstums. Dan Carlson zählt zu den Pionieren auf dem Gebiet der Pflanzenbeschallung. Als er 1960 als US-Soldat in Korea diente, wurde er Zeuge der dort herrschenden schrecklichen Hungersnot. Er beobachtete, wie sich die Menschen, denen das Hauptgetreide ausging, notdürftig versorgten. Zuerst aßen sie die ganze Frucht, beziehungsweise den Körner enthaltenden Teil, dann die Stengel oder Halme und schließlich die Wurzeln. Binnen weniger Jahre gab es nichts mehr zu essen.

Nach Ende seiner Dienstzeit ging Carlson nach Minnesota zurück. Hier dachte er darüber nach, womit sich das Pflanzenwachstum außer durch Düngung noch steigern ließe. Er kam auf den Gedanken, eine Porenstärkung der Pflanzenblätter zu erreichen. Denn er fand, die Pflanzen sollten sich das, was sie für ihr optimales Wachstum brauchen, besser selbst auswählen, als zwangsgefüttert zu werden (Befürworter moderner Pflanzendünger vertreten diese Meinung). Ausgangspunkt seiner Versuche war die Idee, Pflanzen

106

durch Beschallung dazu zu bringen, ihre Poren weiter zu öffnen und damit mehr Nährstoffe aufzunehmen. Auf diesen Einfall kam er, als er über den tageszeitlichen Zyklus nachdachte, wann Pflanzenporen am weitesten geöffnet sind. Pflanzen wachsen am frühen Morgen am besten ... wenn die Vögel singen. Da kam ihm der Gedanke: Vielleicht würden bestimmte Musik- oder Geräuscharten das Pflanzenwachstum stimulieren.

Carlson stellte Tonbandkassetten mit Geräuschfolgen zusammen. Er fand in Minneapolis einen Spezialisten, Michael Holtz, der bestätigte, daß die Vibrationen und Frequenzen bestimmter Musik Vogelgesängen ähnelten. Und sehr früh erkannte er, daß Pflanzen auf Sitarmusik reagierten. Die Sitar ist ein traditionelles Saiteninstrument aus Indien, deren Klang nicht allen westlichen Ohren liegt, aber Pflanzen scheinen davon nicht genug bekommen zu können.

In der Zwischenzeit begann Dorothy Retallack, eine graduierte Studentin am Tempel Beull College in Denver, ebenfalls mit Pflanzen und Musik zu experimentieren. Sie errichtete fünf kleine Gewächshäuser, in denen sie Mais, Kürbisse, Ringelblumen, Zinnien, auch Petunien anpflanzte. Die Gewächshäuser hatten alle die gleiche Größe und Ausstattung an Beleuchtung, Wasser und Erde. In vier Gewächshäusern beschallte Dorothy Retallack die Pflanzen mehrere Monate lang mit unterschiedlicher Musik (ein fünftes Gewächshaus erhielt zur Kontrolle keine Beschallung). Eine Pflanzengruppe wurde mit Bach berieselt, die zweite mit klassisch-indischer Musik, die dritte mit lautem Rock und die vierte mit Country Western. Sie fand heraus, daß Bach und indische Musik das Pflanzenwachstum vehement beschleunigen. Die Blumen blühten üppiger und rankten den Lautsprechern förmlich entgegen. Im Rock 'n' Roll-Gewächshaus funktionierte es weniger gut: Die Blumen blühten kaum, im Gegenteil, die Pflanzen schienen das Wachstum zu verweigern. Zu ihrer Überraschung gediehen im Country-Western-Gewächshaus die Pflanzen fast genauso gut wie im Kontrollgewächshaus, in dem gar keine Musik gespielt wurde.

Trommeln macht jung

Nicht nur einzelne Menschen oder Pflanzen, sondern auch Familien, ja ganze Gemeinden können von der Heilkraft der Musik profitieren. Obgleich sich jedes Musikinstrument zur Therapie eignet, bleiben Schlaginstrumente, insbesondere Trommeln, das traditionelle Mittel zur Energetisierung oder Beeinflussung einer Gruppe oder Gemeinschaft von Menschen. Von den spontanen Stammestrommlern der Zulu bis hin zu Ron Snyders »Da-Drum«, einem Ensemble des Dallas-Sinfonieorchesters, bildet das Schlagwerk den Puls eines Instrumentalstücks oder Liedes. Mickey Hart, langjähriger Schlagzeuger der *Grateful Dead,* schrieb Anfang der 90er das Buch *Drumming at the Edge of Music* (Die magische Trommel. Eine Reise zu den Quellen des Rhythmus). In diesem Basiswerk geht er auf die kultur- und zivilisationsgeschichtliche Bedeutung des Trommelns ein. Die Initiative *Rhythm for Life* wurde bald zu einer volksnahen Bewegung, diese förderte im ganzen Land den kreativen Gebrauch von Trommeln und anderen Schlaginstrumenten.

Die von *Rhythm for Life* gesponserten »Percussionsessions« haben das Leben vieler Menschen verändert. Unter anderem das von Louise, einer Großmutter von sechs Buben. Louise hatte ihre Enkel großgezogen, da beide Elternteile arbeiteten. Sie lebte in der Familie. Die Musik gehörte zum Familien- und Kirchenleben. Die entwickelten musikalischen Aktivitäten fielen nicht immer zur Freude Louisas aus. In der Tat verzweifelte sie manchmal. Drei ihrer Enkel spielten Schlagzeug, so mußte sie seit Jahren den vom Keller heraufdröhnenden Lärm ertragen. Das Haus schien von drei Uhr nachmittags bis zehn Uhr abends unter Arrhythmie zu leiden.

Eines Abends fragte sie ihr ältester Enkel Rick, ob sie nicht mit ihm zu einer Perkussionsveranstaltung gehen wollte. Die liebe, freundliche und tolerante Oma Louise erschrak schon bei dem Gedanken an einen ohrenbetäubenden Abend. Doch freute sie sich über die

108

Einladung, sie nahm an: Es konnte nicht mehr schlimmer werden als zu Hause.

Rick nahm seine Großmutter zu einer großen Sporthalle mit. Dort kamen Menschen jeden Alters zusammen, alle bewaffnet mit Stekken, Schlegeln oder einer Congatrommel. Louise konnte sich einfach nicht vorstellen, da mitzumachen, am liebsten hätte sie sich auf dem Absatz umgedreht; sie kam sich wie am Tor zur Hölle vor.

Im Saal angelangt, gab ihr Rick eine leichte Rahmentrommel mit einem langen Griff (sie sah wie ein Tennisschläger aus) und meinte: »Da, Oma. Eine Remo für dich. Ich wette, du wirst dich mit ihr anfreunden.«

Louise reagierte entsetzt. »Ich glaube, der Abend wird zu laut für mich.«

»Deshalb gab ich dir ja die Trommel«, tröstete sie Rick. »Immer, wenn es dir zu laut wird, schlag einfach drauf, das wird den Krach vertreiben. Ich glaube, es wird dir gefallen.«

Bald war die Sporthalle voller Leute, mit Instrumenten, die Louise noch nie gesehen hatte. Lauter normale Menschen wie in der Kirche auch … Und dann setzte der Beat ein, und Louise fand sich buchstäblich schlagartig in einer Welt, die sie noch nie betreten hatte. Sie erzählte mir später, daß sie beim Schlagen ihrer schlichten Rahmentrommel inmitten des Pulsierens der Beat selbst *geworden wäre*. Auch fühlte sie sich nach knapp dreißig Minuten um fünfundfünfzig Jahre jünger. Endlich im Leben mal darauf lostrommeln, egal ob richtig oder falsch, wirkte wie eine seelische Befreiung: »Ich hätte nie gedacht, daß ich gar keinen Fehler machen kann«, jubelte sie, »ich wußte nicht, daß in mir eine Musikerin steckte.«

Jetzt kommt Louise ein paarmal in der Woche zu ihren Enkeln in den Keller, um Backup Schlagzeug zu spielen. Übrigens machte sie ihre Enkel auch mit den *leiseren* Klangvarianten vertraut.

Musiktreffen, wie die von *Rhythm of Life* gesponserten Sessions, stärken das Zusammengehörigkeitsgefühl. Regelmäßig treffen sich landesweit Perkussionsgruppen jeder Altersgruppe: Senioren trommeln zu Lawrence Welk, Glenn Miller und anderer Musik ihrer Generation; junge Leute improvisieren zu Gloria Estefan, Boyz II Men und Hootie and the Blowfish. Musikmachen verbindet, indem es den Leuten erlaubt, einige Augenblicke mit der Ewigkeit eins zu werden.

4

Gesunde Stimme
Ein ursprüngliches Heilinstrument

»Während der Maat den Hammer holte, rieb
Ahab das Goldstück bedächtig an seinem
Jackenrevers, als wolle er es aufpolieren, ohne
irgendein Wort zu verlieren, summte er vor
sich hin, so seltsam gedämpft, als surrte in ihm
das Räderwerk seiner Lebenskraft.«
HERMAN MELVILLE, Moby Dick

Die menschliche Stimme ist ein bemerkenswertes Heilmittel, unser bestverfügbares und preiswertes Musikinstrument.
Schon die leiseste Äußerung massiert das Muskelgewebe im Oberkörper und läßt es von innen vibrieren. Umgekehrt wird unsere
Atmung durch jede Körperbewegung beeinflußt und damit auch
unsere Stimme. Dennoch achten wir selten auf unsere Stimme –
zumindest, solange wir sie nicht auf ungewöhnliche Weise brauchen – etwa zum Erlernen einer Fremdsprache, einer der seltenen
Fälle, da uns noch keine Lautbedeutung ablenkt.
Der Atem bildet das Fundament der Stimme. Wir ziehen Luft ein,
transportieren sie über die Lungen in jede unserer Zellen und wieder
zurück in die Welt. In vielen Religionen steht Atem für Geist. Das
hebräische Wort *ruach* bezeichnet nicht nur den Geist Gottes der
Genesis, der über der Erde schwebt, sondern auch den Atem Gottes.
Ähnliche Doppelbedeutungen lassen sich in vielen Sprachen finden.
Während wir achtsam den Geist mit der Stimme anrufen, bemerken
wir Gesetzmäßigkeiten in unserer Atmung, unseren Körperbewe-
gungen und – wenn wir sehr feinfühlig sind – unseren Gehirnwel-

len. Betrachten Sie Ihren Atem am besten als *prana, ki* oder Lebenskraft, von der die Stimme getragen wird. Mit jedem Atemzug atmen Sie dieselbe Luft ein, die einst von Buddha, Jesus, Shakespeare, ja auch von Mozart eingeatmet wurde.

Das Wort *voice* (Stimme) ist auf das französische *voix* und lateinische *vox* zurückzuführen. Andere englische Wörter mit der gleichen Sprachwurzel sind zum Beispiel *vocal* (mündlich, Stimm-), *vowel* (Vokal) und *provoke* (hervorrufen, provozieren). *Vocation* (Berufung, Talent), ein weiteres verwandtes Wort, hängt mit dem lateinischen Verb vocare (rufen) zusammen. Es bezeichnete ursprünglich ein musikalisches oder zumindest rhythmisches Rufen. Es ist kein Zufall, daß ein derartiges Rufen, besonders in Form des *Gesanges,* eine solch herausragende Rolle in den Weltreligionen spielt. An der Klagemauer in Jerusalem inspiriert der von Kopfnicken begleitete, inbrünstige Sprechgesang die frommen Juden. Die Moslems beten fünfmal am Tag nach Mekka gewandt, indem sie etwas aus dem Heiligen Koran singen. Anhänger des tibetischen Buddhismus rezitieren Mantras, während sie Gebetsmühlen drehen. Selbst das weltliche Amerika hat seine Mantras, wie *»Hold that line!«* und *»Go team go!«,* die durch Sportstadien und Arenen hallen und Millionen Sportfans anspornen.

In diesem Kapitel werden wir uns den besonderen Effekten selbsterzeugter Laute widmen, wie Sprechweisen, Gesängen, Mantras und Raps, die uns nicht nur dem göttlichen Geist näherbringen, sondern auch auf einer mehr weltlichen Ebene Möglichkeiten der Schmerzlinderung, des Streßabbaus und der Vitalitätssteigerung bieten.

Urlaute

Der Geburtsschrei kennzeichnet den Anfang des Lebens. Und von da an bringt das Baby vom Glucksen bis zum Jammern sein Wesen und Bewußtsein stimmlich zum Ausdruck. »Ausdrücken« ist noch milde gesagt. Ein Baby kann stundenlang schreien und weinen und so mit unglaublicher Kraft sein *Selbstsein* äußern. Mit seinen Äußerungen bahnt es sich seinen Weg zur Selbsterkenntnis, der Selbstbenennung und des Selbstrespektes – sowie des Selbsthasses. Die Stimme ist auf vielerlei Art das offenste »Organ« des Körpers. Auch wenn Kindergeschrei in erwachsenen Ohren gellt, entlastet dieses Gekreische und Geplapper das Kind. Schreien drückt Gefühle aus und verkörpert ein wichtiges Entwicklungsstadium. Es ist für ein Kleinkind ungemein wichtig, daß die Eltern (und Geschwister) es durch Spiele wie »Backe, backe Kuchen«, zum Lautemachen ermuntern. Die Gluckser und Gaagas, die Ohhs und Ahhs teilen nicht nur die Freude des Babys mit, sondern lassen es auch erkennen, lange bevor es sich körperlich koordiniert und zu denken gelernt hat, daß der Einsatz der Stimme das Hauptwerkzeug für den Bezug zur Außenwelt bedeutet.

Mit dem ersten zufriedenen Glucksen lernt der Säugling seine ersten Konsonanten. Im ersten Lebensjahr wachsen die Stimmbänder mit *ma* und *ba* oder *ga* und *da* von winzigen drei Millimetern zu 5,5 Millimeter Länge heran. Beim späteren Teenager dann werden die Stimmbänder fast zehn Millimeter lang sein. Mit dem Alter verändert sich auch die Atmung. Wegen der sehr kleinen Kehlkopföffnung muß das Neugeborene in den ersten paar Lebenswochen fast hundert Atemzüge pro Minute machen, um genug Sauerstoff zu bekommen. Die Atmung verlangsamt sich je größer das Kind wird, und beim Volljährigen hat sie sich auf 30 bis 40 Atemzüge pro Minute stabilisiert.

Durch Beachten der Klangreihenfolge und Lautwechsel sowie durch die Wahrnehmung der damit transportierten Gefühle lernt das Kind bald die Bedeutung der Worte zu verstehen. Die melodische Stimmveränderung beim Sprechen nennt man *Prosodie*. Innovative Pädagogen sind sehr auf die sprachliche und musikalische Förderung der Kinder bedacht, da sich herausgestellt hat, daß die Stimme um so voller sein wird, je mehr Musik und Dichtung man dem Kind zugänglich macht, zum Beispiel durch Musizieren und Vorlesen.

In der modernen Gesellschaft werden mit der Entwicklung seiner linguistischen und kognitiven Fähigkeiten die kindlichen Urlaute gerne als unwichtig abgetan. Daß man dem Stimmbruch, diesem großen Einschnitt an der Schwelle zum Mannesalter, so wenig Beachtung schenkt, ist mir seit langem ein Rätsel. Bei diesem Übergang ins Erwachsenenalter geht dem Jugendlichen nicht nur sein Kindheitsgefühl verloren, sondern auch in einem schwerwiegend vibratorischen Sinn seine »Jungen«-Stimme. Mädchen bleibt eine solche stimmliche Störung erspart. Der Charakter ihrer Stimme ändert sich erst in der Menopause radikal, wo die weibliche Stimme oft merklich tiefer wird.

Die Popularität moderner Therapien, bei denen man die eigene Geburt wiedererfährt, Urschreie äußert und das innere Kind entdeckt, scheinen mit der Wiedergewinnung der spontanen, intuitiven Stimme und stimmlichen Freiheit des Säuglings- und Kleinkindalters zu tun zu haben. Wir alle haben das Bedürfnis, gehört zu werden. Wissen wir einmal, daß wir gehört werden, dann entwickeln wir Strategien, die Aufmerksamkeit der Zuhörer auf uns gerichtet zu halten. In unserer modernen Gesellschaft, in der die Teenager oft spüren, daß sie nicht angehört werden, können die lauten Schreie des Punk, Heavy Metal und anderer Formen der Popmusik die aufgestauten Gefühle einer gestörten Kindheit oder einfach nur jugendliche Spannungen abbauen helfen.

Bei einer körperlichen Verletzung schreien wir manchmal. Auch das Abklingen oder Aufhören von Schmerzen begleiten wir oft stimmlich. Diese Schmerzenslaute können wiederum auf mitfühlende Ohren treffen.

Bei einer meiner Kursübungen werden die Teilnehmer gebeten, Nonsenslaute von sich zu geben. Ich nenne diese Übung »weltliche Glossolalie« – Zungenreden –, weil man bei dieser Form des Plapperns seine Gefühle ausdrücken kann. Die Übung ist einfach. Am

114

Anfang zeige ich unter den Teilnehmern auf irgendein Kleidungsstück und erfinde dazu seltsames Wort, wie »*tingledrop*« für Ohrring. Diesen hat dann jeder mit einer neuen Wortschöpfung zu
benennen. Dann werden die Kursteilnehmer gebeten, für andere
Dinge neue Namen zu erfinden, z. B. für einen Stuhl, den Himmel
oder ein Klavier.

In der nächsten Phase wird die Gruppe in Paare aufgeteilt, und jedes
Paar hat sich gegenseitig irgend etwas Aufregendes zu erzählen.
Man darf dabei nur kein Englisch oder irgendeine andere Sprache
sprechen, die man fließend beherrscht. Viele bleiben stumm, bis ich
ihnen ein Phonemvokabular vorgebe, das ihre intuitive rechte Gehirnhälfte und ihr emotionales Mittelhirn anzapft. Das abwechselnde Singsanggeplapper lautet dann etwa »bippity, boppity boo«,
»hippity, hoppity, hoo«, »flip, flap, flop, flup«. Als nächstes darf
sich jeder in seiner neuen »Nonsenssprache« ungefähr zehn Minuten bei seinem Partner Luft machen.

Der Zuhörer hat nichts weiter zu tun, als teilnahmsvoll zuzuhören.
Er macht keine Kommentare, nickt vielleicht mit dem Kopf oder
gestikuliert anderweitig, während ihm der Plapperer sein Herz
ausschüttet. Hier wird nicht verbal therapiert oder interpretiert,
sondern nur mit Klang geheilt. Haben sich beide Partner ausgetauscht, besprechen sie privat, was sie gefühlt haben. Immer wieder
erklären Teilnehmer, dieser Vorgang wirke reinigender und heilsamer als jedwedes Gespräch. Selbst ohne bedeutungsvolle Silben
kann die Stimme Spannungen und Ängste abbauen, so daß sich die
Teilnehmer erstaunlich besser fühlen.

Schließlich verbringt die Gruppe zur weiteren sprachungebundenen
Stimmentfaltung eine Stunde mit Rufen, Reimen, Schreien und
Rappen. Wenn dann jeder der Teilnehmer den Tag in ganz normalem Englisch zusammenfaßt, klingt ihre oder seine Stimme immer
voller, farbiger und kräftiger.

Ich töne, also bin ich

»Dreimal betätigte mein Mann die Löschtaste und ließ
unsere sechs Jahre alte Tochter Dara die Ansage für
den Anrufbeantworter wiederholen. Aber statt die
Anrufer zu begrüßen und um eine Mitteilung zu bitten, sagte die Kleine jedesmal: ›Bitte hinterlassen Sie
nach Ihrer Nachricht Ihren Ton.‹ Schließlich gab mein
Mann auf und ließ die Aufnahme, so wie sie war.
Diese Ansage ist seit über einem Jahr auf unserem
Anrufbeantworter und verleitet die Anrufer ständig zu
Kommentaren, selbst solche, die sich verwählt haben.
Immer wieder sprechen uns die Leute an, wie rührend
sie Daras Worte fanden. Daras Großvater benannte
dafür den Grund: ›Jede Stimme hat ihren ganz individuellen Klang, an den wir uns dann noch erinnern,
selbst wenn wir die Nachricht schon längst vergessen
haben.‹«

GUIDEPOST

Oft haben wir als Erwachsene unsere Stimme als Ausdrucksmittel
verloren. Wir leben nicht mehr so selbstvergessen oder spontan wie
in unserer Kindheit. Doch können wir erstaunliche Dinge mit unserer Stimme leisten, sofern wir es nur versuchen.
Als ich Mitte der 80er Jahre noch in Richardson, Texas, lebte, führte
ich verschiedene Klangexperimente durch. Als »Labor« diente mir
ein kleines Musikzimmer, das mit einem Erardflügel, zwei Synthe-
sizern, über sechzig orientalischen Glocken, drei deutschen Metal-
lophonen, einem englischen Klavier und zwei Oktavensätzen thai-
ländischer Bambusinstrumente vollgestopft war. Einmal schaltete
ich bei einem Experiment, durchgeführt mit eigenen Lauten, das
Licht aus, setzte eine Schlafmaske auf und steckte mir Ohropax in
die Ohren. Ich wollte durch diese selbstauferlegte Taubheit und

Blindheit so weit wie möglich nachvollziehen, was Helen Keller unter Klang verstand. Ich beobachtete, daß ich durch Auflegen meiner Hände auf verschiedene Körperpartien meine Stimme *fühlen* konnte. Bei höheren Tönen vibrierten bestimmte Stellen meines Schädels, während tiefere Vokale meinen Brustkasten erweiterten und meinen Kehlkopf massierten. Meine Hände wurden zu Seismographen, die kleine Erdbebenschwankungen, sagen wir zwischen 2 und 2,5, feststellten. Ich sang nicht und achtete auch nicht auf die Atmung oder das Zwerchfell. Ich vertiefte mich in eine Art lauthafter Zenmeditation.

Diese Übung zog sich den ganzen Nachmittag bis spät in die Nacht hin. Es müssen zwölf Stunden gewesen sein. Erschöpft ging ich zu Bett, aber ich nahm weder die Schlafmaske ab noch die Ohrstöpsel raus. Ich fühlte mich wie eine Riesenschildkröte, die sich in ihren Panzer zurückgezogen hatte, und was folgte, war außergewöhnlich. Meine Blindheit und Taubheit – die bei einer echten Schädigung durch einen Unfall ein Alptraum gewesen wären – erwiesen sich als ein Glücksfall. Ich träumte von meinem *sonus* (Klang), dem Teil von mir, der meiner Persönlichkeit zugrundeliegt. Ich konnte in meinen Körperzellen ein fernes Tosen wahrnehmen – ein innerer Klang, der mir bisher aufgrund äußerer Geräusche, Licht und anderer Sinnesreize verborgen geblieben war.

Als ich aufwachte, intonierte ich für etwa fünf Minuten einen einzigen Ton. Dann ging ich zu einem ganz einfachen gregorianischen Gesang über und schließlich zu einem südindischen Hymnus, dabei dachte ich über meine Intonationen der vergangenen Monate nach, die ich in verschiedenen Haltungen mit offenen oder geschlossenen Augen durchgeführt hatte. Summte ich im Liegen mit geschlossenen Augen, so ergab sich etwas ganz anderes als im Sitzen mit offenen Augen und fixiertem Blick. Es bedeutete einen Unterschied für meine Vorstellungswelt, ob ich mich bewegte oder ruhig verweilend intonierte. Ich stellte fest, daß ausgedehntes Intonieren zu einer Veränderung des gewohnten Zeitempfindens führte.

Den Begriff *Intonation* gibt es schon lange. Er bedeutet den Vorgang, bei dem über längere Zeit ein Vokal auf gleicher Tonhöhe hervorgebracht wird, diese Bezeichnung geht bis ins 14. Jahrhundert zurück. »Jedes Wort, jede Silbe und jeder Buchstabe ist richtig zu stimmen und zu intonieren«, schrieb Jonathan Swift schon 1711. Und 1973 schrieb Laurel Elizabeth Keyes ein einfaches und intuitives Buch mit dem Titel *Toning: The Creative Power of the Voice*, das dem Begriff der Intonation zu neuer Popularität verhalf.

Ein paar Jahre nach der Veröffentlichung ihres Buches kreuzten sich mehr oder weniger zufällig unsere Wege. Im Sommer 1978, als ich mich in Denver für eine Stelle bei einem großen Kirchenmusikverband bewarb, wollte mich einer meiner Freunde unbedingt einer bemerkenswerten Frau vorstellen, die mit der Stimme heilte. Ich war neugierig, aber nicht sonderlich begeistert. Ich betrat eine schlichte Wohnung und wurde von einer kleinen, lebhaften Frau begrüßt, die sich ihr Leben lang mit vergleichender Religionswissenschaft beschäftigt hatte. 1963 gründete Keyes den Order of Fransisters and Brothers, einen Laienorden, der sich das berühmte Gebet des heiligen Franziskus zum Grundsatz gemacht hatte: »Herr, mach mich zu einem Werkzeug Deines Friedens.«

Helen Laurels Herzensgüte spürte ich bereits bei der Begrüßung. Intonieren, erklärte sie, sei eine alte Heilmethode, von der sie wünsche, daß sie bald allgemein angewendet wird, da sich die Auswirkung heute technisch nachprüfen lasse. Es sei, so betonte sie, keine Glaubenssache. »Die Intonationsenergie steht uns wie der Strom zur Verfügung«, bekräftigte sie, »unser Körper verfügt über natürliche Energiekanäle, wenn wir diese Energien wahrnehmen und lernen, mit ihnen zu fließen, werden sie uns gesund erhalten.« Laurel machte einen Stimmtest, ich ließ dabei meine Stimme auf und ab gleiten, so daß sie die Energie in meinem Körper verfolgen konnte (Ich erinnere mich noch, daß es mir damals seltsam vorkam, als sie sich dabei zunächst direkt vor mich stellte und dann von einer Seite zur anderen wechselte. Heute wende ich diese Methode selbst

118

an; sie erlaubt mir eine genaue Einschätzung der Stimme mit dem rechten und linken Ohr.)

Keyes Buch enthält viele Geschichten über Menschen, die – wie durch ein Wunder – durch Intonieren geheilt wurden. Obwohl ich mit Intonieren eher bescheidene Erfolge erziele, erlebe ich immer wieder, wie es bei den Kursteilnehmern trotzdem zu einer stimmlichen und körperlichen Entspannung kommt. Ängste und andere Emotionen werden abgebaut und körperliche Schmerzen gelindert. Ich habe in den letzten acht Jahren viele Menschen angetroffen, die regelmäßig intonieren, um etwa Prüfungsängste, Ohrensausen oder Migräne zu überwinden. Intonieren kann die seelische Anspannung vor einer Operation lindern, den Blutdruck und die Atemfrequenz bei Herzpatienten senken und eine Magnetresonanz- und Computertomographie leichter durchstehen lassen. Intonieren erwies sich auch als sehr hilfreich gegen Schlafstörungen aller Art.

Sämtliche Vokalisationsformen können therapeutisch angewandt werden, ob es sich um Singen, Rezitieren, Summen, das Vortragen von Prosa und Gedichten oder bloßes Sprechen handelt. Aber meiner Erfahrung nach kommt nichts dem Intonieren gleich. In den anderen Fällen, besonders beim Singen und Sprechen, verlagern sich die Vibrationszentren so schnell, daß die Laute kaum ihre Wirkung entfalten können. Intonieren führt dem Körper Sauerstoff zu, vertieft die Atmung, entspannt die Muskeln und regt den Energiefluß an. Intoniert man mit einer vollen Stimme, massiert und stimuliert dies den ganzen Körper.

Die Musiklehrerin und Musikerin Celia Mantrozos nahm 1990 an einem meiner Intensivkurse zur Stimmbildung teil. Auf ihrem Heimweg nur einige Tage später wurde sie im Flughafen von Denver ohnmächtig und kam ins Krankenhaus. Dort entdeckten die Ärzte ein Hämangiom, einen nicht bösartigen Gehirntumor, im rechten Schläfenlappen. Sie konnte noch in ein näher am Wohnort gelegenes Krankenhaus nach Dallas gebracht werden. Celia wurde hier in einer fünfstündigen Operation der Tumor entfernt.

Nach der Operation schien sie kaum Beschwerden zu haben, was sehr unüblich war. Tatsächlich hatte es in der neurologischen Abteilung noch keinen so friedlichen Kraniotomiepatienten wie sie gegeben. Eine Krankenschwester befragte Celia, worauf sie ihre Schmerzlosigkeit zurückführe. Celia erinnerte sich, daß sie, seit sie wieder zu Bewußtsein gekommen war, ständig gesummt hatte. »Ich singe und summe vor mich hin«, gab sie sehr zur Verwunderung ihres Arztes und der Krankenschwester zur Antwort, »und das hält mein Gehirn zusammen.« Celia lehnte Schmerzmittel ab, mit der Begründung, sie wären nicht nötig. Schließlich nahm sie Advil, aber nur damit die Schwellung abklang. Stolz und erstaunt über ihre rasche Genesung, entließ sie der Chirurg ein paar Tage später aus dem Krankenhaus.

Die Sonderschullehrerin und ausgebildete Cellistin Betty Brenneman rutschte vor einigen Jahren auf dem Weg zur Arbeit auf dem Eis aus und brach sich ihren rechten Knöchel. Sie lag mitten in einem Park und wußte, daß es leicht zehn bis fünfzehn Minuten dauern konnte, bis Hilfe kam. Da sie seit sechs Monaten regelmäßig intonierte, wußte sie, daß verschiedene Klänge in unterschiedlichen Körperbereichen resonierten. Also suchte sie in einem Glissando nach einem Ton, der ihre unerträglichen Schmerzen linderte. Als sie dann in ihrem Knöchel eine Resonanz spürte, probierte sie verschiedene Vokale aus und entdeckte, daß ein langes O am besten half.

»Nach 20 Sekunden waren die Schmerzen verschwunden!« erinnerte sie sich. »Ich bemerkte die außerordentliche Schönheit des Parks. Da ich wissen wollte, ob der Schmerz wiederkehrte, wenn ich mit dem Singen aufhörte, hielt ich kurz inne, und er kam sofort mit Vehemenz zurück! Ich intonierte daraufhin gleich weiter, und nach 15 bis 20 Sekunden verschwand der Schmerz wieder. Während des Heilungsprozesses sang ich oft in meinen Knöchel, und das half enorm.«

Zwischenspiel
Den Schmerz wegsingen

Mit der Stimme können selbst starke Schmerzen verdeckt werden. Die Übung können Sie im Sitzen oder im Stehen durchführen. Sollten Sie bettlägrig sein, ist auf eine entspannte Kehlkopf- und Halsstellung zu achten.

Schließen Sie nun die Augen und lokalisieren Sie die Schmerzquelle. Äußern sie ein Ah oder Ou (am entspannendsten), und stellen Sie sich vor, daß sich der Schmerz in Ihre Stimme hinein auflöst.

Handelt es sich um akute Schmerzen, drängt es Sie vielleicht mehr zu einem Ihh. Ihh- und Aii-Laute lindern stechende Schmerzen und können von innerer Pein und Wut befreien. (Informieren Sie unbedingt vorher Ihre Mitmenschen über Ihre Lautexperimente, um unnötiges Erschrecken zu vermeiden.)

Es braucht einige Zeit, bevor die Schmerzen nachlassen. Forcieren Sie niemals Ihre Stimme und legen Sie nach ein bis zwei Minuten eine Pause ein. Intonationen führen oft zu einer Endorphinausschüttung, die den Schmerz für kurze Zeit verschwinden läßt. Auch seelische Schmerzen lassen sich lindern, damit wird die körperliche Heilung beschleunigt.

Denken Sie daran, daß ein Laut verschiedene Wirkungen haben kann. Experimentieren Sie und finden Sie den oder die Töne, die Ihnen helfen.

Intonieren kann auch zu emotionaler Ausgeglichenheit führen. Janis Page aus Denver steckte voller Angst und Wut. Da sie sich mit chinesischer Medizin befaßte, wußte sie, daß diese Emotionen mit Leber- und Nierenstörungen zu tun hatten. Während sie im Liegen mit offenen Augen intonierte, nahm sie ein intensives Pulsieren in ihrem ganzen Körper wahr. Richtung Körpermitte spürte sie es am stärksten, eben gerade dort, wo Leber und Nieren lagen. Nach dem Intonieren blieb Janis auf dem Rücken liegen und verfolgte das Pulsieren mehrere Minuten lang, das an Intensität langsam abnahm. Als es völlig abgeklungen war, fühlte sie sich friedlich und ausgeglichen, ihre Wut und Angst waren verschwunden.

Summen, eine leise Form des Intonierens, hilft besonders bei Problemen im Artikulationsapparat selbst. Gesangslehrer und andere Menschen, die ihre Stimme beruflich stark strapazieren müssen, sind für Stimmbandknötchen, Polypen, Läsionen und anormale Falten im Rachen und Kehlkopf anfällig. Summt man ein »M«, sagt Jean Westerman Gregg, Präsidentin der National Association of Teachers of Singing, führt dies manchmal zu wunderbaren Funktionsnormalisierungen. »Ich staune laufend über die Selbstheilungskräfte des Kehlkopfs, sofern statt zuviel Druck einfach sanfte Vibration eingesetzt wird«, schreibt sie. Als Beispiel nennt sie den Fall einer Musiklehrerin, der ein blutgefüllter Polyp im Kehlkopf diagnostiziert wurde. Die schwangere Frau wollte erst nach der Geburt operiert werden. Inzwischen nahm sie die Sache selbst in die Hand und begann, jeden Tag zu summen. Als sie nach sechs Monaten ein kleines Mädchen gebar, stellten die Ärzte fest, daß sich der Kehlkopfpolyp zurückgebildet hatte, so blieb ihr eine Operation erspart. Gregg ermutigt Gesangslehrer dazu, mit Summen zu experimentieren, aber vorsichtig, sanft und intuitiv.

Zwischenspiel
Ein fünftägiger Intonationskurs

Das Intonieren oder Summen ist eine der einfachsten Methoden, um Zugang zu seinen Gefühlen zu bekommen und die Stimme zu kräftigen. Wußten Sie, daß Mozart beim Komponieren summte? In einem Brief, in dem er seine Methode erklärt, schreibt er: »Wenn ich gleichsam für mich selbst bin, ganz

122

allein und guter Laune … kommen mir die besten und meisten Ideen. Wie und woher sie kommen, weiß ich nicht; auch kann ich sie nicht erzwingen. Ich merke mir die Einfälle, die mir gefallen, und summe sie, wie ich es gelernt habe, vor mich hin.«

Wie in diesem Kapitel beschrieben, werden beim Intonieren langgezogene Vokale geäußert, das führt zu einer Gehirnwellenharmonisierung, einer verbesserten und tieferen Atmung, einer Senkung der Herzfrequenz und einer Steigerung des allgemeinen Wohlbefindens. Sollten Sie nur fünf Minuten pro Tag auf diese Übungen verwenden, so werden Sie bald erste Erfolge feststellen können.

1. Tag – Summen

Machen Sie es sich auf einem Stuhl bequem, schließen Sie die Augen und summen Sie fünf Minuten lang – keine Melodie, sondern einen Ihnen angenehmen Ton. Entspannen Sie den Kiefer und achten Sie auf die Klangenergie in Ihrem Körper. Legen Sie die Handflächen auf die Wangen und spüren Sie, wie stark der Kiefer vibriert. Diese fünfminütige Massage reduziert Streß und erleichtert das Entspannen.

2. Tag – AHH

Der Ahh-Laut ruft sofort eine Entspannungsreaktion hervor. Sie erzeugen ihn unwillkürlich beim Gähnen, das sowohl beim Aufwachen als auch beim Einschlafen helfen kann. Falls Sie sich sehr gestreßt und angespannt fühlen, gönnen Sie sich ein paar Minuten zur Entspannung Ihres Kiefers und intonieren Sie ein leises Ah. Sie brauchen es nicht zu singen. Äußern Sie es einfach ohne jedes Nachdrücken beim Ausatmen. Ungefähr nach einer Minute werden Sie merken, daß Ihre Atemzüge länger geworden und Sie selbst entspannter sind. Im Büro oder in der Schule, wo die Intonation andere stören könnte, denken Sie einfach beim Ausatmen nur das Ahh, schließen Sie dabei zusätzlich die Augen. Es hilft, wenn auch nicht ganz so stark.

3. Tag – IHH

Dies ist der am stärksten stimulierende Vokal. Er kann Geist und Körper aufwecken wie eine Art klangliches Koffein. Sobald Sie sich beim Autofahren schläfrig oder am Nachmittag schlaff fühlen, wird ein drei- bis fünfminütiges volles hohes Ihh Ihr Gehirn aufladen, den Körper beleben und Sie wach halten.

4. Tag – OHH

Die OHH- und OM-Klänge halten viele Menschen, die intonieren oder singen, für die vollsten. Intonieren Sie ein OH. Falls Sie mit Ihrer Hand Kopf, Wange, Brust und Bauch abtasten, werden Sie feststellen, daß das OH am stärksten in der oberen Körperhälfte vibriert. Ein fünfminütiges OH kann die Körpertemperatur, die Muskelspannung, die Gehirnwellen und die Atem- und Herzfrequenz verändern. Ein großartiges Mittel zur sofortigen Steigerung der Leistungskraft.

5. Tag – Experimentieren

Beginnen Sie am tiefsten Punkt Ihrer Stimme und lassen Sie diese ganz langsam, wie einen Aufzug, ansteigen. Vokalisieren Sie nach Belieben, doch ohne dabei den Kehlkopf und Kiefer anzuspannen. Lassen Sie die Stimme im ganzen Körper resonieren. Erkunden Sie nun, wie Sie Schädelpartien, Kehle und Brust mit langen Vokalen massieren können. Tasten Sie dabei Ihren Oberkörper langsam mit der Hand ab, um festzustellen, an welcher Stelle welcher Vokal am stärksten vibriert.

Einige der größten Neuerungen in der Stimmheilkunde in den 40er und 50er Jahren stammen von Dr. Paul J. Moses, einem Logopädieprofessor in der Abteilung für Otolaryngologie an der medizinischen Fakultät der Universität Stanford. Für ihn galt die Stimme als ein zentrales Ausdrucksmittel der Individualität. Er glaubte, daß sich durch Anhören der Stimme neurotische Muster erkennen, beobachten und manchmal behandeln lassen. Tonfall, Modulation, Lautstärke sowie andere objektive Eigenschaften der Stimme gäben wie Wachstumsringe eines Baumes klare Hinweise auf die Lebensgeschichte des Sprechers, behauptete er. Anhand einer Reihe aufgenommener Interviews konnte Moses für jeden seiner Patienten eine vollständige medizinische Diagnose erstellen. Ausgehend vom individuellen Stimmumfang, ihrer Symmetrie, der vorherrschenden Tonart, der Verwendung von Melodie und Rhythmus, neben Lautstärke, deutlicher Aussprache, Akzent und anderen Variablen erstellte er ein physikalisches und psychologisches Gesamtprofil. Als Experiment analysierte er einmal die Persönlichkeit eines Jugendlichen, indem er sich nur Aufnahmen von der Stimme des Jugendlichen anhörte. Seine Ergebnisse stimmten mit einem Rorschachtest und dem Bericht eines Psychiaters überein, der den Jungen persönlich analysiert hatte. »Die Stimmdynamik spiegelt tatsächlich die Psychodynamik wider«, so faßte dieser zusammen, »jede Emotion hat ihren stimmlichen Ausdruck.« Moses' Pionierarbeit auf dem Gebiet stimmtherapeutischer Schizophreniebehandlung ist auch Gegenstand neuerer Forschungen, worauf in Kapitel 6 noch eingegangen wird.

In den letzten zehn Jahren habe ich meine eigene Stimmtherapie entwickelt, die sich auf Moses und Tomatis gründet. Ton und Atmung verraten das Temperament und sind der Schlüssel bei der Diagnostizierung vieler physischer und psychischer Beschwerden. Im Gegensatz zur Singstimme wird die Intonation gewöhnlich kaum beachtet oder als hilfreiches Heilmittel geübt.

Stimmglissandos können bei der Persönlichkeitsbewertung sehr aufschlußreich sein. Dabei hebt oder senkt sich die Stimme in einem leichten und natürlichen Fluß. Sie sollte gleiten – so wie ein Pianist beim *Glissando* mit dem Finger über die Tasten gleitet – und nicht ruckweise voranschreiten. Die spontanen Gesten beim Stimmglissando geben wichtige Charakterhinweise. Einige stürzen sich ohne zu zögern ins Glissando, andere halten mehrmals nervös oder nachdenklich inne. Es ist bemerkenswert, wie dadurch grundlegende Persönlichkeitszüge zum Vorschein kommen. Hört man auf den

Sprechrhythmus, die Lautstärke, die Atmungstiefe und darauf, welche Vokale in welchem Register intoniert werden (ob im Kopf- oder Brustregister), läßt dies präzise Schlüsse über die Persönlichkeit und den allgemeinen Gesundheitszustand einer Person zu.

Wie für Sherlock Holmes oft schon ein einziges Haar oder ein schwieliger Finger genügt, um jemand zu durchschauen, so sollte ein geübter Sprachtherapeut in groben Zügen Vergangenheit, Gegenwart und mögliche Zukunft einer Person aus einem einzigen Ton heraushören können, der meiner Meinung nach ein Hologramm des ganzen Körpers ist. Im Grunde genommen leisten dies die meisten von uns täglich unbewußt am Telefon. Schon nach der ersten Äußerung eines Freundes oder Familienmitgliedes wissen wir intuitiv, ob alles in Ordnung ist oder irgend etwas im Argen liegt.

Oft höre ich aus der Stimme Gefühlsblockaden heraus, deren traumatische Ursache »vergessen« – oder verdrängt wurde. Kay, eine 47jährige Hausfrau aus Pennsylvanien, hatte eine große Zyste in ihrer rechten Brust, als sie ein Seminar von mir besuchte. Obwohl ich nichts von der Zyste wußte, entdeckte ich in ihrer Stimme einen großen »Bruch«. Stand ich links von ihr, verschwand der Bruch; doch rechts von ihr stehend hörte ich ihn in den mittleren Tonlagen deutlich heraus.

Ich fragte Kay, ob in der rechten Seite ihres Brustkorbes irgend etwas nicht stimmte. Da kamen ihr die Tränen in die Augen, und sie erzählte mir von ihrer Zyste. Ich bat sie, die Augen zu schließen, noch einmal ein Glissando zu singen und sich dabei auf den Körperbereich mit der Zyste zu konzentrieren. Nach zwei Minuten begann sie zu schwitzen und zu jammern. Schließlich schrie sie: »Laßt es da! Laßt es da! Laßt es da!«

Ich setzte mich mit ihr hin und hielt für zehn Minuten ihre Hand, während sie sich beruhigte, vor sich hin summte und weinte. Schließlich öffnete sie die Augen und sagte: »Als ich mit vierzehn Jahren ein Baby bekam, war nur meine Tante eingeweiht. Ich wollte das Baby behalten und stillen und kann mich nur noch daran

126

erinnern, daß ich es kurz an meine rechte Brust anlegte, dann hat man es mir abgenommen.« Am selben Tag schärfte ihr die Tante ein, sie solle, sobald sie wieder in die Schule geht, nicht mehr an das Baby denken und einfach so tun, als sei nichts geschehen. Sie unterdrückte seitdem jede Erinnerung an das Baby. Kay erzählte weiter, daß sie später heiratete, zwei Kinder hat und mit ihrem Leben recht zufrieden ist.

Ich riet ihr, sich hinzusetzen und sich eine Stillszene mit ihrem ersten Sohn vorzustellen, während sie ihm Wiegenlieder vorsummte. Unter den Kursteilnehmern befand sich eine Therapeutin, die Kay anbot, mit ihr weiterzuarbeiten, falls sie dies wolle.

Binnen drei Monaten verschwand die Zyste vollständig.

Die Stimmen von Venus und Mars

»Wie hast du sie (die Stiefel des Mörders) gefunden?« – »Nun, ganz einfach. Ich summte beim Einräumen der Spülmaschine so vor mich hin, und zack, da wußte ich es.«

SUE GRAFTON,
M Is for Malice

In seinem spannenden Buch *The Singing Cure* untersucht Paul Newham, Gründer der International Association for Voice and Movement Therapy in London, die therapeutischen Unterschiede zwischen Sprechen und Singen. Während Sigmund Freud bahnbrechende Arbeit für das »therapeutische Gespräch« leistete, bei dem sich der Patient durch freies Assoziieren seinem Unbewußten nähert, bietet die Singstimme, so Newham, einen direkteren Zugang zum Unbewußten. »Zweck der Psychoanalyse ist die Aufhebung des gewollten Sprechens, besonders dem vom Über-Ich bestimmten, um Aussagen des Unbewußten zu erhalten«, erklärt er. »Freud setzte dazu die freie Assoziation ein. Ich glaube, es ist an der Zeit, auch noch auf die Verbalisierung zu verzichten und der Stimme zu erlauben, sich direkt (gesanglich) zu äußern.«

Kürzlich traf ich mich mit Newham in London, um mit ihm über seine gegenwärtige Arbeit zu sprechen, besonders über seine Forschung zur Wechselbeziehung zwischen weiblicher Gesundheit und Stimme. Er erzählte mir, daß viele Frauen die Stimme als Konvergenzpunkt erfahren, zu dem sich die Gedanken vom Kopf absenken, bevor sie artikuliert werden, während die Gefühle zur Stimme aufsteigen, wobei Liebe und Mitgefühl vom Herzen und Kummer und Trauer vom Magen kommen.

Frauen, sagt Newham, haben ein starkes psychosomatisches Klangempfinden. Beim Singen mit möglichst weit geöffneter Kehle erreichen sie oft einen Punkt, an dem alles aus dem Bauch aufzuwallen und sich durch den Mund zu ergießen erscheint. Nehmen wir beispielsweise Frauen, deren Gebärmutter entfernt wurde. Sie verkrampfen oft den Kehlkopf, um eine »liebliche« Stimme zu haben. Durch diese Kehlkopfverengung verlieren sie den Kontakt mit ihrem Unterleib – was als nicht weiter störend empfunden wird. Doch sobald sich der Rachenraum öffnet, wie etwa beim Singen aus voller Kehle, tritt plötzlich ein Würg- und Brechreiz auf. Aufgrund dieser Kehlkopföffnung erfahren die Frauen ihre untere »Leere« viel direkter. Mit gezielter Stimmarbeit zur Kehlkopföffnung läßt sich dieses Leeregefühl jedoch überwinden und wieder ein normales Körpergefühl herstellen.

In Boca Raton, Florida, kümmert sich Dr. Irene Kessler seit acht Jahren um die Behandlung von Frauen mit Eßstörungen. Bei einer Gruppe von bulimiekranken und magersüchtigen Frauen hat sie Newhams kombinierte Stimmbewegungstherapie eingeführt. Ergänzend arbeitet sie mit Tagebuchführen, Zeichnen und anderen Ausdruckstherapien.»Diese Frauen haben alle möglichen Therapien hinter sich, aber immer noch Essens-, Figur- und Gewichtsprobleme«, sagt Kessler.»Alles dreht sich bei ihnen ums Essen. Sie finden einfach nicht heraus, warum sie deprimiert und unglücklich sind, obwohl sie den Alltag ansonsten gut bewältigen.«

Die Therapie beginnt mit Körperübungen. Dann kommen langsam Gesang und Intonation dazu, die für Entspannung sorgen. Die Bereitschaft der Frauen zur Interaktion wuchs deutlich, und bald danach konnten sie mit individueller Stimmarbeit beginnen. Als Dr. Kessler Nacken und Schultern der Frauen massierte, begannen sich ihre Stimmen zu öffnen.»Es zeigte sich bald, daß ihnen das Halten der Stimme sehr schwer fiel«, sagt Kessler,»Sie würgten ab, unterbrachen mitten in der Übung. Gleichzeitig wurden Gefühle zurückgehalten: ›Mir kamen die Tränen und dann doch wieder nicht‹, meinten sie. Sie konnten sich mit ihrer Stimme ausdrücken, verbanden den Klang aber nicht mit ihrem Körper; ihre Gefühle waren unspezifisch. Gleichzeitig beruhigten die Lautübungen und brachten ein Gefühl der Erleichterung und der inneren Reinigung mit sich.«

Etwa nach der zehnten wöchentlichen Doppelstunde begannen die Frauen deutliche Veränderungen wahrzunehmen. Sie konnten freier über ihre Gefühle sprechen, und ihr kreatives Interesse wuchs. Gleichzeitig verbesserten sich ihre Eßgewohnheiten, und sie interessierten sich wieder stärker für eine gesunde Küche, neigten weniger zur Überarbeitung und genossen körperliche Bewegung. Ein Jahr nach der Therapie geht es den Mitgliedern der Gruppe weiterhin gut, dank ihrer neugewonnenen Selbstachtung, emotionalen Ausgeglichenheit und physischen Gesundheit.

Auch Männer haben ihre geschlechtsspezifischen Stimmprobleme. In der Pubertät verändert sich die Jungenstimme stärker als die eines Mädchens. Sie kann bis zu einer Oktave tiefer werden, wohingegen die Mädchenstimme nur um eine Sekunde oder Terz sinkt. Ich habe im Lauf der Jahre herausgefunden, daß sich Männer schnell an Kindheitstraumen erinnern können, sobald sie hohe Töne singen oder intonieren. Ich habe Dutzende von Männern getroffen, die, sofern sie im Kopfregister sangen oder rezitierten, sich an ihre intuitive, verletzliche Seite erinnerten, die sie schon seit ihrer Kindheit hinter sich gelassen glaubten. Gelegentlich tauchen dabei recht gravierende Erfahrungen auf. In einem Workshop, den James Hillman und Michael Mead leiteten, saß Jason neben mir, ein Mann in den Dreißigern. Bei einer Übung, die frühe Kindheitserinnerungen wachrufen sollte, geriet er plötzlich ins Stocken. Seine Stimme wurde auf einmal höher und sanfter. Ihm kam das Erlebnis in Erinnerung, als ihm seine Mutter und seine Schwester den Tod seines Großvaters mitteilten. Er begann zu weinen, erinnerte sich dann, daß ihm sein Vater verbot, als Junge jemals wieder zu heulen. Noch im gleichen Monat setzte sein Stimmbruch ein.

Ein anderer bahnbrechender stimmtherapeutischer Ansatz stammt von Alfred Wolfsohn, einem deutschstämmigen Gesangslehrer, der fast schon wie ein Heiler wirkte. Ihn verfolgten das Artilleriegetöse und die menschlichen Schmerzensschreie, die er als Soldat im Ersten Weltkrieg in den Schützengräben gehört hatte. Wolfsohn heilte sich von seinen akustischen Halluzinationen, indem er die ihn quälenden, schrecklichen Laute nachsang. Wolfsohn, der dabei die Höhen und Tiefen seines Lautspektrums entdeckte, auch im übertragenen Sinn von Freude und Glück bis Leid und Schrecken, entwickelte eine Therapie, die auf der Öffnung der Stimme aufbaute. Als er aus dem nationalsozialistischen Deutschland nach London floh, gründete er ein kleines Institut, wo er seinen Schülern und Patienten beibrachte, ihre individuellen »Lautblockaden« zu durchbrechen und Geräusche spontan nachzumachen, darunter auch Vogel- und andere Tierlaute und sogar Maschinengeräusche.

Wolfsohn wehrte sich interessanterweise gegen die klassische Stimmlageneinteilung, bei der die Stimmlagen den Geschlechtern zugeteilt werden: Sopran und Alt den Frauen; Tenor, Bariton und Baß den Männern. Ausgehend von Jungs Archetypen der *Anima* und des *Animus* – der weiblichen Seite im Mann und der männlichen Seite in der Frau – lehrte Wolfsohn, daß sich über eine Erweiterung des Stimmumfangs mit Hilfe von Singübungen der gegengeschlechtliche Teil in einem selbst integrieren und damit eine Vielzahl von psychischen und physischen Leiden heilen lasse.

Zur Demonstration eines menschenmöglichen Stimmumfanges ließ Wolfsohn die Leistungen einer Schülerin von ihm wissenschaftlich und ärztlich nachprüfen. Jenny Johnson hatte einen Stimmumfang zwischen acht und neun Oktaven entwickelt und konnte alle Partien von Mozarts *Zauberflöte* singen, vom hohen Sopran der Königin der Nacht, bis zum tiefen Baß des Zauberers Sarastro.

Im Lauf seines langen, fruchtbaren Lebens zeigte Wolfsohn, daß sich die Persönlichkeit durch eine Stimmerweiterung bereichern und erweitern läßt.»Die natürliche menschliche Stimme kann, wenn sie von jeder künstlichen Einengung befreit ist, alle Stimmlagen und Register umfassen – und sie kann sogar noch weitergehen«, folgerte er.

Die Kraft des gregorianischen Gesanges

»Vernehme, mein Sohn, die Worte des Herrn,
leih ihnen dein ganzes Ohr.«

Die Regel des
HL. BENEDIKT, Einleitung

Eine der erstaunlichsten Heilungsgeschichten im Rahmen der Klang- und Musiktherapie ist der Fall der französischen Mönche. In den späten sechziger Jahren wurde Dr. Alfred Tomatis gebeten, die seltsame Kränklichkeit, die Mönche eines Benediktinerklosters in Südfrankreich befallen hatte, zu untersuchen. Kurz nach dem Zweiten Vatikanischen Konzil ergriff die Brüder allgemeine Lustlosigkeit und Müdigkeit. Zwar waren die Mönche wegen einer Reihe theologischer Reformen, Ernährungsumstellungen und neuen Kleinarbeiten belastet, doch blieb die eigentliche Ursache für diese körperlichen Symptome unklar. Über ihren Gesundheitszustand hatten sich mehrere führende europäische Spezialisten den Kopf zerbrochen, nichts schien den ehrwürdigen Brüdern und ihrem Abt wieder die Lust am Alltag wecken zu können, die sie einst genossen hatten.

Nachdem Tomatis bei seiner Ankunft siebzig von den neunzig Mönchen »in ihren Zellen wie schlaffe Säcke herumhängen« sah, stellte er seine Diagnose. Diese Verzweiflung, erklärte er, hatte keine physiologische, sondern eine audiologische Ursache. Der lustlose Zustand der Mönche lag daran, daß mehrere Stunden gregorianischer Gesang aus ihrem Alltag gestrichen worden waren.

Früher hatte sich die ganze Gemeinschaft acht- oder neunmal am Tag versammelt, um 10 bis 20 Minuten lang zu singen. Die langen, widerhallenden Töne – besonders die glorreichen OOOOOs und ruhigen IIIIs in *Gloria in Excelsis Deo* – wirkten entlastend und verbindend zugleich. Zuhörer hätte der Gesang gelangweilt, aber die Mönche hielten damit ihren inneren Motor am Laufen. Der Gesang verlangsamte ihre Atmung, senkte ihren Blutdruck und hob ihre Stimmung – und steigerte damit ihre Leistungsfähigkeit. Ihnen war der physiologische Nutzen ihres Gesangs unbewußt, aber offenbar hatten sie sich daran gewöhnt.

Tomatis riet dem Abt, er möge die Männer wieder auf eine gregorianische Gesangsdiät setzen. Dieser tat es, und der Erfolg stellte sich bald ein. Innerhalb von sechs Monaten hatten die Mönche keine gesundheitlichen Probleme mehr. Sie brauchten weniger Schlaf und machten sich mit Schwung wieder an ihre Arbeit.

Für mich ist nicht der Fall der Berliner Mauer und die Auflösung der Sowjetunion, sondern die plötzliche Beliebtheit des gregorianischen Gesanges das erstaunlichste Ereignis unserer Zeit. Anfang der Neunziger eroberte die schlichte Aufnahme einer über tausend Jahre alten Musik, gesungen von Benediktinermönchen aus Santo Domingo de Silos in Spanien, die Klassik- *und* Popcharts in Europa wie in den Vereinigten Staaten gleichermaßen. Das Album wurde über viermillionenmal verkauft, es bereichert nun mit seinen langen

Sequenzen in mittelalterlichem Latein das musikalische Leben in zweiundvierzig Ländern.

Ich glaube, daß das Wiederaufleben der Gregorianik und anderer geistlicher Musik signalisiert, daß die moderne Psyche zur Wiederaufladung durch die regenerative Kraft des Klanges bereit ist. Beim Hören dieser wunderschönen Musik kommen wir mit der erhabenen Architektur der Klöster, Kirchen und Kathedralen in Berührung, ihrer erhebenden Auffassung von Raum und Zeit.

Der gregorianische Gesang entstand durch eine Choralreform in der römisch-katholischen Kirche unter Papst Gregor dem Großen. Dieser Papst, in der ersten Hälfte des 6. Jahrhunderts geboren, wird in der frühchristlichen bildenden Kunst mit einer in sein Ohr singenden Taube – dem Symbol des Hl. Geistes – auf seiner Schulter dargestellt. Von ihr erhält er die Gabe des Gesangs. Es war üblich, daß Mönche nach Rom reisten, um dort für mehrere Jahre in der *Schola cantorum* Gesang zu studieren. Bevor sie in ihre Klöster zurückkehrten, hatten sie mehrere hundert Gesänge gelernt, deren Kompositionen Bibelpassagen und -themen, besonders Psalmen, zugrunde lagen.

Klösterliche Gemeinschaften kamen viele Male am Tag zusammen, um zu singen, zu beten und über Gottes Wort zu meditieren. Dazu dienten die Intervalle, sogenannte heilige Stunden. Auch das Kalenderjahr teilte man in Abschnitte. Das Kirchenjahr mit seinen unbeweglichen und beweglichen Festen wurde zu einer Art Sinfonie, welche die Jahreszeiten und Klangcharaktere des liturgischen Jahres verkündete. Die Kirchenarchitektur trug ebenfalls ein Klangelement bei, da die meisten mittelalterlichen Kathedralen geometrischen harmonischen Verhältnissen entsprechen.

Im neunten Jahrhundert wurden die Gesänge in Einzeilern auf Pergament notiert, mit kleinen Quadraten und Rechtecken, die dem Sänger Akzente und Tonhöhe vorgaben. Zunächst pflegte man den einstimmigen Gesang, im ersten Jahrtausend noch ohne instrumentale Begleitung. Um 1000 hatte sich der Gesang schon in zwei

Stimmen geteilt, wobei eine Stimme einen Begleitton hielt oder parallel zur Melodiestimme verlief. Die Ära des gregorianischen Gesanges dauerte bis ins Spätmittelalter an. In der Renaissance, als sich die Volksmusik in Form von Tänzen und Madrigalen in ganz Europa verbreitete, wurde die Gregorianik von der eleganten Musik des *Kontrapunktes* in den Kirchen weitgehend abgelöst. Obwohl der gregorianische Gesang niemals ganz verschwand, nahm seine Popularität drastisch ab, bis zu seinem Wiederaufleben zu Beginn des zwanzigsten Jahrhunderts.

Der gregorianische Gesang unterscheidet sich stark von modernen Musikformen. Zum einen fehlt ihm die Zählzeit sowohl der klassischen als auch der Rockmusik – der Takt, der eine geordnete Bewegung zur Musik erlaubt. Der Rhythmus ist eher organisch, baut auf dem natürlichen Fließen des Textes, der Atmung und tonalen Mustern verlängerter Vokallaute auf. Es gibt auch keine Begleitung, keine Instrumentalabschnitte. Der echte gregorianische Gesang ist monodisch, das heißt einstimmig. Es ist auch ein Wechselgesang zwischen dem Vorsänger, Priester und dem Chor möglich. (Vorsicht vor gregorianischen Gesängen mit Orgelbegleitung oder harmonischem Gesang. Sie entsprechen nicht den frühen Stilen.)

Die einladende Ruhe gregorianischer Gesänge sorgt für eine positive Atmosphäre im Auto, Büro oder zu Hause. Es gibt weder viele Noten noch eine mitreißende Melodie, sondern leichte Modulationen einfacher Motive. Die weitschweifigen, oft auf einer Note fußenden Phrasen erinnern an langes Ausatmen. Jeder in die Länge gezogene Vokal ändert langsam seine Gestalt, wie in der Luft schwebender Weihrauch. Einige Silben werden schier unglaublich über Dutzende von Noten ausgedehnt. Man denke an die langen Laute in »Gloria in Excelsis Deo« oder die herrlichen Tonfolgen im »Halleluja« – die Limousine gregorianischer Gesänge –, das sich mitunter über Minuten erstreckt und stundenlang wiederholt wird. Sie brauchen kein Mönch zu sein, um in der Ruhe der langen Choralvokale zu schwelgen.

Zwischenspiel
Halleluja

Das Singen gregorianischer Choräle regt zu einer ruhigen, gleichmäßigen Atmung an. Die Choräle bestehen entweder aus einem kurzen, oft wiederholten (Worte oder kurze Melodien) oder einem langen, weich fließenden Muster mit wenigen Worten. Durch die Verwendung von nur drei Noten und eine häufige Wiederholung derselben Phrase fällt es uns leicht, die Auswirkung des Singens auf unseren Körper zu spüren.

»Halleluja«, ein in vielen Traditionen heiliges Wort, bedeutet Lobpreis. Verwenden Sie es als Ihr Mantra, oder wählen Sie ein für Sie bedeutsames Wort, zum Beispiel »Om«, »Shalom« oder »Frieden«. Es kann auch ein kurzes persönlich bedeutsames Gebet sein.

Bleiben wir beim Beispiel »Halleluja«. Intonieren Sie das Wort HAL-LE-LU-U-U-U-JA langsam, wobei Sie die ersten drei Silben auf gleicher Tonhöhe singen. Dann heben Sie die Stimme bei den drei Mittelnoten, und senken Sie sie wieder, bevor Sie die letzte Silbe auf der Ausgangstonhöhe singen und wieder von vorne anfangen. Hier ein Diagramm zur Hilfestellung:

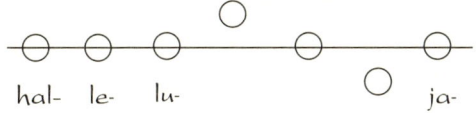

Wiederholen Sie auf diese Weise das von Ihnen gewählte Wort. Nach drei bis vier Minuten werden Geist, Körper und Atem »einrasten«, und die innere Bedeutung des Wortes wird auftauchen. Lassen Sie die Melodie anschwellen und durch Wiederholung in Ihrem Körper und Atem bedeutsam werden.

Die Anonymität des Chorals bietet außergewöhnliche Vorzüge. »Es ist so, als gäbe es den Sänger persönlich nicht, und trotzdem ist die Musik ganz anwesend«, schreibt Katharine Le Mée in *Chant: The Origins, Form, Practice, and Healing Power of Gregorian Chant.* »Die Zeit scheint stillzustehen und der vorwärtsstrebende Geist wird ruhig und aufmerksam, von den weltlichen Sorgen und Vorurteilen abgelenkt … Wie Feuer hat jede Zeile ihre eigene Helligkeit und Energie, ein Leuchten, das langsam beginnt, ansteigt und wieder vergeht. Wie Wasser hebt und senkt sich die Musik in einer sanften Woge der Liebe, die unseren Geist umgibt, reinigt und liebkost und uns erholt und belebt entläßt.«

Im Kirchenlatein gibt es viele Vokale und nicht so viele schwierige Diphthonge wie im Englischen. Beim Choralsingen werden die Vokale langgezogen, so daß sie Haut und Knochen in Vibration bringen, welche auch die Vorderlappen des Gehirns stimulieren. Singt man zu einem Band mit oder erfindet man eigene choralähnliche Lautfolgen, kommt das einer Gehirnmassage gleich.

Die mitreißende Kraft der Choräle beruht zum Großteil auf der Architektur der normannischen und gotischen Kathedralen, in denen sie oft gesungen werden. Die riesigen Steinböden, hohen Steinwände und Deckengewölbe schaffen eine Akustik, die so außergewöhnlich ist, daß gesungene Noten bis zu sieben Sekunden lang nachhallen. Diese körperlosen Echos scheinen von überall und nirgends herzukommen.

Trotzdem lassen sich Choräle auch im Freien, unter dem Dach der Wolken und Sterne, wunderbar singen. Bei den Gesängen der Indianer, die im Freien stattfinden, bewegen sich Gebete und Anrufungen in Melodiebögen auf dem festen Boden begleitender Trommelrhythmen. Diese Art von Gesang vermag die Landschaft – Prärien, Hügel, Berge, Wüste und Sterne – mit Leben zu erfüllen.

Lebendige Choraltradition

Der Choral ist verbreiteter denn je und nicht nur bei den Indianern. Eine leidenschaftliche Choralsängerin ist zum Beispiel Charlotte Miller, Leiterin von Peregrina, dem Women's Chant Choir der All Saints Episcopal Church in Phoenix. Miller widmet sich schon seit zwanzig Jahren der Erforschung der heilenden Aspekte des Choralgesangs – seit jener Nacht im Hawaii Opera Theater, als sie feststellte, daß beim Singen ihre Arthritisschmerzen verschwanden. In ihrem Bemühen, uns wieder mit unserem heiligen Klang zu verbinden, hat sie eine kunstvolle Mischung aus gregorianischen, sanskritischen und vedischen Gesängen entwickelt. Neben ihrer Chorarbeit hält Miller Seminare und gibt Einzelberatungen zur Selbstheilung durch Choralgesang.

Die Musik von Taizé bietet ein noch dramatischeres Beispiel für die Adaptation des Chorals in unsere moderne, multikulturelle Welt. Die Gemeinschaft von Taizé wurde in den 40er Jahren von einer kleinen Gruppe Protestanten und Katholiken gegründet, um einen ökumenischen Treffpunkt für die Jugend zu schaffen, zur Ergründung wichtiger religiöser Lebensfragen. Das kleine Dorf Taizé liegt nicht weit von einem ehemaligen Zentrum religiösen Lebens, der großen Abtei von Cluny. Die Gemeinschaft von Taizé brachte eine Musik hervor, die wegen ihrer Heilkraft weltweit von sich reden macht.

Kürzlich besuchte ich zum dritten Mal das Sisters of Mercy Convent and Retreat Center in Burlingame, nahe San Francisco, wo Schwester Suzanne einmal im Monat in der großen, wunderschönen Kapelle einen Abend mit Taizé-Chorälen leitet. Eine halbe Stunde vor dem Konzert fiel mir ein ungefähr vierzehnjähriges Mädchen auf, das sich mit Teddybär und Schlafsack draußen neben der Tür niedergelassen hatte. Das erinnerte mich an die Zeit des Mittelalters, als sich die Menschen neben den hohen Portalen der größten Kathedralen, die jemals gebaut wurden, schlafen legten, nur um der tröstlichen Kraft von Klängen, Weihrauch und Gebet nahe zu sein. Ich fragte das Mädchen, warum sie nicht in die Kapelle käme, und sie antwortete: »Ich bin nicht katholisch, aber ich bin sehr religiös. Ich weiß nicht, warum, aber die Musik vermittelt mir das Gefühl von Liebe und Geborgenheit. Ich traue mich nicht hinein, und das Leben draußen macht mir angst. Ich versuche jeden Monat herzukommen, aber meine Freunde sollen das nicht erfahren. Ich fühle etwas Heiliges hier auf der Erde.«

Wenige Minuten später versammelten sich Schwester Suzanne und einige Streicher um ein schwach beleuchtetes Keyboard und stimmten eine einfache Musik an, die sich durch schlichte, eingängige, sich sehr oft wiederholende Melodien auszeichnete: »Komm, bring Frieden in unser Herz. Herr, du allein bist heilig. Komm und erfüll uns mit deinem Frieden. Ehre sei dem lebendigen Gott.«

Die flackernden Kerzen, das wunderschöne Marienbild und die gotischen Bögen wogten bald in diesen Worten wie auch die versammelte Gemeinde, die sich noch den kleinsten Raum teilte und schon an die 500 zählte. Beinahe drei Stunden lang wurden Texte wie *Dona nobis pacem* – Gib uns Frieden – *Sing zu Gott aus ganzer Seele* Dutzende Male musiziert, wobei die Musiker den Sinn des Gebets von Mal zu Mal tiefer auszuloten schienen. Stimme und Instrumentalklänge gingen nahtlos ineinander über: Die Instrumente variierten die Refrains, und eine Solostimme brachte gelegentlich einen Diskant oder Vers. Für Stunden versammelten sich jung und alt, Menschen unterschiedlichster Herkunft und Glaubens, zum Gebet.

Die Musik von Taizé schlägt zwischen Heiligem und Weltlichem eine Brücke. Durch die Kombination ehrwürdiger Choräle mit eingängigen volkstümlichen Instrumenten, wie Flöte oder Gitarre, sowie Texten, die manchmal sechs- bis siebensprachig sind, steht Taizé für eine neue planetarische Musik. Es handelt sich um eine wirklich universelle Liturgie, gottesdienstlich ungewöhnlich multikulturell. Vorgesungen wird in den Sprachen der Gottesdienstbesucher – Englisch, Französisch, Spanisch oder Swahili; die Antworten singt die Kongregation in Latein. Die Musik ist in methodistischen, baptistischen und presbyterianischen Kirchen zu hören sowie in der schottischen New-Age-Gemeinde von Findhorn, in der Basilika von Lourdes und sogar im Vatikan.

Das ist kein Wunder. Die Gottesdienstbesucher werden für zwei oder drei Stunden in ein Horchenergiefeld der Heilung und Gnade getaucht. Die Welt der Stimme und die Stimme der Welt werden eins.

Obertongesang

Vielleicht haben Sie schon einmal tibetanische Mönche in zwei oder drei Tonhöhen auf einmal singen hören oder Akkorde, die sich über Oktaven erstrecken. Anders als die hochfrequenten Tenorgesänge gregorianischer Mönche machen Tibeter niederfrequente gutturale Laute, die wenig mit dem gemein haben, was wir im Westen für Musik halten. Aber diese ungewöhnliche Form des Sprechgesangs – das sogenannte *Obertonsingen* – kann sehr anregend sein. Anfang der 80er Jahre brachten die Gyuto-Mönche von Dharamsala, Indien, ihre heilige Musik in den Westen, durch Aufführungen in der Cathedral of St. John the Divine in New York City und anderswo. Die sehr tiefen, langgezogenen Laute ihres Gesangs regten zeitgenössische Musiker wie Pauline Oliveris, John Cage und Philip Glass zu Adaptionen bei ihren eigenen Kompositionen an. In einem Interview erklärte Khen Rinpoche, Abt des Gyuto Tantric College, eine der traditionellen Techniken für diese Kunst: »Es gibt eine spezielle Übung, bei der die Mönche so lange neben einem lauten Wasserfall rezitieren, bis sie ihre Stimme deutlich aus dem Tosen des Wassers heraushören.«

Das Obertonsingen ist nicht nur auf Tibet beschränkt. Es läßt sich auch in indischen, philippinischen und chinesischen Gesangstraditionen finden. Und Tuva, eine Stadt in der Westmongolei, veranstaltet jedes Jahr einen Obertongesangwettbewerb. Kathy Brown, eine kanadische Popsängerin und eine meiner innovativsten Schülerinnen, war 1995 als Jurorin bei diesem Wettbewerb eingeladen. »Sie wollten ursprünglich, daß wir rund ein Dutzend ausländische Interpreten gegen die Tuvaner antreten lassen, aber als wir dies deutlich ablehnten, teilten sie uns zur (amüsanten) Auflockerung hier und dort im Programm ein«, erzählte mir Brown. »Als Jurorin war ich ganz schön eingeschüchtert, aber der Anblick des ersten Preisträgers, der in seiner neuen Tracht auf seinem ebenfalls gewonnenen Pferd der untergehenden Sonne entgegenritt, entschädigte für alles.«

Obertöne sind nicht so schwierig zu bewerkstelligen, wie sie klingen. Auch das *barbershop singing* (Amateursingen), das im späten 19. Jahrhundert in den Vereinigten Staaten aufkam, beruht auf ähnlichen Prinzipien für ein spezielles Timbre. Aber Sie brauchen weder einem Amateurquartett beizutreten noch sich am Niagarafall die Kehle aus dem Hals zu schreien, um das Obertonsingen zu erlernen. Wir erzeugen bei jedem Vokal Obertöne. Singen Sie die zweite Zeile von *Old MacDonald Had a Farm, iii-ai-iii-ai-oh,* mit so lange wie möglich gehaltenen Vokalen, und schon hören Sie wahrscheinlich ansatzweise Obertöne. Am ehesten tauchen sie auf, sobald sie die Vokale langsam wechseln, dabei kaum ausatmen und sich auf Ihre Zungenstellung konzentrieren. Der Gründer der Sound Healers Association, Jonathan Goldman, glaubt, daß das Obertonsingen körperlich mehr entspannt und reinigt als jede andere Gesangsform.

Doo-Wops

Das *Mantra* gehört heute mit zu den am weitesten verbreiteten Rezitativformen, bei der eine einzige Silbe oder Phrase laufend wiederholt wird. Das Sanskritmantra *Om*, das täglich von Millionen Geschäftsleuten, Lastwagenfahrern, Hausfrauen und Athleten sowie Geistlichen und Religionsmitgliedern gesungen wird, ist nicht nur in Indien, sondern auf der ganzen Welt beliebt. Die respektvolle Äußerung des uralten Om-Lauts vereinigt einen mit der ganzen Schöpfung.

Diese außergewöhnliche Silbe, im Westen gewöhnlich als OM dargestellt, entspricht phonetisch drei Buchstaben, AUM, wie sie im Osten wiedergegeben wird. Der Laut des ersten Buchstabens, A – Ah ausgesprochen – verkörpert den Beginn des Atemholens, die Einatmung sowie die Klangschöpfung. Der U-Laut – als langes O mit Übergang in ein kurzes U ausgesprochen – stellt den voll entfalteten Klangkörper dar. Er ist die Wortmitte bzw. der Kernlaut. Er ist der ausgedehnte Vokalatem bis zum abschließenden M. Das gesummte M – MMMMM ausgesprochen – stellt das Ausklingen des Zyklus dar und verkörpert die Auflösungsphase in der Lebens-, Atem- und Klangspirale. Die drei Teile verkörpern den dreieinigen Gott des Hinduismus: Brahma, der Schöpfer, manifestiert sich im A; Vishnu, der Erhalter, im U; und Shiva, der Zerstörer, im M. So stellt ein einfacher Laut, wie alle Laute, Geburt, Erhaltung und Vollendung dar. Die jüdisch-christliche Tradition hat ihre eigene AUM-Variante – das Amen.

Nach *Push'em back, push'em back, way back,* dem Sport-*Mantra* Nummer 1, gehört heute *Om Namah Shivaya* mit zu den weitverbreitetsten Mantras Nordamerikas. Dieser Kurzgesang – bei jeder Silbe schwingt eine andere Gehirn- und Körperregion mit – bedeutet eine Anrufung Gottes zur Auflösung der Begrenzungen und Illusionen des menschlichen Bewußtseins und Eröffnung der Gottwerdung. Rezitatoren dieses Mantras, die es seit langem üben, berichten, daß es sie aufmerksamer macht und ihnen der innige Gottesbezug bei der Überwindung alltäglicher Schwierigkeiten hilft. Im Hinduismus sind die einsilbigen *bija-,* bzw. »Samen«-Mantras die Energieerzeuger und -träger, die die Keimenergie jedes Tones aus der Wiege der unsichtbaren Welt heben. Je mehr Sie rezitieren, desto mehr Energie sammeln Sie an, und desto weitreichender sind die Erfolge. Ein anderes beliebtes Mantra ist das *zhikr,* das im Nahen Osten traditionell von den Sufis gebetet wird.

Das Lauteerfinden und die Wiederholung von Silben sind sehr reizvoll. So ist das Rezitieren selbst schon nützlich, ob die Worte etwas bedeuten oder nicht – ob man das *Om mani padme hum* aus dem buddhistischen Kanon oder *shaboom, shaboom, ja, da, da, da, da, da, da, shaboom, shaboom* aus der geistlichen Motown-Tradition (Motown ist der Spitzname für Detroit, wo in den 50er Jahren schwarze Sänger einen optimistischen Blues erfanden, Anm. d. Ü.) wiederholt! Doo-wops waren kurze Wiederholungsgesänge, die in den 50er und frühen 60er Jahren in die Popmusik eingeführt wurden, und ich stelle sie mir gerne als Auslöser für die spätere Suche der Babybommer nach *spirituellen Doo-wops* vor.

Das Tao des Rap

Wenn es um die Kraft der Stimme geht, dürfen wir eine neue lebendige Sprechgesangsform der Popkultur nicht vergessen: den Rap. Obwohl dieser Musik in der Presse Brutalität, Agressivität und Impertinenz nachgesagt wird, ist sie durch ihre gereimte rhythmische Sprechart eindeutig poetisch. Rap entwickelte sich als sprachliche Waffe gegen die Entseelung des Lebens auf der Straße. Ja, oft wirkt der Rap gefühllos, und manchmal ist er sehr derb. Aber er stellt eine sehr effektive Form der Selbsttherapie dar. Rap erlaubt der linken Gehirnhälfte, zum Körper zu sprechen, besonders zu den autonomen Systemen, die das instinktive Überleben regeln.

Chain Saw, einer der ersten Rapper und Mitglied der DaChamba Rapband aus Chicago, sagt über die Authentizität des Rap: »Rap war zuerst etwas ganz Reales. Niemand sprach über Dinge, die er nicht erlebt hatte oder erlebe.« »Real« sind für ihn die Straßen der

Stadt und die darin herrschende Gewalt, und dies ist seine Art, Zeugnis abzulegen: »Das ist die Wirklichkeit, und über sie muß ich sprechen, von ihr muß ich singen.«

Die Mitglieder von DaChamba beunruhigt, daß man jetzt oft nur rapt, um Geld zu machen, und nicht aus innerer Notwendigkeit heraus. »Du kannst diese Musik nicht machen, wenn du nicht aus dem Ghetto kommst«, fährt Chain Saw fort, »solange die Botschaft echt ist, finden wir Wege, sie mitzuteilen. Kinder rappen, Mütter rappen, es gibt nichts zu verbergen, es sei denn, man hat Angst, die Wahrheit über das Leben in der Stadt zu hören. Wenn du deine körperliche Herkunft kennst und weißt, was mit deinen Eltern und Freunden los ist, dann hast du ein Recht darauf zu rappen. Wenn du aber nur aufs Ärgermachen aus bist, um zu zeigen, wie schön beleidigend du sein kannst, ist das kein echter Rap.«

Das Lied, das Selbsterlebtes wiedergibt, ist die gemeinsame Währung der Menschheit und verbindet uns seit Jahrtausenden. Ich kann die neuen Musikformen nicht für ungültig im Heilungsprozeß ansehen. Obwohl ich anstößige oder frauenfeindliche Musik entsetzlich finde – besonders wenn ihre Profanität nur auf Nervenkitzel aus ist –, verstehe ich, daß unsere heutige Jugend gehört werden will. Der Rap ist eine Sprachform, die aus der harten Welt der Armut und Drogen *organisch* hervorgegangen ist. Rap spiegelt die Armut und Gewalt wider, die im Leben vieler Stadtjugendlicher alltäglich ist, und die mit großer Geschwindigkeit gefährliche Ausmaße annimmt. Rap ist nicht nur etwas für Jugendliche und Ausgeflippte, sondern auch für Sprachbehinderte, Schlaganfallpatienten und Unfallopfer. Selbst wenn die Behinderten keine normal gesprochenen Worte verstehen können, erfassen sie doch manchmal gerade gereimte und anders betonte Worte. So kann derselbe Rap, den genervte Eltern verfluchen, für jemand mit Aphasie ein Segen sein.

Zwischenspiel
Auspacken mit Rap

Ob beim Gehen, Arbeiten oder Tanzen, das poetisch rhythmi-
sche Sprechen gibt es in jeder Kultur. Rap, unser moderner
Sprechgesang, ist eine städtisch gewitzte Form rhythmischer
Gedankenäußerung.
Was die linke Gehirnhälfte herauszufordern scheint, ist tat-
sächlich ganz leicht, wenn man einmal den Rhythmus verin-
nerlicht hat. Der folgende Rap stammt von einer Siebtkläßlerin
aus Chicago:

MIR GEHT ES WIRKLICH SCHLECHT
SIEHT DENN KEINER SO RECHT
WIE DRECKIG ES MIR GEHT
DASS KEINER ZUHÖRT JEDEN TAG
WAS ICH ZU SAGEN HAB
MACHT MICH ECHT KRANK.

Wenn Sie zur Arbeit pendeln, bringen Sie Rhythmus in Ihre
Gedanken. Klopfen Sie mit der Hand zunächst Gruppen von
vier Schlägen mit Betonung auf der eins, und sprechen Sie
beim Klopfen. Nach einigen Minuten werden Sie merken, wie
leicht es ist, im Takt zu sprechen – in anderen Worten, zu
rappen! Packen Sie Ihre Gedanken in rhythmischen Portionen
aus. Zum Beispiel:

ICH WAR HEUTE MÜDE
LANGWEILIG WAR MIR AUCH
JA NICHTS GING MEHR VORAN
RICHTIG BESCHISSEN MAN.
ICH FING ZU KLOPFEN AN
NACH NUR FÜNF SEKUNDEN

WAR MEIN TIEF VERSCHWUNDEN
UND ICH WAR VOLL IN SCHWUNG.

Es verlangt vielleicht einige Übung, um den Rapper in sich zu
finden. Aber man kann sich ja einen Platz aussuchen, an dem
einen niemand hört. Sprechen und plaudern Sie nur immer
weiter. Wenn Sie nicht wissen, was Sie sagen sollen, erfinden
Sie Ihre eigene Sprache, aber sprechen Sie, wie Ihnen zumute
ist. Rappen putzt den Kopf durch, und Sie brauchen nicht
einmal einen Ghettoblaster dazu.

Wiedergewonnenes Paradies

Schüchternheit, Scheu und andere psychische Blockaden können
einer »guten« Vokalisation im Wege stehen und die Umsetzung des
Mozart-Effekts verhindern. Julie war eine der schüchternsten jungen Frauen, die ich je unterrichtet habe. Sie hatte eine dünne,
wimmernd-zittrige Stimme, und schon der Gedanke, vor einer
Gruppe sprechen zu müssen, jagte ihr eine Riesenangst ein. Selbst
normale Gespräche mit Freunden und Kollegen fielen ihr schwer.
Sicher hatte Julie irgendwann einmal ständig zu hören bekommen:
»Setz dich hin und sei ruhig«, »Sei lieb und hör zu« etc. Obwohl sie
eine attraktive und talentierte Modezeichnerin und auch Köchin
war, konnte sie ihre Gefühle und (oft brillanten) Gedanken nicht
offen ausdrücken.
Durch meine therapeutischen Musikstunden gelang es Julie, die
Klangfarbe ihrer Stimme zu ändern und mehr Selbstvertrauen
zu gewinnen. Ich ließ sie Vokale – A, E, I, O, U – intonieren und
in Phantasielauten Angst, Freude und Entspannung ausdrücken.
Schon in der ersten Stunde begann sie nach wenigen Minuten
ihre Hemmungen abzubauen. Wochenlang übte sie jeden Abend,
während sie im Restaurant in der Küche arbeitete, Vokallaute. Das

brachte ihr eine wesentlich größere emotionale Erleichterung, als es ihr verbal möglich gewesen wäre. In den folgenden Wochen begann sie ihre eigene Sprache zu erfinden – »gesprochenes Englisch«.

Nach nur zwei Monaten traute sich Julie, sich vor einer Gruppe klar und deutlich zu äußern. Die leidvollen Jahre des Sich-nicht-offen-auftreten-Trauens schienen nun bald vorbei. Nach drei Monaten traten an die Stelle von Schüchternheit und Angst Selbstbewußtsein und Selbstachtung. Julie war eine andere Frau geworden – die Frau, die sie innerlich schon immer kannte, doch die bis dahin noch nie zum Vorschein gekommen war.

Als dramatisches Beispiel für die Überwindung einer Sprachhemmung gilt der französische Schauspieler Gérard Dépardieu. Dieser Künstler scheint in jedem französischen Spielfilm, der in die Vereinigten Staaten exportiert wird, eine Rolle zu haben. Heute hören wir ihn mit klangvoller Stimme sprechen, aber Mitte der 60er Jahre brachte Dépardieu als junger Schauspieler kaum einen Ton heraus. Der auf ihm lastende persönliche Kummer, er stammte aus schwierigen Familienverhältnissen und war in der Schule gescheitert, hatte ihm einfach die Sprache verschlagen. Er mühte sich um jedes Wort, und je mehr er dies tat, desto stärker geriet er ins Stottern.

Ein Schauspiellehrer verwies ihn auf das Tomatis-Institut in Paris, wo er mit Tomatis persönlich zusammentraf. Dieser stellte an Dépardieu eine schwere Hörstörung fest. Er hörte mit dem rechten Ohr nur undifferenziert, was bedeutete, daß seine Stimme selbst beim Flüstern wie ein Schrei klang. Das fehlerhafte Gehör wirkte sich außer auf seine Stimme nervlich auch auf sein Gedächtnis und seine Konzentrationsfähigkeit aus. Tomatis hielt Dépardieus Sprech- und Gedächtnisschwierigkeiten mehr für psychologisch als physiologisch bedingt und sagte ihm, er könne ihm bei der Beseitigung seiner Sprechprobleme helfen. Dépardieu fragte, ob die Behandlung eine Operation, Medikamenteneinnahme oder Sprachtherapie verlange. Tomatis antwortete: »Sie brauchen nichts weiter zu tun, als in den nächsten Wochen hierherzukommen und täglich zwei Stunden Mozart zu hören.«

»Mozart?« fragte Dépardieu überrascht.

»Mozart«, bestätigte Tomatis.

Am nächsten Tag kam Dépardieu ins Tomatis-Institut, um Kopfhörer aufzusetzen und Mozart zu hören. Das Violinkonzert wurde vom Elektronischen Ohr modifiziert, und durch minimale Ausfilterungen klang es wie gewöhnliche Musik. Andere Male wurde es so verzerrt, daß sich die hochfrequenten Klänge wie Plattenkratzer anhörten. Trotz Verwunderung und Skepsis setzte Dépardieu die Behandlung fort. Nach nur wenigen Sitzungen begann er, positive Veränderungen im Alltag festzustellen. Sein Appetit vergrößerte sich, er schlief besser, hatte mehr Spannkraft. Bald freute er sich auf seine Sitzungen. Nach mehreren Monaten kehrte Dépardieu mit neuem Selbstvertrauen an die Schauspielschule zurück und wurde natürlich angenommen, um einer der gefragtesten Schauspieler seiner Generation zu werden. Äußerst populär wegen seiner schöpferischen Intelligenz, seiner dominanten, aber liebenswürdigen Ausstrahlung und unverwechselbaren klangvollen und musikalischen Stimme.

»Vor Tomatis konnte ich keinen Satz fehlerfrei zu Ende bringen«, sagte er rückblickend. »Er war es, der mir zu Konzentration und Gedankenklarheit verhalf.«

Tomatis sieht sich nicht als Neuerer. Er beruft sich auf eine uralte Tradition und verweist auf die Geschichte im Neuen Testament, in der Jesus den Stammler heilt:

»Sie brachten zu Jesus einen Mann, der taub war und mit schwerer Zunge sprach, mit der Bitte, ihm die Hand aufzulegen. Er nahm den Mann von der Volksmenge beiseite, legte ihm die Finger in die Ohren, spuckte aus und berührte seine Zunge. Dann sah er zum Himmel auf, seufzte und sprach zu ihm: ›Effatha‹, das heißt: ›Tu dich auf!‹ Da taten sich seine Ohren auf, und das Band seiner Zunge ward los und er sprach normal.« Markus 7,32–35

»Jesus kannte die Kraft des Horchens«, sagt Tomatis, ein gläubiger Katholik. Für ihn hat Jesus die Welt – den Logos, den vollkommenen Klang verkörpert. Und Jesu Ermahnung »Wer Ohren hat, der höre« zeigt sein tiefes Verständnis von der Rolle des Gehörs und der Stimme für die Einheit von Geist, Seele und Körper.

Zwischenspiel
Der eigenen Stimme zuhören

Stellen Sie sich mit geschlossenen Augen hin, und achten Sie ein paar Minuten lang auf Ihre Atmung. Lockern Sie den Kiefer und schließen Sie wieder den Mund. Atmen Sie jetzt jeweils leise summend aus, die Augen weiterhin geschlossen. Bewegen Sie nun dabei den Kopf langsam nach rechts, nach links, nach oben und nach unten, beobachten Sie, wie sich Ihre Klangwahrnehmung verändert.
Legen Sie sich nun entspannt auf den Boden. Strecken Sie kurz Arme und Beine aus, und erforschen Sie nun den Klang Ihrer Stimme in horizontaler Position. Summen Sie jeweils fünf Minuten lang mit geschlossenen und dann mit offenen Augen. Wahrscheinlich stellen Sie dabei eine Klangveränderung fest. Durch verschiedene Körperhaltungen vibriert Ihre Stimme im Körper anders.

Ihre Stimme ändert sich fast in jedem Raum Ihres Hauses bzw. Ihrer Wohnung. Das liegt natürlich nicht an der Stimme, sondern an der Akustik der Räume.
Achten Sie einmal an vier verschiedenen Plätzen auf Ihre

148

Stimme: in der Küche, in der Dusche bzw. im Badezimmer;
in Ihrem Wandschrank; und in Ihrer Garage (wenn Sie eine
haben). Im Badezimmer und der Garage wirkt die Stimme
allgemein lauter, da es dort keine Teppiche, Vorhänge und
überhaupt wenig schallabsorbierende Gegenstände gibt. Im
Wandschrank andererseits wird der Schall förmlich ver-
schluckt.

Die Beachtung der eigenen Stimme in unterschiedlichen aku-
stischen Situationen fördert das Selbstbewußtsein und die
Kommunikationsfreude.

Viele Menschen leiden unter denselben Symptomen, die Dépardieu
beinahe keinen Schauspieler hätten werden lassen. Sie haben zu
wenig Vertrauen in ihre Stimme, die wie der Körper und das Gesicht
wesentlich für das Selbstbild verantwortlich ist. (Umfragen zeigen,
daß neben Umzügen und Zahnarztbesuchen öffentliches Reden am
meisten gefürchtet wird). In der Kindheit dieser Menschen hatte
man wahrscheinlich dauernd etwas an deren Stimme auszusetzen.
Wichtige Bezugspersonen – Vater, Mutter, Großeltern oder Lehrer – sagten etwa: »Sprich lauter, ich kann dich nicht hören« oder
»Halt endlich den Mund!« Solche und ähnliche nur allzu bekannte
Kritik an der kindlichen Stimme schlugen auf Dauer seelische
Wunden, weil den Erwachsenen das Bewußtsein fehlte, daß sich das
Kind ganz in seiner Stimme erlebt.

Ein Kind fühlt sich dadurch grundsätzlich abgelehnt, als »Stören-
fried« oder jemand, der sowieso nichts zu sagen hat, was wiederum
zu einem Wutaufstau führt. Für mich ist eine solche Zensur eine Art
Vertreibung aus dem Paradies. Denn hört man in einer Gesellschaft,
die Rockstars, Schul- und Kirchenchöre, Countrysänger, Holly-
wood- und Broadway-Schnulzensänger, Operndivas und andere
Sänger hochhält, ständig, daß man selbst keinen richtigen Ton
herausbringt, kommt das einer brutalen Verurteilung gleich. Ein
Kind, dem das widerfährt, muß sich schließlich für einen gefallenen

Engel halten, der zu einem poesielosen rauhen Leben verdammt ist. Studien ergaben, daß die Hälfte der Versuchspersonen, denen gesagt wurde, sie sängen falsch, dies glaubten. In der Mittelschule hatte einmal eine Musiklehrerin zu Elvis Presley gesagt, er könnte nicht singen. Glücklicherweise blieb Presley selbstbewußt genug, seine Gitarre mit in die Schule zu bringen und diese Kritiker mit einem Popsong eines Besseren zu belehren.

Ich habe im Laufe der Jahre Tausende von Schülern unterrichtet, und es war kein einziger darunter, der nicht innerhalb von ein paar Minuten den richtigen Ton oder eine harmonische Tonlage getroffen hätte. Jeder kann richtig singen, wenn man ihm nur reine Vokallaute vorgibt.

Doch lassen wir das kurz beiseite. Auch wer sich beim Halten der Tonart schwertut, profitiert vom Singen. In einer Studie über »Falschsinger« brachte Marvin Greenberg zehn Volksschüler, alle wenig musikalisch begabt, in einem Eliteschulchor unter. Nachdem sie elf Wochen an den Proben teilgenommen hatten, waren die Jungen wesentlich selbstbewußter geworden, auch wenn sie immer noch falsch sangen. Freilich würde ich solchen »Melodienkämpfern« keine Einspielung einer CD empfehlen, doch sollten sie zu einem häufigen und ungezwungenen Weitersingen ermutigt werden.

Je mehr wir den Kinderschuhen entwachsen, desto stärker reglementiert die Gesellschaft unsere Stimmen. Vielleicht erinnern Sie sich an ein Solo, das Sie im Volksschulchor singen durften, oder an eine Rolle im Schultheater – beides Erfahrungen, die Ihrer Stimme Kraft verliehen. Wie wunderbar gestaltete sich der freie Gebrauch der Stimme – man drückte einfach das aus, wonach einem war, entlastete sich von Ängsten und Frustrationen, die einen Stunden, Wochen oder Jahre geplagt hatten. Und nun betrachten Sie kurz, wie es heute mit Ihrer Sing- und Sprechstimme steht. (Sie liegen Welten auseinander: Da wird manche volltönende Sprechstimme beim Singen zu einem gehemmten Piepsen, und ich habe auch schon brillante

150

Opernsänger und andere Profisänger erlebt, die sich beim Sprechen fast zu entschuldigen scheinen.) Ob Sie nun Schlager oder gregorianische Gesänge üben, in die Fußstapfen von Pavarotti oder Bette Midler treten wollen oder einfach nur beim Duschen vor sich hin summen, fragen Sie sich, was Ihre Stimme einmal geschwächt oder gestärkt hat.

Das ist der erste Schritt zur Schaffung Ihres eigenen Mozart-Effektes.

5
Klangtherapie
Die Anwendung der Musik
in Therapie und Rehabilitation

»Kannst du nichts tun für solch ein krank Gemüt? Aus dem Gedächtnis tief verwurzelt Leiden jäten? Die Qualen löschen, die ins Hirn
geschrieben und mit einem süßen Gegenmittel
die gefährliche Last vergessen machen, die das
Herz bedrückt?«

Macbeth über die Musik,
SHAKESPEARE, Macbeth

An der Schwelle ins neue Jahrtausend verlassen wir eine Epoche, in der Ärzte Krankheiten feststellten und Rezepte verschrieben, Patienten mechanisch gehorchten, und bewegen uns zu
einer Epoche hin, in der wir alle die Verantwortung für unsere
Gesundheit und unser Wohlbefinden übernehmen. Als Patienten
können wir uns unter Zuhilfenahme der Musik und selbsthervorge-
brachter Laute für unsere eigenen Rhythmen und Zyklen sensibili-
sieren. Inzwischen greifen schon Tausende von Ärzten, Krankenschwestern, Schamanen und Heiler auf der ganzen Welt auf den
Mozart-Effekt zurück.

In Amerika begann die Medizin im neunzehnten und frühen zwanzigsten Jahrhundert den therapeutischen Nutzen der Musik zu untersuchen. Schon 1804 schrieb Edwin Atlee seine Arbeit *An Inau-
gural Essay on the Influence of Music in the Cure of Deseases,* mit
der er zeigen wollte, daß Musik »einen starken Einfluß auf den Geist
und damit auch auf den Körper ausübt«. Er bezog sich dabei

152

besonders auf den Philosophen Jean-Jacques Rousseau, den Arzt und Unterzeichner der Unabhängigkeitserklärung, Bejamin Rush, und andere Denker der Aufklärung. In den 70er Jahren des 19. Jh. startete man in der New Yorker Irrenanstalt auf Blackwells Island erstmals eine Reihe von therapeutischen Konzerten. Mitwirkende waren die Neunte Regimentkapelle, Sänger von der New York Musicians Guild und der berühmte Pianist John Nelson Pattison. Die Konzertreihe wurde vom Leiter des New Yorker Wohlfahrts- verbands begeistert eröffnet und von Ärzten und Pflegern mitbe- sucht. In den 90er Jahren des gleichen Jahrhunderts stellte der Psychiatriereformer George Alder Blumer Immigranten ein, die für die Patienten am Utiva State Hospital musizierten, das erste offizi- elle Musikprogramm in einer amerikanischen Klinik. Und 1899 führte der Neurologe James L. Corning die erste wissenschaftliche Studie über Musiktherapie durch. In einer Abhandlung berichtete er, daß die Musik von Wagner und anderen romantischen Kompo- nisten zur Verminderung düsterer Gedanken beitrage und optimi- stischere Vorstellungen erwecke.

Die American Medical Association erwähnte die Musiktherapie erstmals 1914 in einem Brief ihrer Verbandszeitschrift. Dr. Evan O'Neill Kane berichtet darin, daß er beim Operieren ein Grammo- phon laufen läßt, »um die Patienten zu beruhigen und abzulenken«. Einige Jahre darauf prophezeite Eva Vescelius, die Gründerin der National Therapeutic Society of New York City: »Ist der therapeu- tische Wert der Musik erst einmal voll und ganz erkannt, werden wir bei der Behandlung von Krankheiten Musik für ebenso unver- zichtbar halten wie Luft, Wasser und Lebensmittel.« Sie sah eine Zeit voraus, in der jedes Krankenhaus, Gefängnis und Heim seine Musikabteilung hat und entsprechende Fördermittel erhält. 1918 bot die Universität Columbia das erste Seminar in »Musiktherapie« an, das die britische Musikerin Margaret Anderton hielt, die mit im Ersten Weltkrieg verwundeten Soldaten gearbeitet hatte; und 1929 war das Universitätskrankenhaus Duke die erste Einrichtung seiner

Art, das die Krankenzimmer mit Radios ausstattete bzw. in der Kinderabteilung über Lautsprecher Musik spielte. In den 30er und 40er Jahren fand die Anwendung von Musik zur Ablenkung und Linderung von Schmerzen bei zahnärztlichen und chirurgischen Eingriffen starke Verbreitung. Die University of Chicago investierte in großangelegte Studien, in denen unter anderem die narkoseunterstützende Wirkung von Musik bei Magengeschwüroperationen untersucht wurde, bei denen die konventionelle Medikation oft schlecht griff.

Die moderne Musiktherapie entwickelte sich in den späten 40er Jahren, als man nach dem Zweiten Weltkrieg die Erschöpfungszustände der Soldaten mit Musik behandelte. Obwohl der Generalstabsarzt, der Chef des Bureau of Medicine and Surgery der Marine und der Vorsitzende der Fürsorgeverwaltung für Kriegsteilnehmer entschieden, daß Musik nicht wie Penicillin, Chinin oder Bestrahlung in den therapeutischen Katalog der Armee aufgenommen werden könne, räumten ihr natürlich die Armeeärzte den gebührenden Platz ein. E. Thayer Gaston, Dozent für Musikerziehung an der Universität Kansas, richtete dort und an der Menninger-Klinik in Topeka die ersten musiktherapeutischen Ausbildungszentren in den Vereinigten Staaten ein. In der Nachkriegsära organisierte man in Krankenhäusern und Pflegeheimen Konzerte mit lokalen Musikern. Und die sonst bedauernswerten Patienten im Memphis Home for Incurables gehörten mit zu den Glücklichen im Land, als sie den jungen Elivs Presley auf der Gitarre spielen hörten.

Um die Musiktherapie in Amerika sehr verdient gemacht hat sich Dr. John H. Kellogg, der brillante Popularisator der Kornflakes und Direktor des ersten Heilbads des Landes. Sein Sanatorium in Battle Creek, Michigan, hielt den therapeutischen Wert der Musik und der Imagination sehr hoch – doch, wie so viele Therapeuten und Heiler heute auch, hatte er weder die Zeit noch die Neugierde, herauszufinden, warum beides half. Er sah nur, daß es half, und trat deshalb als Arzt dafür ein.

154

In den vergangenen fünfzehn Jahren habe ich in Vorträgen und Seminaren über eine Viertelmillion Menschen unterrichtet. Alle wollten ihr Leben durch Musik positiv verändern. Es gibt viele, die einfach vertrauen, aber ebenso viele wollen genau wissen, warum es funktioniert. Niemand kann diese Frage ganz beantworten, aber es gibt mehrere Grundvoraussetzungen, an die sich Musiktherapeuten und andere auf diesem Gebiet Tätige halten.

Das erste und wichtigste Prinzip ist das *Einrasten,* das »Schritthalten« oder »Mitgehen« mit der Musik. Tanzen wir nach einem Rhythmus, gleichen wir Wanderarbeitern, die auf einen Güterzug aufspringen; unsere mitgerissenen Körper passen sich der Geschwindigkeit, dem Takt und Rhythmus des Klanges an. Die Musik ruft ein organisches Reaktionsmuster hervor. Der emotionale Impetus eines großen Konzertes reißt das ganze Publikum mit. Die Aerobictänzer klinken in den Beat der Discomusik ein. Natürlich rastet der Körper nicht in jede Musik ein. Bei 120 Trommelschlägen pro Minute wird sich die Herzfrequenz nicht gleichermaßen erhöhen. Aber sie können den Herzschlag etwas steigern – und dann, nach fünf bis sechs Minuten, den Körper paradoxerweise stark entspannen.

Zwischenspiel
Sie haben den Rhythmus

Das Herz ist der größte Trommler. Beim Trommeln setzen wir eine Feedbackschleife über die Muskeln, die Atmung, den Herzschlag und die Gehirnwellenmuster in Gang. Zehn Minuten Trommeln jeden Tag löst Spannungen, stellt die innere Uhr des Körpers und Geistes neu und wirkt sowohl stimulierend als auch beruhigend.

Sie brauchen kein Schlagzeug oder eine spezielle Ausrüstung für diese Übung. Ein einfaches, unzerbrechliches Gefäß ge-

nügt. Ich kenne Altenwohnheime, in denen mit Plastikpapier-
körben und -schlegel ein erstaunlicher Sound erzeugt wird.
Machen Sie es sich mit Ihren zum Schlagzeug erkorenen
Utensilien auf einem Stuhl bequem. Schließen Sie die Augen
und konzentrieren Sie sich auf Ihren Herzschlag. Beginnen Sie
nun exakt dazu zu trommeln. Tun Sie dies einige Minuten lang,
und sehen Sie dann, ob Sie zwei Schläge pro Herzschlag
machen können. Kehren Sie nach etwa drei Minuten zur
Geschwindigkeit des Herzschlags zurück und beobachten Sie,
ob er schneller oder langsamer geworden ist. Reduzieren Sie
schließlich das Tempo der Trommelschläge auf jeden zweiten
Herzschlag.
Nach ein paar Malen fällt diese Übung leicht, und Sie können
rhythmische Variationen einbauen. Sie dauert im ganzen rund
zehn Minuten, aber dafür hält ihre belebende und beruhigende
Wirkung auch den ganzen Tag an.

Ein guter Musiktherapeut synchronisiert sich mit seinem Klienten – das heißt, er oder sie macht alle Übungen mit und gibt so rückbestätigend Halt. Das Einrasten zwischen dem Therapeuten und Klienten kann zu einer tiefen Begegnung führen (vom Musiker und Zuhörer ganz zu schweigen). Der stärkere Teil gibt normalerweise den Ton an. Doch sorgt das Gesetz der Schwerkraft auch beim Einrasten für eine wechselseitige Reaktion. Der Therapeut versucht sich der Geschwindigkeit des Klienten anzupassen, um ihn oder sie in einen ausgeglicheneren Rhythmus zu bringen.
Beim Hören von Stimmungsmusik werden wir subtil von den Klängen beeinflußt. Dies ist oft besser als Stille, besonders, wenn man Schmerzen hat, weil diese durch die Stille meist stärker zu Bewußtsein kommen. Leise Hintergrundmusik kann Streß und Angst abbauen, einfach dadurch, daß sie uns »milde stimmt«, »in Einklang« bringt oder uns »ankommen läßt«. Das Einrasten erklärt, wie sich Gehirnwellen, Herzrhythmen, Atmung, Stimmung, Stoffwech-

sel und andere organische Rhythmen subtil nach der gehörten Musik richten.

Genauso wie bei bestimmten Medikamenten ein Gewöhnungseffekt eintritt, kann auch Musik abstumpfen. So verhindert eine wiederholte akustische Stimulation – auch wenn es sich um die großartigste Komposition handelt – das Einrasten im zunehmenden Maß. Um dieser Klangabstumpfung vorzubeugen, gibt es zum Glück das *Isoprinzip* (von *isomorph*, dem griechischen Wort für »gleichgestaltig«) als wichtiges Werkzeug in der Musiktherapie. Durch eine schrittweise Veränderung der Geschwindigkeit im Rhythmus, Sprechen oder emotionalen Inhalt wird ein ständiges Mitgehen erreicht, das den Patienten von einem körperlichen oder emotionalen Zustand in einen anderen führt.

Maurice Ravels *Bolero* demonstriert dieses Prinzip. Die Musik ist zunächst ganz langsam und ruhig und steigert sich dann ins wild Ekstatische, und der Hörer ist geneigt, stimmungsmäßig mitzugehen. Weitere Beispiele sind *Der Zauberlehrling* von Paul Ducas und das traditionelle Vaterunser, das, wenn es in protestantischen Kirchen gesungen wird, sich von einem schlichten *Vater unser* zu einem überschwenglichen *Reich, Kraft und Herrlichkeit* steigert. In einer Musik, die das Isoprinzip widerspiegelt, gibt es keinen abrupten Übergang oder Sprung.

Ablenkung ist das dritte Prinzip, auf das viele Musiktherapeuten zurückgreifen. Hier dient Musik zum Übersehen von Beschwerden und Schmerzen. Das ist vielleicht nichts Neues: Man legt aufheiternde, optimistische Musik auf, um sich aus einem Tief aufzuraffen. Ablenkung wirkt jedoch nicht lange und bewirkt keine tiefgreifende Veränderung im Leib-Seele-Verhältnis. Nichtsdestoweniger kann Ablenkung, da sie den Körper in eine neue (und zum Teil unerwartete) Richtung bringt, eine vorübergehende therapeutische Wirkung haben.

In den letzten fünfzig Jahren hat die Musiktherapie als streng wissenschaftliche Disziplin gewaltige Fortschritte gemacht. 1964 veröffentlichen im *Journal of Music Therapy* Musiktherapeuten detaillierte, von Kollegen überprüfte Studien über Themen wie »The Effect oft Sedative Music on Electromyographic Biofeedback Assisted Relaxation Training of Spastic Cerebral Palsied Adults (»Die Wirkung beruhigender Musik im elektromyographischen Biofeedbacktraining von erwachsenen Spastikern«). Mehrere Gruppen haben der Musiktherapie auch in der Verhaltenswissenschaft Anerkennung verschafft. 1998 werden sich die National Association of Musical Therapists (NAMT) und die American Association of Music Therapists (AAMT) zu einer einzigen Organisation zusammenschließen, der American Music Therapy Association (AMTA). Angespornt von diesen Organisationen verbreitet sich das Bewußtsein des therapeutischen Wertes der Musik *con brio* innerhalb der Medizin.

In den Vereinigten Staaten arbeiten heute über fünftausend Musiktherapeuten in Krankenhäusern, Rehabilitationskliniken, Sanatorien, Erziehungs- und Pflegeheimen, Gefängnissen, Schulen, Tagesstätten und anderen Heimen. Über die Hälfte arbeitet mit Geisteskranken, geistig Zurückgebliebenen und Alten. Der Rest behandelt Menschen, die chronisch erkrankt sind (besonders an Alzheimer und AIDS), oder unter einer Körperbehinderung, einem Trauma durch sexuellen Mißbrauch, Hör- und Sprachstörungen, Lernbehinderungen und Substanzenmißbrauch leiden. Rund achtzig amerikanische Fachhochschulen und Universitäten bieten graduierte Abschlüsse in Musiktherapie.

Ein ermutigendes Zeichen der wachsenden Akzeptanz: Unter bestimmten Bedingungen werden die Kosten einer Musiktherapie jetzt von Medicare zurückerstattet. (Sollten Sie jemals versucht haben, von Ihrer Krankenversicherung Kosten für eine alternative Behandlung zurückerstattet zu bekommen, wissen Sie, wie wichtig diese Teilanerkennung ist.)

158

Heilendes Erwachen

»Die Integrations- und Heilkraft der Musik …
… ist etwas ganz Fundamentales. (Sie ist das)
wirksamste nichtchemische Medikament.«
DR. OLIVER SACKS,
Awakenings – Zeit des Erwachens

Im Institute for Music and Neurologic Function am Beth Abraham
Hospital in der Bronx, wo das landesweit größte und innovativste
Musiktherapieprogramm läuft, passieren täglich Wunder. Dr. Oliver Sacks, einer der Gründer dieses Institutes, erinnert sich: »Als
ich 1966 nach Beth Abraham kam, gab es hier bereits eine Musiktherapeutin, und man war überzeugt, bestimmten Nervenkranken
mit Musik helfen zu können. In *Awakenings – Zeit des Erwachens*
schrieb ich darüber, und als 1973 ein Filmregisseur eine Dokumentation über unsere Patienten machen wollte, fragte er als erstes: ›Wo
ist die Musiktherapeutin?‹ Sie scheint die wichtigste Person hier zu
sein.«
1991 referierte Sacks vor dem U. S. Senate Special Committee on
Aging über die therapeutische Wirksamkeit der Musik bei der
Behandlung neurologischer Erkrankungen. Er beschrieb in seinem
Bericht Rosalie, eine Parkinsonpatientin am Beth Abraham, welche
die meiste Zeit des Tages bewegungslos dasaß, fast immer mit
einem Finger an ihrer Brille. »Aber sie kann stundenlang wunderbar
Klavier spielen, und dabei verschwindet ihr Parkinsonismus und
alles geht leicht und flüssig, frei und normal«, berichtete Sacks dem
begeisterten Gremium, »die Musik befreit sie für einige Zeit von
ihrem Parkinsonismus – und nicht nur das Musikmachen, sondern
auch die Vorstellung von Musik. Rosalie kennt den ganzen Chopin
auswendig, und man braucht nur ›Opus 49!‹ zu sagen, und es ändern
sich ihre ganze Körperhaltung und ihr Ausdruck.« Sacks beschrieb
weiterhin, wie sich ihr EEG – das gewöhnlich komagleiche Stille

159

registrierte – und ihre motorische Aktivität völlig normalisierten, selbst wenn die Musik nur in ihrem Kopf spielte!

Geschichten wie diese sind typisch für das Beth Abraham, ein Krankenhaus, das dem Albert Einstein College of Medicine in New York City angeschlossen ist. »Das Gedächtnis bleibt scheinbar immer erhalten, man verliert manchmal nur den Zugang«, erklärt der musiktherapeutische Leiter Concetta M. Tomaino, »Musik nimmt beim Abrufen der gespeicherten Erinnerungen eine Schlüsselstellung ein.«

Therapeuten am Institut vermuten, daß die Musik bestimmte Arten von Taubheit rückgängig machen bzw. ihnen vorbeugen kann. »Wahrscheinlich«, schreiben sie, »trägt die Musik vielfach zur Wiederherstellung neuraler Funktionen bei: indem sie die Regeneration der Nervenzellen fördert, neue Synapsenschaltungen anregt und den Genesungsprozeß beschleunigt.«

Es ist bekannt, daß beim Ausfallen neurologischer Funktionen andere Gehirnbereiche kompensatorisch einspringen können und die ausgefallene Funktion zum Teil oder ganz übernehmen. Dieses Phänomen der *neuralen Plasitizität* kann durch Klänge und Musik sowie durch bestimmte Körper- und Sprechübungen kurzgeschlossen oder beschleunigt werden. In Beth Abraham untersucht man gerade musik- therapeutische Maßnahmen zur rascheren Wiederherstellung von Gehirnfunktionen und des Normalverhaltens bei Schlaganfallpatienten.

Eine andere interessante Untersuchung wurde mittels eines neuen Meßverfahrens durchgeführt, der Brain Electric Source Analysis (BESA), die in Verbindung mit einer Magnetresonanztomographie Aufschlüsse über die neurologische Grundlage der Musikrezeption gibt. Mit der BESA ist man in der Lage, die Gehirnaktivitäten von Patienten mit Dementia oder anderen neurologischen Störungen zu kartographieren, während diese Musik hören. Die Wissenschaftler wollen erfahren, inwiefern die rhythmischen Muster der Musik das Gehör dauerhaft verändern können – und ob sich dies auch auf

160

Berührung, Bewegung, Wahrnehmung und andere sensorische, motorische und kognitive Funktionen ausdehnen läßt.

Kürzlich berichtete das Institut, man habe zum ersten Mal die Regeneration menschlicher Hörzellen induzieren können. Der Verlust der Cilia, der für die Klangübertragung verantwortlichen Hörhaare im Innenohr, galt bisher als irreversibel. Das alles läßt auf das nächste Jahrtausend hoffen. Die durch neue Technologien gestützte Neubewertung der Musik dürfte innerhalb der nächsten Jahre zu einer völlig neuen Auffassung des Gehörs führen.

Musik im Operationssaal

Lind Rodgers, eine in der Klinik tätige Sozialarbeiterin und klassisch ausgebildete Musikerin aus Katonah, New York, hat sich auf die präoperative Betreuung von Patienten spezialisiert. Ihr diesbezügliches Interesse geht auf eine Mandeloperation in ihrer Kindheit zurück, deren unangenehme Details ihr bis heute in lebhafter Erinnerung geblieben sind: »Ich weiß noch«, sagt sie, »daß mich meine Mutter in aller Herrgottsfrühe weckte und sagte, heute ginge es nicht in die Schule, sondern ins Krankenhaus … daß ein anderes kleines Mädchen im Wartezimmer ein Organdykleid trug und der Meinung war, es ginge auf eine Party … daß ich nach der Operation nicht die versprochene Riesenportion Eis vorfand, sondern schlimme Halsschmerzen hatte und mir kotzübel war.« Derartige Erinnerungen begründen dauerhafte Ängste vor Operationen, Krankenhäusern, Ärzten, Schwestern – und jedem in diesem Umfeld.

Nach ihrem Abschluß an der Hunter College School of Social Work begann Rodgers 1982 am Mount Sinai Hospital in New York zu arbeiten und erhielt die Erlaubnis, bei einer offenen Herzoperation zuzuschauen. Neben der alarmierenden Kakophonie im OP war über zwei Lautsprecher Frank Sinatra zu hören, was sie erstaunte. Der Chirurg erklärte ihr, daß er diese optimistische Musik liebe, aber

Rodgers stimmte das Lied traurig. Sie hatte es Mitte der 50er Jahre zum ersten Mal gehört, als ihr Vater wegen Kieferkrebs operiert werden mußte, und das Lied rief sofort diesen schrecklichen Tag in Erinnerung. »Wäre ich auf dem Operationstisch gelegen, wer hätte über meine persönliche Reaktion Bescheid gewußt?« fragte sie sich. Das veranlaßte Rodgers nachzuforschen, ob Patienten während der Narkose hören. Sie hatte bald eine Fülle von Studien gefunden, die bewiesen, daß dies der Fall ist, man selbst im bewußtlosen Zustand weiterhört. Eines der klassischen Experimente war an einer narkotisierten Katze durchgeführt worden, deren EEG auf Hundegebell drastisch ausschlug. »Die Hörbahn hat anders als die anderen Sinnesorgane ein Extrarelais«, erklärt Rodgers, »der Hörvorgang wird von der Narkose nicht beeinträchtigt. Einfach gesagt: *Wir hören nie zu hören auf!*«

In einem Vortrag 1993 erörterte Rodgers die Anwendung der Musiktherapie im Operationssaal. Sie betonte, daß Musik emotional wirkt und deshalb von Mensch zu Mensch verschieden erfahren wird. Ideal für den OP ist *anxiolytische* Musik, so fand sie heraus, also Musik, die speziell zur Angstreduktion entworfen wurde. Diese Art der Musik wurde Mitte der 70er Jahre in Deutschland in der Anästhesieabteilung eines Lüdenscheider Krankenhauses entwickelt. In der anxiolytischen Musik werden Texte und Gesang vermieden sowie alles, was unangenehme Erinnerungen hervorrufen könnte. Die Idee ist, einen freien Klangfluß zu schaffen, von dem sich die Zuhörer entspannt tragen lassen.

Um die Patienten außerdem davor zu bewahren, daß sie während der Operation versehentlich beunruhigende Geräusche oder geschmacklose Unterhaltungen mitbekommen (etwa »dieser alte Sack schafft es nicht«), empfiehlt sie, daß sie über Kopfhörer vor, während und nach der Operation selbst ausgesuchte Kassetten hören sollen. Rodgers hat eine durch Farben markierte Kassettenreihe von Entspannungsmusik zusammengestellt, die mit am Infusionshalter befestigt wird, so daß sich der Patient jederzeit vergewissern

162

kann, welche Musik gerade gespielt wird. »Wenn der Patient seine Angst und seine Schmerzen effektiver kontrollieren lernt«, schloß Rodgers, »werden Komplikationen unwahrscheinlicher, er wird schneller gesund, dadurch verkürzt sich der Krankenhausaufenthalt, und zukünftige Operationen werden weniger gefürchtet.« Heute ist dieses Verfahren mehr denn je auf dem Vormarsch.

Zwischenspiel
Einstimmung auf die Operation

Wachräume oder Wachstationen sind, was den Lärmpegel angeht, nicht gerade erholsam. Erwacht man nach der Operation aus der Narkose, kann dieser sogar sehr beängstigen. Hier kann das Musikhören eine große Hilfe sein, da es für eine entspannte, familiäre Atmosphäre sorgt.

Bereiten Sie sich bei einer bevorstehenden Operation bereits einige Tage vorher auf das Aufwachen nach der Narkose vor. Suchen Sie sich eine langsame, schöne Barockmusik oder klassische Musik aus, und hören Sie sich diese täglich mit geschlossenen Augen im Liegen an. Sagen Sie sich, daß es Ihnen gut geht, Sie bald ganz gesund sein werden, daß die Operation vorbei ist und daß Sie sich jetzt in Sicherheit befinden. Die Musik wird die Geräusche überdecken und Ihnen beistehen.

Viele Krankenhäuser bieten jetzt Musikprogramme zur Genesung, Operation und Vorbereitung an. Erkundigen Sie sich im Vorfeld danach, und falls es nichts gibt, bringen Sie Ihren eigenen tragbaren Kassettenrekorder oder CD-Player mit, am besten einen mit einer Endlosspielfunktion. Bitten Sie eine Kranken- oder Hilfsschwester, diesen für Sie anzuschalten, sobald Sie nach der Operation in den Wachraum gebracht werden.

Popmusik, schnelle Musik und Vokalmusik sind wegen ihres
emotionalen Inhaltes und des dynamischen Rhythmus für die-
sen Zweck nicht so gut geeignet. Musik zur Genesung braucht
nicht Ihre Lieblingsmusik zu sein. Aber sie sollte auf transpa-
rente Weise beruhigen.

1997 zog sich der damals mächtigste Mann der Welt, Präsident
William Jefferson Clinton, einen Sehnenriß zu. Er wollte unter
Lokalanästhesie operiert werden und wünschte während des Eingriffs Country-Western-Musik zu hören. Dieser Sound hatte ihn in
seiner Jugend in Arkansas aufgerichtet.
Auch Linda Rodgers wuchs, wie Mozart, mit Musik auf. Ihr Vater
war Richard Rodgers, der einige großartige Broadway-Musicals
komponierte, darunter Pal Joey, Oklahoma, Carousel, The King
and I und The Sound of Music.

Musik und Medizin

»Der Arzt sagte, am besten wäre Musik für
sie … Nun hörte sie also über Graces Kopfhörer verrauschte Mozartklänge, wurde vom
Rhythmus angesteckt und begann ihr Handgelenk zu bewegen.«

NICHOLAS EVANS,
The Horse Whisperer

Beth Abraham und Mount Sinai stehen für Hunderte von Krankenhäusern und Universitäten auf der ganzen Welt, die Musiktherapie
fördern und anwenden.

• Am Charing Cross Hospital in London hören Patienten, die unter
  Lokalanästhesie operiert werden, klassische Musik. *New Scien-*

tist berichtete, daß bei denjenigen, die ihre eigene Musik aussuchten, seltener Komplikationen auftraten und sie schneller genasen. »Manche sind mit ihren Kopfhörern ganz in ihrer eigenen Welt«, stellte ein Anästhesist fest, »sie bemerken kaum den Lärm (des Sägens und Bohrens), den wir beim Hüftersatz machen.«

* In einer 1995 im *Journal of the American Medical Association* veröffentlichten Studie untersuchten Forscher an der Staatsuniversität New York in Buffalo die Auswirkung von Musik auf fünfzig Chirurgen im Alter von 31 bis 61 Jahren. Die Ärzte arbeiteten, während sie selbst ausgesuchte Musik hörten – ihre Vorlieben reichten von sechsundvierzig klassischen Kompositionen über zwei Jazzstücke bis zu zwei irischen Folksongs mit Trommel- und Pfeifenspiel. Die Wissenschaftler fanden heraus, daß die Chirurgen unter diesen (sehr angenehmen) Bedingungen einen niederen Blutdruck und eine langsamere Herzrate hatten und schnellere und genauere Anweisungen gaben.

* Am St. Luke's Hospital in Chesterfield, Missouri, wird Musiktherapie angewendet: in der Rehabilitationsabteilung, auf der Intensivstation, in Therapiegruppen bei Brustkrebs- und Schlaganfallpatienten/innen, bei Geburten, in der Psychiatrie und Allgemeinmedizin.

* Am Saint Mary's Hospital in Green Bay, Wisconsin, kümmern sich Schwestern um die musikalische Versorgung. Den Patienten stehen auf jeder Station Kassettenrecorder und Kopfhörer zur Verfügung.

* Dr. Paul Robertson, Gastprofessor für Musik und Psychiatrie an der Universität Kingston, verweist auf Studien, die beweisen, daß Patienten vor schweren operativen Eingriffen nur die Hälfte der empfohlenen Menge an Tranquilizern und Sedativa brauchen, sobald sie nur 15 Minuten Entspannungsmusik hören.

* Am Medical Center der Universität Massachusetts in Worcester wird Krebskranken und anderen Schwerkranken statt Tranqui-

lizern und Schmerzmitteln die Musik der Harfenistin Georgia
Kelly verschrieben.

- Die medizinische Fakultät der Universität Louisville fördert das
  Innovative Arts in Medicine Program (Kunst in der Medizin) in
  Zusammenarbeit mit dem Department of Psychiatry and Behavior Sciences. Dr. Alice H. Cash leitet seit 1990 die musiktherapeutische Abteilung. Sie spielt Keyboard, ist Musikologin und
  klinische Sozialarbeiterin, die Sprechgesangs- und Intonations-
  gruppen eingeführt hat und auch mit Alzheimerpatienten musiktherapeutisch arbeitet. Mittlerweile sind die Chirurgen des
  Krankenhauses dafür bekannt, daß sie tragbare Kassettengeräte
  mit in den OP nehmen.

Das Multisensory Sound Labor der kommunikationswissenschaft-
lichen Abteilung der Universität Oklahoma (eine von mehreren
derartigen Einrichtungen im Land) macht tauben und hörgestörten
Kindern neue Hoffnung. Das von Norman Lederman eingerichtete
Labor hat einen schallempfindlichen Boden, auf dem bis zu 15
Kinder Platz haben, und bietet ihnen allerlei. Das Audiosystem
verstärkt (bis zu zwei Oktaven) und überträgt den Schall, so daß
er vom Körper über den Boden gespürt und durch verschiedene
andere visuelle, taktile und auditive Displays wahrgenommen werden kann – ferner bringt dieses System bunte Lichterketten, Kalei-
doskopmuster und einen besonders frequenzempfindlichen Luma-
Lichtturm.
Was bewirkt dies alles? Das Sound Lab hat sich als sehr hilfreich
erwiesen bei der Verbesserung des analytischen Hörens, der Stimm-
kontrolle und Sprachfähigkeit.
1994 erschien im *Journal of the Academy of Rehabilitative Audiology* ein Artikel über einen typischen Fall. Ein zweijähriges Mädchen hatte eine ziemlich schwere Hörstörung und sprach nicht. In
Begleitung ihrer Mutter und des behandelnden Arztes wurde es auf
den Schallboden gesetzt. Sie bekam Hörhilfen aufgesetzt, über die

abwechselnd das rechte und linke Ohr beschallt wurden. Die Zimmerbeleuchtung wurde zur Steigerung der Lichtorgel gedämpft und dann mit der Schallstimulation begonnen. Dazu gehörten die Stimme der Mutter, ein elektronischer Baßtrommelschlag und eine batteriebetriebene Spielzeugkuh, die »muhte«.

Als sie die Klänge durch ihre Hörhilfen wahrnahm, legte sich das kleine Mädchen prompt vor der Lichtorgel auf den Bauch, die Handflächen auf den Boden. Sie schien im Lauf der Zeit die Bodenschwingung stärker wahrzunehmen. Innerhalb von zwanzig Minuten reagierte sie auch ohne visuelles oder »vibrotaktiles« Feedback auf die Stimme der Mutter und das Muhen der Kuh. Sie begann auch dann auf die dunkle Lichtorgel zu zeigen, als zwar Klänge zu hören waren, aber die multisensorische Anlage längst ausgeschaltet war. Zum ersten Mal in ihrem Leben lernte sie das Zuhören.

Die Legende vom Urgesang

Offensichtlich gab es schon vor der Sprache Tanz und Gesang, so daß die Musik als Ursprache des Menschen angesehen werden kann. Wissenschaftler haben herausgefunden, daß ungefähr zwei Drittel der *Cilia* – der abertausend winzigen Hörhaare im Innenohr, die wie Klaviertasten auf einer ebenen Fläche liegen und auf verschiedene Klangfrequenzen ansprechen – nur bei höheren »musikalischen« Frequenzen (3000 bis 20 000 Hertz) mitschwingen, was darauf hinweist, daß sich die Menschen ursprünglich einmal über Gesänge oder Lautäußerungen verständigten. Das älteste Musikinstrument der Welt ist gegenwärtig eine Knochenflöte, die auf 43 000 bis 82 000 Jahre geschätzt wird und Mitte der 90er Jahre in Slowenien ausgegraben wurde.

Im Westen lassen Mythen und Legenden vermuten, daß vor dem Turmbau zu Babel ein universales Alphabet aus Tönen und Rhythmen existierte. Man nimmt an, daß dieser Urgesang aus einer

167

Motivreihe aus zwei oder drei Tönen und Tonhöhen bestand, die jedermann auf der Welt verstehen konnte. Man denkt leicht an eine solche melodische Sprache, sobald man Eltern ihre weiter entfernt spielenden Kinder beim Namen rufen hört, zum Beispiel »Dori«, »Bob-bi« oder »Su-zi«, mit einem Abfall der Tonhöhe auf der zweiten Silbe. In den 70er Jahren wandten sich der Dirigent und Komponist Leonard Bernstein und der Harvard-Psychologe Howard Gardner der Erforschung des Urgesangs zu und entdeckten, daß man praktisch überall auf der Welt ein drei Noten umfassendes Motiv kennt.

Die Wurzeln der Schamanen- und Eingeborenenmusik reichen bis in die Anfänge der Zivilisation zurück, als mit dem Klang von Trommeln, Klappern und anderen einfachen Instrumenten die Gemeinde zusammengerufen, die Getreideaussaat und Ernte eingeleitet, die Jahreszeiten begrüßt und die Stämme in den Krieg geführt wurden. Mit Musik wurden Geburten, Hochzeiten, Initiationen und Bestattungen gefeiert. Der Schamane – ein Heiler im weiteren Sinn – rief mächtige Geister an zur Heilung und zum Schutz von Einzelpersonen, Familien und Volksstämmen. Seine Gebete, Anrufungen und Exorzismen fußten auf Klängen. Man spürte, daß Klänge und Musik die oberen und unteren Kräfte auf magische Weise verbanden. Der Schamane bildete die Brücke zwischen den Welten, konnte Geister herabrufen, heraufbeschwören, austreiben und besänftigen.

Die alten Heilsysteme stützten sich auf die geistige Welt. Geister wurden für die Verursachung – und Lösung – der großen Lebensprobleme verantwortlich gemacht. Also versuchten die alten Heiler – im Gegensatz zu den modernen Ärzten, die bloß diagnostizieren und Medikamente verabreichen – eine Verbindung zwischen dem normalen und dem höheren Bewußtsein herzustellen, sehr oft unter Verwendung von Talismanen, Musik und Klang. Zeremonien und Rituale verbanden Kunst, Musik und andere Therapieformen zu einem nahtlosen Ganzen – wie beispielsweise die Navajogesänge, bei denen sich Sandmalerei und Sprechgesang miteinander verweben.

Heilung, das große Drama mit drei Handlungsträgern: dem Schamanen oder Arzt, dem Patienten und dem Unsichtbaren (Geist). die Alten erkannten, welche Bedeutung die Mitwirkung an der eigenen Heilung für die kranke oder leidende Person, Familie oder Gemeinde hatte. Durch die Aktivierung unbewußter Symbole, deren kollektive Gültigkeit in Mythen zum Ausdruck kam, bezogen sie kulturelle Vorstellungen, Totems, bedeutungsgeladene Gegenstände und Träume mit in den Heilungsprozeß ein. Mit der Musik spornte der Priester oder die Priesterin den Kranken an, Körper und Geist zu integrieren und der Ursache seiner Krankheit auf die Spur zu kommen. Dieser Klangfluß trug zur Verstärkung des Genesungswillens bei und beschleunigte die Wiederherstellung der geistigen und körperlichen Gesundheit.

Das trifft auf die heutigen christlichen Heilungsgottesdienste ebenso zu wie auf die alten Eingeborenenrituale. Als ich noch im College war, pflegte meine Tante für mich »in Zungenrede« zu beten. Das war ihre Art, mit dem Geist Kontakt aufzunehmen. Auch Fernsehprediger haben einen ähnlichen Sprechrhythmus und Tonfall wie die Schamanen in Eingeborenenkulturen. Ob in Tulsa, Johannesburg oder auf Bali, diese Zungenreden öffnen ein geistiges Tor in die Welt des Glaubens.

Heutige Eingeborenenmusik

»Am Abend vor der Beschneidung fand in der Nähe unserer Hütten eine Zeremonie statt, bei der gesungen und getanzt wurde. Die Frauen kamen aus den Dörfern der Umgebung, und wir tanzten zu ihrem Gesang und ihrem Klatschen. Als die Musik schneller und lauter wur-

de, tanzten wir immer wilder und vergaßen für
einen Augenblick das, was uns bevorstand.«
NELSON MANDELA,
Der lange Weg zur Freiheit

Vom sibirischen Schamanismus über mexikanische römisch-katho-
lische Heilungsmessen, indianische Heilungszeremonien zu traditionellen afrikanischen Ritualen weisen Eingeborenenrituale erstaunliche Ähnlichkeiten auf. Ob die Stimme nun von Trommeln,
Klappern oder Flöten begleitet wird, sie ist es, die Geister wie vor
Tausenden von Jahren herbeiruft. Gemeinsames Singen, Atmen,
Tanzen und Sichbewegen schafft ein kollektives Bewußtsein – ob
im Lauf eines die ganze Nacht dauernden Trommelrituals oder einer
siebenminütigen Anrufung. Während einer Eingeborenenzeremo-
nie versetzen sich alle Teilnehmer in einen tranceähnlichen Zustand.
Hat sich die Gruppe einmal konsolidiert, ist die Bühne für den
Auftritt der heilenden Geister bereitet.
1971 kam ich das erste Mal nach Indonesien. Bevor ich mich auf
Bali ins normale Touristenleben stürzte, machte ich mich mit einer
Gruppe von Musikern auf einen dreistündigen Weg per Bus und zu
Fuß in ein abgelegenes Dorf. Dort hatten sich alle Einwohner zur
Initiation zweier junger Mädchen nach ihrer ersten Menstruation
versammelt. Ich staunte, daß das ganze Dorf an dem Ritual teilnahm. Die Männer saßen auf der einen, die Frauen auf der anderen
Seite. Anfang und Ende der Zeremonie waren offen.
Zur Anrufung der zuständigen Gottheit kam ein weißgekleide-
ter Mann, ein Hindupriester, und opferte ein kleines Huhn. Danach folgte ein unglaublicher Gesang – rhythmisch mitreißende,
anschwellende Lieder von den Männern, dialogisch unterbrochen
von süßen lyrischen Melodien der Frauen. Jetzt tauchten im Tem-
peleingang zwischen einem Säulenpaar zwei junge Mädchen auf
(sie wirkten nicht älter als zehn Jahre!), in eleganten Batik-Sarongs
mit Blumenschmuck im Haar und die Augen geschlossen. Die

170

Mädchen wurden von einem Priester über der Schulter vom Eingang in die Tempelmitte getragen. Über eine Stunde lang tanzten sie mit geschlossenen Augen in fast perfekter Harmonie – wobei sie mit ihren Gesten abwechselnd die fließende Eleganz der Frauen und die zackigen Bewegungen der Männer nachahmten – und die lieblichen, mütterlichen und lauten, reinigenden väterlichen Klänge sie in die Frauenwelt hineingeleiteten. Ihre ausdrucksstarken kleinen Hände erzählten eine Geschichte, die ich nicht verstand, aber ich konnte sehen, daß ihr Tanz die Polarität zwischen dem Männlichen und Weiblichen ausdrückte und die Reise eines unberührten Mädchens an die Schwelle des Frauseins symbolisierte, in der zeitlosen Sprache des Mythos und Rituals.

Die Zeremonie war keine Vorstellung für Touristen, sondern für ein paar ausländische Musiker und Künstler eine Sternstunde. Ich sah bezaubert zu, einerseits begeistert, daß ich Zeuge dieses uralten menschlichen Schauspiels werden durfte, andererseits aber zutiefst traurig, daß unsere Kultur die Verbindung zu dieser lebensspendenden Ebene weitgehend verloren hat. Heute gibt es wenige Rituale für die amerikanische Jugend, außer denen, die sie sich selbst geschaffen hat, eigentlich nur in den Bereichen des Sports und der Popmusik.

Einige Jahre später erlebte ich auf einer Südafrikareise etwas Ähnliches. Ich war in einem Mercedes nach Elizabethtown unterwegs, das in der Nähe der Küstenstädte New London und Durban liegt, als ich Eingeborene, eine Gruppe von Knaben und Männern, über die Landstraße laufen sah. Ich bat meinen Begleiter von der South African Teachers Association, den Wagen anzuhalten. Als ich mich umsah, bemerkte ich, daß an dieser Stelle die nagelneue Landstraße einen heiligen Pfad kreuzte. Der alte Weg führte zu einer Hütte. Dort, so erfuhr ich, würden die Jungen beschnitten und zu Kriegern initiiert werden. Obwohl die Mitglieder dieses Stammes eine Schulbildung hinter sich hatten, Englisch sprachen und am modernen Wirtschaftsleben Südafrikas teilnahmen, bewahrten sie durch die

Fortsetzung der Riten und Rituale die traditionelle Verbundenheit mit ihrer Heimat, den Geistern und Ahnen. Sobald die Väter mit ihren Söhnen die Hütte erreicht hatten, begannen sie mit ihren Sprechgesängen und Gesängen.

Nelson Mandela beschreibt in seiner Autobiographie, aus der ich oben zitierte, eine ähnliche Initiationszeremonie, die er als Mitglied des Xhosa-Stammes mitmachte. Das moderne, post-apartheitliche Südafrika, für das Nelson Mandela eintritt, ist eines, in dem sich Tradition und Moderne auf fruchtbare Weise ergänzen. Und die Tatsache, daß das Gefängnis Robben Island, in dem der zukünftige Präsident Südafrikas 18 Jahre verbrachte, 1997 zu einem Kunst- und Kulturzentrum umgebaut wurde, gibt Anlaß zu großer Hoffnung.

Mit traditioneller Musik heilen

Der Mozart-Effekt umfaßt, wie man sehen kann, sowohl traditionelle als auch klassische und moderne Klänge. Die Beliebtheit der sogenannten »Weltmusik« – die zu den Haupttrends der 90er Jahre zählt – hat für eine detaillierte Erschließung unseres gesamten musikalischen Erbes gesorgt. Wir haben jetzt Zugang zu den spezifischen Instrumenten und Klangarrangements eines jeden Kontinents, was bedeutet, daß die Musiker als echte klangtherapeutische Vermittler auftreten können.

Die Weltmusik dient auch als Brücke zwischen dem traditionellen Heilen und der modernen Medizin. Skeptische westliche Ärzte und Heilberufler vertrauen eher jahrhundertelang bewährten Methoden, als beispielsweise neueren holistischen Therapien. Hier einige Beispiele.

Chinesische Musiktherapie

In China hält die traditionelle Musiktherapie mit modernen Krankheiten und Beschwerden Schritt. K. F. Choy, ein Hongkonger

172

Geschäftsmann, forscht auf diesem Gebiet und zeichnet für die Herausgabe einer Albenreihe verantwortlich, mit den Titeln *Fettleibigkeit, Verstopfung, Schlaflosigkeit, Entspannung, Streß, Leber, Herz und Lunge,* die ein Instrumentalstück enthält, das ich gerne als »Blasen-Nieren Suite« bezeichne. In den meisten dieser ausgezeichnet gemachten Aufnahmen sind traditionelle chinesische Instrumente zu hören. Bei einem kürzlichen Japanbesuch stieß ich auch auf mehrere Sammelwerke klassischer und romantischer Musik zu therapeutischem Gebrauch.

Aus der fernöstlichen Philosophie und Medizin sind im Lauf der Jahrhunderte Heilsysteme hervorgegangen, welche die pentatonische bzw. fünfstufige Tonleiter zu den Jahreszeiten, Körperorganen und -funktionen, Geschmacksrichtungen und zu besonderen Lebensmitteln in Beziehung setzten. Die fünf Töne werden auch durch besondere Instrumente, Musizierweisen und Darstellungsformen exemplifiziert.

Eine der charismatischsten Persönlichkeiten in der chinesischen Musiktherapie ist Kung Tai, 28 Jahre, der *Qi-Gong*-Bewegungsabläufe mit eigenen Texten und Liedern kombiniert. Wie seinen westlichen Kollegen geht es ihm um eine Anpassung der alten Kunst des musikalischen Heilens an heutige Bedürfnisse. 1986 hatte Kung während der Meditation ein außerkörperliches Erlebnis und sah ein goldenes Licht von einer lotusförmigen Bühne strahlen. Dann hörte er eine Stimme eine sphärische Melodie singen, die Grundlage seiner Komposition *A Leisurely Journey* wurde. 1991 gab er in der Pekinger Musikhalle vor über zweitausend Zuhörern sein erstes öffentliches Konzert. Dabei soll es zu mehreren Spontanheilungen gekommen sein. Seitdem hat Kung im Pekinger Fernsehstudio Live-Auftritte.

Ein anderer zeitgenössischer chinesischer Musiktherapeut, Wang Hsu-Tong, erforscht gegenwärtig in Zusammenarbeit mit dem Shanghaier Komponisten Wu Hsiao-Ping die Auswirkungen rhythmischer Muster auf den menschlichen Körper. Dr. Wang sagt, es ginge ihm um Naturheilmethoden, und Klänge böten die Möglichkeit, Krankheiten sanft zu heilen. Dr. Mong Chin-Shan, ein Kollege, glaubt, daß die Musik als nichtinvasive Behandlungsform große Zukunft hat und Medikamenten überlegen ist, auf die seiner Meinung nach nur im äußersten Notfall zurückgegriffen werden sollte. Auch bei der Behandlung von Neurosen und seelisch bedingten Krankheiten erweise sich Musik als erstaunlich wirksam.

Indische Heilmusik

In Indien hat über den Himalaya hinaus die Verschmelzung von Medizin und Musik eine lange Tradition. Pat Moffitt Cook, die Herausgeberin der Zeitschrift *The Open Ear,* mit Sitz in Bainbridge Island, Washington, traf auf ihrer Reise in den Subkontinent vor einigen Jahren mit einer bekannten Dorfheilerin namens Koshalya zusammen. Bei ihrer ersten Begegnung bat Koshalya Cook alleine in ihre Behandlungshütte aus weißgestrichenen Backsteinen und einem Strohdach. Dort betete Koshalya gewöhnlich zu Sitla, der Hindugöttin der Krankheiten, um ihren Patienten zu helfen.

Im Raum, der drei mal drei Meter maß und 1,80 cm hoch war, fiel Pat Cook ein Aluminiumteller auf. Sie hob ihn auf, setzte sich dann und nahm mehrere Minuten lang »einfach den Raum wahr«. Plötzlich hörte sie eine schlichte Melodie und dachte zunächst, daß irgend jemand vor der Hütte summte. Dann schien es, als käme die Melodie von den Wänden. Eine Hütte, die sang? Cook fing an, leise vor sich hin zu summen. Als die Musik aufhörte, hielt sie noch immer den Aluminiumteller in der Hand, sie stellte ihn hin und wußte, daß es Zeit war zu gehen.

Draußen teilte sie ihre Erfahrung mit, und Koshalya strahlte. Sie erklärte, Cook hätte *die* Musik gehört, den Heilgesang. »Sitla hat dich also aus Amerika hergerufen«, sagte sie. »Ich werde dir alles beibringen, was ich weiß.« Koshalya nahm Cooks Hand in ihre faltigen Hände, und die beiden Frauen sahen sich schweigend an. Cook erzählte mir, sie habe in diesem Moment tiefen Frieden empfunden und sei für längere Zeit bei dieser indischen Frau als Freundin, Schülerin und Forscherin geblieben.

Obwohl man sich über Cooks Initiation leicht lustig machen kann, ist die von ihr erlernte Heilmethode so alt wie die Veden und Upanishaden, die jahrtausendealten heiligen Schriften Indiens. Wie bei den Indianern werden darin Visionssuche und prophetische Träume, heilige Musik und Gesang als Göttergeschenk betrachtet. Laut Mythos erschuf der Gott Shiva die Musik und den Tanz aus dem Urklang und lehrte sie der Göttin Sri, seiner Frau, die sie wiederum den anderen Göttern und Göttinnen beibrachte. Aus Mitleid mit den Menschen brachte der Gott Brahma mit der fünften Veda, der Sama Veda, die Musik auf die Erde. Narada erfand unterdessen die *Vina,* ein harfenähnliches Instrument. Und Bharata stellte in seinem Klassiker *Natyasastra* zum erstenmal die *Ragas* vor. Seitdem verehren die Hindus Saraswati, Brahmas Gattin, als Göttin der Musik, des Wissens und der Rede. Im Lauf der Jahrhunderte gingen unterschiedliche Stile und Schulen hervor, darunter die Ragas der Alvaren in der tamilischen Sprache Südindiens.

Eine Raga ist eine traditionelle Komposition religiöser Musik mit improvisierten tonalen Progressionen, rhythmischen Mustern und melodischen Formeln. Ganz anders als die meiste westliche Musik, in der die Noten fest umrissen sind, verschmelzen in den Ragas und meisten anderen indischen Musikformen die Töne fast miteinander, was einen lieblich-ruhigen Klang erzeugt.

Die traditionelle indische Musik ist in ganz Indien Forschungsgegenstand und Heilmittel an Krankenhäusern, Universitäten und Therapiezentren. In Bangalore verschrieben Ärzte am National Institute of Mental Health and Neuro Sciences kürzlich einem berühmten Mathematiker eine Musiktherapie, der aus einem kleinen Schrein Geld gestohlen hatte, der Ganesha, dem elefantenköpfigen Gott des Reichtums, geweiht war. Er hatte sich suchtgetrieben von dem Geld Tabak gekauft, um seine Nerven zu beruhigen. In Madras hat das Raga Research Center ein interdisziplinäres Team von Allgemeinärzten, Neurologen, Psychiatern, Psychologen und Musikern versammelt, die verschiedene Ragas auf ihre Brauchbarkeit in der Musiktherapie hin untersuchen. Sie haben zwei besondere Ragas ausfindig gemacht, die sich bei der Behandlung von Bluthochdruck und Geisteskrankheit bewähren.

Vergessene Musiktherapien des Nahen Ostens

Wie Reisende auf der alten Seidenstraße können wir den therapeutischen Gebrauch der Musik aus China und Indien über Zentralasien zum Tor des Westens verfolgen. Mit zwölf Jahren hatte der türkische Musiktherapeut Rahmi Oruc Guvenc einen sonderbaren Traum. »Ich sah einen Fremden, der mir eine Geige entgegenhielt und sagte: ›Spiele.‹ Ich sagte: ›Ich kann nicht. Ich weiß nicht, wie es geht.‹ Er sagte: ›Doch, du wirst spielen.‹ Also nahm ich sie und begann zu spielen. Als ich aufwachte, erzählte ich dieses Erlebnis meinem Vater, und er ging noch am selben Tag los und kaufte mir eine Geige.«

Nach drei Jahren Geigenunterricht wechselte Guvenc zur *Ud* über, der Vorfahrin der Laute, zur *Nay,* einer Rohrflöte, der dreiseitigen *Rebec,* und anderen traditionellen türkischen Instrumenten. Nachdem seine Großeltern aus der tatarischen Republik in die Türkei eingewandert waren, begann er sich auch für die Musik Zentralasiens zu interessieren. Nach seinem Philosophiestudium an der Universität Istanbul studierte Guvenc Medizin, wobei er sich auf Musiktherapie spezialisierte. Trotz westlicher Orientierung ermutigte ihn sein Professor, den vergessenen musiktherapeutischen Ansätzen des mittleren Ostens nachzuforschen. Guvencs Nachforschungen führten ihn zu El Farabi, Ibn Sina (im Westen als Avicenna bekannt) und anderen großen Ärzten des Mittelalters, die schon Musik in ihre Behandlung einschlossen. Er erfuhr, daß es in manchen islamischen Krankenhäusern besondere Musikräume gab und die Ärzte bei der Behandlung bestimmter Beschwerden auf die *Maqam* (improvisierte Musikform in bestimmter Tonart mit festlie-

176

genden Motiven) zurückgriffen. Guvenc studierte auch die Musik und Tänze der Sufis, der wirbelnden Derwische, sowie die Volksmusik der tatarischen Republik und Kasachstans.

Nach dem Abschluß seines Medizinstudiums richtete Guvenc an der Universität Istanbul ein musiktherapeutisches Zentrum ein, wo er Patienten empfängt und Studenten aus vielen Nationen unterrichtet. Die Ausbildung ist streng, jeder Student muß drei Instrumente und überlieferte Techniken des Instrumentenbaues erlernen. Das Musiktherapiezentrum hat gegenwärtig vierzig Mitarbeiter und eine Nebenstelle in Wien.

Eine argentinische Muse

Silvia Nakkach, gebürtige Argentinierin und interkulturelle Musikerin und Musiktherapeutin, pendelt zwischen ihren Wohnungen in San Francisco, Rio und Madrid, wo sie als moderne Muse auftritt, um mit Hilfe von Klängen und Rhythmen das Leben vieler zu transformieren. Ihre multikulturellen Workshops beginnen damit, daß die Teilnehmer – meist Heiler, Lehrer und Lehrerausbilder – sich einander leicht berührend zusammenstehen. Nakkach nimmt die gruppendynamische Stimmung auf, die sie mit den Teilnehmern zu einem improvisierten Begrüßungsgebet, einer neuen Arie oder einem amazonischen Eingeborenenruf weiterentwickelt. »Wichtig ist, daß ich nicht nach Noten singe, sondern die vom Gruppengeist ausgelöste Musik hervorbringe«, sagt sie. Eingespielte meditative Klänge, wie tiefe Brummtöne und Intonationen konsolidieren die musikalische Trance und das »transpersonale Feld«.

Im zweiten Teil des Workshops wird dieser Bewußtseinszustand durch das Singen von Ragas und schamanische Rhythmusübungen verstärkt. Nakkach führt die Teilnehmer in alte Vokalmusik, afrobrasilianische Sprechgesänge, skandinavische Volkslieder, moderne Gesangstechniken und Rhythmen anderer Kulturen ein. In der dritten Phase steht der spontane Ausdruck im Vordergrund, wobei sich die Teilnehmer auf Improvisationsvorgaben stützen,

177

darunter musikinduzierte Phantasiereisen, Wiederholungsgesänge, Bossa-nova- oder Tangorhythmen, Stimmprojektion, Stichwörter für Liedtexte, Wortspiele und gregorianische Gesänge.

»Anhaltendes Zuhören und Wachsamsein ist der Schlüssel zur Selbsttransformation«, stellt Nakkach fest. »Aus ihnen entspringt die neue alte Form echter Therapie: die Heilstimme und die Kraft des eigenen Gebets.«

Obwohl sie mit Menschen aus der ganzen Welt zu tun hat, findet Nakkach, daß die Südamerikaner besonders flexibel sind und mit ihrem schöpferischen Wesen in Verbindung stehen. Auch bedingt der oft harte Überlebenskampf eine engere Familiensituation, und man betätigt sich häufiger künstlerisch und musikalisch als Familien in den reicheren nördlichen Regionen.

Nakkachs Einfluß ist vielfältig. Eine ihrer Schülerinnen hat für die Straßenkinder aus den Slums von Rio eine Sprechgesangsgruppe ins Leben gerufen, in der Gebete und einheimische Sprechgesänge helfen, mit Hunger, Obdachlosigkeit und anderen Großstadtgreueln fertig zu werden. Brasilianische Kinder betreten die schamanistische Welt innerhalb weniger Minuten, erklärt sie, weil der Archetyp des Schamanen noch in ihrem Bewußtsein verwurzelt ist, und folglich leicht durch Klänge und Rhythmen aktiviert werden kann. »Klatscht ein paarmal in die Hände, und die Götter werden erscheinen«, sagt sie zu ihren Schülern. »Es ist so einfach, durch transformative Stimm- und Körperübungen in die Trancewelt zu gelangen.«

Die Kraft der afro-amerikanischen Musik

»Das Besingen der Traurigkeit entlastet die Seele. Aber die klagenden Bluessänger waren mehr empört als traurig. Sie benachrichtigten sich auch mit einem musikalischen Kode. Wenn der Herr auftauchte, waren die ande-

178

ren Feldarbeiter zu warnen ... Der Blues konnte dich vorwarnen. Ich erkannte, daß er eine
Überlebenstechnik war.«

B. B. KING,
Blues All Around Me

Die traditionelle afrikanische Musik war vom Ring bestimmt, einem
Kreis, um den sich die Menschen bewegten und sangen, tanzten und
in Begleitung rhythmischen Trommelns Freudenschreie ausstießen.
In seinem Buch *The Power of Black Music* verfolgt Samuel A.
Floyd, Jr., Leiter des Center for Black Music Research am Columbia
College in Chicago, die vielen Stile der afro-amerikanischen Musik,
einschließlich Gospel, Jazz, Blues, Soul und Rap, bis zu dieser
Grundform zurück. »Gesang und Tanz«, schreibt er, »waren für die
Afrikaner religiöse Handlungen; sie hatten das dringende Bedürfnis,
Musik zu machen und zu tanzen, um über den Kontakt mit ihren
Ahnen »die Kraft der Selbstbestimmung zu bewahren und nicht zu
verderben«. Im Kreis der Afroamerikaner bedeutete der Spiritual
für diese (Ahnenbejahung) Bestätigung und Einheit, das musikalische Vehikel, denn diese Lieder stellten »meisterhafte Sammlungen
afrikanischer Geisteskultur« dar, und durch ihren sich weiterent-
wickelnden Ausruf nahmen sie in der Aufrechterhaltung und Pflege
afrikanischer kultureller Werte eine zentrale Stellung ein.
In Afrika entwickelte sich das Trommeln zu einer hohen Kunst, und
ausgebildete »Trommelsprecher« konnten mittels zweier Trommeln und einem morseähnlichen Binärkode im Umkreis von 100
km komplizierte Nachrichten übermitteln. Mit dem Aufkommen
der Sklaverei in Amerika verboten die Plantagenbesitzer der Süd-
staaten den Afrikanern sehr bald das Trommeln, weil sie Aufstände
und Revolten fürchteten. Obwohl der Ring zerstört und als heidni-
scher Ritus verbannt war, setzten sich die afrikanischen Musiktra-
ditionen in Form von Feldrufen, Jagdrufen, Straßenrufen, christlichen Liedern, Spielmanngesang und anderen stimmlichen Aus-

179

drucksformen fort, wobei das Banjo und die Fidel die Trommel als Hauptinstrument ablösten. Die »Kornfeld-Rufe«, die Sklaven perfektionierten und über die Felder und Täler erschallen ließen, gingen auf die Jodler der Pygmäen und Kongolesen ihrer afrikanischen Heimat zurück. Die nuancierten Rufe und Ausrufe dienten mehr der persönlichen Kommunikation. Volkslieder, Arbeitslieder, Liebeslieder, Kinderlieder, geistliche Lieder und andere Musik der Schwarzen wurden von umherziehenden »Musikheilern« verbreitet. Oft hatten Sklaven, die nach Norden flohen, nur eine Fidel bei sich. Diese Heiler waren eigentlich die Barden, Journalisten, Historiker, Humoristen und Chronisten aus früher afrikanischer Zeit in Amerika.

Obwohl der Kreistanz schließlich dem Paartanz und Solotanz wich, erhielten sich die Elemente traditioneller Musikformen und ihre Heilrhythmen. Floyd beschreibt die Entwicklung des Blues aus der Musik der senegambischen *Gewels* (Spielleute), die Tanzmusik spielten, Akrobatik vorführten, Geschichten erzählten und den Zuhörern Rätsel stellten. Er vergleicht die Jazzimprovisationen mit den afrikanischen Zeremonialtänzen, die oft in kollektiver Trance und Geisterbesessenheit endeten. Er geht auch auf den Ellington-Effekt ein, die unnachahmliche Ruf-Antwort-Technik des Jazzbandleaders Duke Ellington, der äußerst nuanciert auf die »tonalen Persönlichkeiten« seiner Mitspieler einzugehen verstand, um die Klänge der »Rufer, Sänger und Geschichtenerzähler afrikanischer und afroamerikanischer Vergangenheit zu evozieren«.

Floyd merkt an, daß ironischerweise trotz des Verlustes der traditionellen Werte die afrikanische Kultur heute sowohl in weißen als auch schwarzen Gemeinden überlebt. Er sieht eine neue planetarische Musik aus der Annäherung und Verschmelzung der europäischen, afrikanischen und afro-amerikanischen Traditionen hervorgehen. Wie Hale Smith, der bekannte Komponist von *Innerflexions,* so schön sagt: »Meine Lehrer Marcell Dick, Duke, Benny Carter, Mozart – treffen sich alle (mit ihren Einflüssen) in mir.«

Zwischenspiel
Gemeinsame Weltmusik

Die Musik der verschiedenen Weltkulturen beginnt sich zu vermischen. Paul Winter, ein Jazzsopransaxophonist, mixt in seine Musik oft russische Volkslieder, Orgel, japanische Trommeln und Indianerflöten, falls er in der Kathedrale von St. John the Divine in New York spielt. In Japan spielen Koto-Ensembles Bach und Mozart, und experimentelle Musiker aus Hongkong verbinden pentatonische Melodien mit afrikanischen Gesängen.

In dem Album Bach to Africa (Sony Classical) der Gruppe Lambarene ist eine hervorragende Mischung aus Bach und traditioneller afrikanischer Musik zu hören. Es ist Albert Schweitzer gewidmet, der in seinem Missionskrankenhaus im äquatorialen Afrika seine Patienten westlich medizinisch versorgte.

Für diese Übung brauchen Sie dieses Album. Legen Sie diese Musik auf, schließen Sie die Augen und stellen Sie sich auf der einen Seite des Raumes einen Organisten vor, der ein Bachkonzert gibt, auf der anderen Seite gabunische Musiker mit Trommeln und anderen traditionellen Instrumenten. Denken Sie sich ein transzendentes Gespräch zwischen diesen Kulturen, ein Gespräch, das über die gesprochenen Sprachen nicht möglich wäre. Genießen Sie nun die Freude und Großartigkeit dieser Nord-Süd-Begegnung.

Kürzlich besuchte ich in Boulder mit einer Methodistengeistlichen aus der weißen Oberschicht ein Konzert der bemerkenswerten Gesangsgruppe Sweet Honey in the Rock. Am Ende des Konzerts sagte sie: »Ich habe in der letzten Stunde mehr über die politische, soziale und rechtliche Lage der Frauen erfahren als bisher in meinem ganzen Leben.« Ysaye Barnwell, eine Sängerin bei Sweet Honey in the Rock, leitet internationale Baß-, Bariton-, Tenor- und Alt-Workshops. Ob in Findhorn, Innenstädten oder der Carnegie Hall, sie lehrt dem Körper, einfach Musik zu sein.

In seiner Autobiographie *Lift Every Voice* beschreibt Dr. Walter Turnbull, Gründer und Leiter des Harlemer Knabenchors, wie ihn die Musik von den Baumwollfeldern in Mississippi in die Radio City Music Hall, das Weiße Haus und die großen Konzerthallen Europas gebracht hat. Als er vor sechsundzwanzig Jahren den Harlemer Knabenchor gründete, ahnte er nicht, daß der Chor einmal internationale Bekanntheit erlangen würde.»Ich wollte einfach meine Freude an der Musik mit afrikanischen Kindern teilen. Das Musizieren kann die Menschen über jede Lage retten und seelisch ermutigen. Musik hat große Zauberkräfte, sie kann aus Kindern mit nichts als einer goldenen Kehle weltweit gefragte Interpreten machen.«

Turnbull, der dafür bekannt ist, daß er gerade armen, ungeschulten Kindern das Singen beibringt, wurde einmal von Morley Safer von *60 Minutes* gefragt:»Was unterscheidet Ihre Kids von jenen Kids, die Schlagzeilen machen, weil sie Leute überfallen und Drogen nehmen?« Er antwortete:»Meine Kinder sind nicht anders. Sie kommen aus den gleichen Vierteln. Sie stammen aus gleichen Familienverhältnissen. Der Unterschied besteht darin, daß da jemand bereit ist, etwas für sie zu tun und sie bereit sind, diese Chance wahrzunehmen und auch etwas tun.«

Im Stadtkrankenhaus von Louisville spielt die musiktherapeutische Koordinatorin Dr. Joy Berger Patienten und ihren Familien Gospelmusik vor. Einmal tat sie dies bei einer Frau, bei der die Schwester wegen eines Venenkollaps kein Blut abnehmen konnte.»Aufgrund dieser Komplikation«, sagt sie,»spielte ich also ›Balm in Gilead‹. Wir sahen uns an, hörten auf die Musik, und die Schwester konnte das Blut abnehmen. Danach wandte sich (die Frau) an mich und sagte: ›Das klingt vielleicht verrückt, aber die Musik hat irgendwie gegen meine Schmerzen geholfen.‹«

182

Trommeltherapie

Die Trommel, die das Traditionelle mit dem Modernen, das Individuum mit der Gemeinschaft verbindet, ist eines der effektivsten Instrumente innerhalb der Musiktherapie. John K. Galm, Professor für Ethnomusik an der Universität Colorado, erklärt landesweit in Schulvorstellungen den traditionellen Gebrauch der westafrikanischen *Djembe*-Trommel, mit der durch die Synchronisation von Herzschlägen und Atmung ein Gemeinschaftsgefühl geschaffen wird.

Die Djembe ist eine eiförmige Trommel, die auf dem Schoß oder zwischen den Knien gehalten wird. Galm demonstriert, wie die Trommel von den Zuhörern körperlich anders wahrgenommen wird, wenn er sie an verschiedenen Stellen anschlägt. Einmal bei einem Auftritt in der Angevine Middle School in Broomfield, Colorado, war ein spastisch gelähmter Schüler in Begleitung eines Krankenpflegers unter den Zuhörern. »Ich bemerkte beim Trommeln, daß er sich zu entspannen schien und begleitend mitsummte«, erzählte mir Galm. »Danach sagte man mir, daß der Junge bereits einen Mitschnitt von einem meiner Konzerte gehört hatte und sich dabei genauso entspannen konnte wie während meines Auftritts.«

Die Remo ist eine leichte, synthetische Handtrommel, die beim Heilen und zu geselligen Zwecken gebraucht wird. Sie wurde von Remo Belli erfunden, dem Vorsitzenden von Remo Inc. in Los Angeles, und ihr Absatz stieg exponential, als Belli den neuen Percussiontrend in den Vereinigten Staaten – weg vom Rock 'n' Roll, hin zu »Rhythmus und Erholung« – erkannte und er die Trommel entsprechend vermarktete.

Durch die Erfindung des synthetischen Trommelfelles gibt es jetzt ein leichtes Instrument, das sich nicht durch Feuchtigkeit verstimmt und für dessen Herstellung kein Tier getötet werden muß. Die Trommeln – in der Größe kleine Untertasse bis großer Kaffeetisch – sind billig, haltbar und haben einen wunderbaren Klang. Je nach

Größe können sie von einer bis zu fünf Personen gespielt werden. In Krankenhäusern sind in den Schränken der Rehaabteilungen Trommeln, Trommelstöcke und andere Musikinstrumente nichts Ungewöhnliches mehr.

Einmal veranstaltete Galm mit einer kleinen Gruppe von Alzheimerpatienten – fast alle introvertierte ältere Männer und Frauen – und ihren Pflegern einen Trommelkreis mit Remo-Handtrommeln. »Ich gab mit einer Baßtrommel Tempo und Dynamik vor«, erzählte er. »Nach ungefähr 45 Minuten ununterbrochenem Spiel hörten wir auf und genossen die Stille, als eine der Patientinnen sagte: ›Zum letzten Mal habe ich eine solche Stille vor dem Essen in der katholischen Grundschule erlebt.‹ Diese Frau, die den ganzen Abend kein Wort gesprochen hatte, konnte sich nun mit ihren Pflegern unterhalten. Das Trommeln hatte ihr das Gefühl für die Gegenwart zurückgegeben, und dieses kommunikative Fenster blieb zwischen fünf und zehn Minuten bis zu ein paar Stunden offen.«

Beim Alten-Hearing des Senats sprach Mickey Hart, Drummer bei den Grateful Dead, über die in Organisationen durch Trommeln erzielten Erfolge, ob in Frauengruppen, bei den Zwölf-Schritt-Programmen der Anonymen Alkoholiker oder in Robert-Bly-beeinflußten Männergruppen. Er trat auch für die Anschaffung von Perkussioninstrumenten in Altenheimen ein: »Unsere Körper«, meinte er, »sind multidimensionale Rhythmusmaschinen, in denen alles synchron pulsiert, von der Verdauungstätigkeit unserer Eingeweide bis zur Synapsenfeuerung in unserem Gehirn. Den rhythmischen Schwerpunkt setzen das Herz-Kreislauf-System und die Lungen … Mit zunehmendem Alter können diese Rhythmen jedoch auseinanderfallen. Und dann ist plötzlich nichts mehr wichtiger und vordringlicher, als diesen verlorenen Rhythmus wiederzugewinnen.« Die Trommeltherapie für die Alten, bekräftigte er, sei heute eine ebenso gute Idee wie schon vor Tausenden von Jahren.

Durch Musik hervorgerufene Spontanheilungen

Es gibt mittlerweile viele psychosomatisch orientierte Therapeuten, New-Age-Berater und Klangheiler, die Musik in ihre Praxis einbeziehen. Meistens haben sie keine schulmedizinische Ausbildung. Einer der bekanntesten Fälle einer durch Musik hervorgerufenen Spontanheilung der musiktherapeutischen Geschichte wurde in dem Film *Farinelli* nachgezeichnet. Farinelli, ein italienischer Kastrat, wurde in den 30er Jahren des 18. Jh. zum spanischen König Philip V. gerufen. Als der König dessen unglaublich hohen Gesang hörte, verschwanden auf wunderbare Weise seine chronischen Schmerzen und Depressionen (Farinelli weilte zehn Jahre am Hof von Philip V., und sang diesem zur Linderung seiner Melancholie jeden Abend die vier gleichen Lieder vor. Anm. d. Ü.).

Obwohl es Tausende solcher Geschichten gibt, kritisieren musiktherapeutische Forscher oft die »weichen Daten« der Heilungsberichte, die sich nicht experimentell beweisen lassen. Wir sollten uns jedoch klarmachen, daß die psychologische Disposition des Zuhörers, die einmalige klangliche Umgebung und das, was man »den Zauber des Augenblicks« nennen könnte, Interaktionsfaktoren sind, die sich unmöglich wiederholen lassen. Die moderne Schulmedizin hält die Körper der Menschen für vergleichbare Maschinen, die sich mit Hilfe neuester Reparaturwerkzeuge wieder instand setzen lassen. Eine bessere Metapher wäre eine Gruppe hochempfindlicher Musikinstrumente, jedes mit einmaligen Eigenschaften, die eine spezielle Stimmtechnik erfordern. In der neuen psychosomatischen Medizin gehen die Therapeuten typischerweise ebenso stark vom Intuitiven, Spontanen und Spirituellen aus als vom Behavioristischen und Klinischen. Das Heilen wird wieder als eine Kunst angesehen.

In seinem bekannten Buch *Spontanheilung* berichtet Dr. Andrew Weil, daß er im Lauf der Jahre Hunderte von Zeugenberichten erhalten hätte, in denen die besondere Kraft von Kräutern, speziellen Nahrungsmitteln und Diäten, Vitaminen und Ergänzungskost, Yoga, Gebet, Musik, Sprechgesang und anderen Therapien gepriesen wird. »Auch ich hinterfrage wie meine Kollegen die einfachen Ursache-Wirkung-Schilderungen dieser Berichte und halte mich bei der Empfehlung von Produkten und Therapeuten zurück«, erklärt er. »Aber anders als die meisten von ihnen verwerfe ich die Berichte nicht. Sie sind wichtiges Beweismaterial. Nicht unbedingt für die Kraft oder den Wert eines bestimmten Heilers oder Produkts. Vielmehr legen sie Zeugnis für die Heilkräfte des Menschen ab.«

Obwohl Musik noch für eine unkonventionelle Therapie gehalten wird – und Ärzte vernünftigerweise New-Age-Alben ablehnen, die ohne Dokumentation die Heilung bestimmter Organe, Funktionen und Zustände versprechen –, spüren viele Zuhörer ihre therapeutischen Wirkungen. Das phänomenale Interesse an dieser Art von Musik läßt vermuten, daß die Öffentlichkeit mehr als in den Jahrhunderten zuvor für ihr eigenes Wohlbefinden einzutreten wagt.

Arzt, heile dich selbst

Im Jahr 1993 berichtete das *New England of Medicine,* daß sich jeder dritte Amerikaner unkonventioneller Heilmethoden bedient wie Entspannungstechniken, Chiropraktik, therapeutische Massagen, Diäten, Musik und Multivitamine. Die meisten Anwender sind akademisch gebildet und relativ gut situiert. Viele haben schlechte Erfahrungen mit Ärzten gemacht und sind zur Überzeugung gelangt, daß alternative Heilmethoden menschlicher sind, weniger bewerten und ihnen mehr Raum zur Mitwirkung lassen. Obwohl sich alternative psychosomatische Disziplinen und Kunsttherapien klinisch bei Streß, Bluthochdruck, Verdauungsproblemen und anderen Beschwerden als hilfreich erwiesen haben, so daß die Patienten bedeutend weniger Medikamente brauchten, halten noch immer

186

viele Ärzte solche Methoden für albern und nutzlos, wenn nicht gar gefährlich.

Dieser Skeptizismus auf seiten der Wissenschaftler, Behavioristen und Ärzte besonders hinsichtlich des Klanges und der Musik besorgt mich. Skeptizismus kann leicht in einen Fundamentalismus übergehen. Genauso wie wir eine umweltbewußtere Gestaltung unseres Energieverbrauchs nicht von weiteren Umweltkatastrophen abhängig machen sollten, dürften wir auch nicht auf einen *letzten* Wirkungsnachweis des Klanges und der Vibration warten, um uns musiktherapeutischen und anderen vielversprechenden alternativen Heilweisen zuzuwenden, mit denen wir etwas gegen unsere um sich greifenden persönlichen und familiären Mißstände tun könnten.

Es gibt in der Schulmedizin viele gut funktionierende Behandlungsformen, deren Wirkungsmechanismus noch nicht ganz verstanden wird, doch wäre die Vorenthaltung solcher Medikamente und Therapien angesichts des Leidens inhuman.

Worin Therapie, Medizin und Heilung liegen, unterliegt einer ständigen Neudefinition. »Wo sind die Heiler geblieben?« fragte Dr. Larry Dossey kürzlich im Editorial der Zeitschrift *Alternative Therapies.*

»Unsere Ausbildung machte uns zu Chirurgen, Internisten und Pathologen, nicht zu Heilern … Wo sind die Heiler geblieben? Gibt es sie schlicht nicht mehr? Sicher nicht; in allen Kulturen gab es sie bisher im Überfluß. Und es gibt sie auch heute noch in Massen – jene passionierten, idealistischen jungen Menschen mit dem unerklärlichen, starken Wunsch nach einem heilkundlichen Beruf. Sie ›wissen‹ einfach, daß sie mit Heilung zu tun haben wollen, und bemühen sich, so gut sie können, dem Ruf zu folgen. So studieren sie aufgrund eines tiefen ursprünglichen Drangs nicht selten Medizin, da dieser Weg gesellschaftlich am meisten gilt. Doch entpuppt sich dies für viele als eine schmerzliche, erdrückende Erfahrung, weil die meisten medizinischen

Fakultäten eine ganz andere Auffassung vom Wesen des Heilers und des Heilens haben als die naturbegabten Heiler selbst. So stehen wir vor einem Paradox: Gerade unsere medizinischen Fakultäten, die natürliche Heilertalente begabter junger Menschen am stärksten fördern sollten, scheinen sie am ehesten auszulöschen.«

Glücklicherweise ändert sich das Klima gegenwärtig. Infolge wachsender Unzufriedenheit in der Öffentlichkeit mit der konventionellen Medizin und staatlicher Gesundheitsfürsorge sowie den innovativen, visionären Arbeiten von Larry Dossey, Andrew Weil, Linda Rodgers, Deepak Chopra, Joan Borysenko und anderen psychosomatisch orientierten Pionieren richteten die National Institutes of Health (NIH) 1992 das Office of Complementary Medicine (Behörde für Alternative Medizin; jetzt das Office of Complementary and Alternative Medicine) ein, um »die faire, wissenschaftliche Bewertung alternativer Therapien zu erleichtern, durch die sich Gesundheit und Wohlbefinden vieler Menschen verbessern ließen«. Neben der finanziellen Förderung solcher vielversprechender alternativer Heilverfahren wie Meditation, Biofeedback, therapeutische Berührung, Makrobiotik und indianische Medizin, stellte die OCAM einen ihrer dreißig Förderbeträge »für den empirischen Nachweis des Nutzens eines musiktherapeutischen Eingriffs bezüglich Selbstwahrnehmung, Einfühlungsvermögen, Sozialverhalten, Depression und Gefühlsausdruck bei Personen mit Gehirnverletzungen« bereit. Obwohl winzig im Vergleich zu den Fördermitteln, die für Medikamente, Impfungen, Prothesen und andere invasive Behandlungsmethoden ausgegeben werden, ist dies ein Anzeichen für zunehmende Glaubwürdigkeit und Beliebtheit alternativer Therapien. In dem an die National Institutes of Health gerichteten Bericht *Alternative Medicine: Expanding Medical Horizons* rechnet eine Gruppe bekannter psychosomatisch orientierter Forscher unter der Leitung von Larry Dossey die Musiktherapie neben anderen Kunsttherapien zur Medizin der Zukunft. Man darf mit gutem Grund annehmen, daß sich aus den jetzt noch vereinzelten Tönen eines Tages eine gewaltige Sinfonie (mit einem Heilchor) entwickelt.

Von der Eurhythmie zu Elvis

Tanz und Bewegung verstärken oft die Heilkraft der Musik, und so hat man aus mythologischen Geschichten, besonderen Bewegungsmustern und Eingeborenenlauten Heildramen entwickelt. Rudolf Steiner, ein deutscher Mystiker des frühen zwanzigsten Jahrhunderts, hat die Eurhythmie, wie sie heute als Heilverfahren bekannt ist, mitbegründet (Eurhythmie geht ursprünglich auf den Schweizer Komponisten und Musiklehrer Emile Jaques-Dalcroze zurück, der 1910 seine erste Eurhythmieschule in der Hellerau bei Dresden gründete, Anm. d. Ü.). Diese Bewegungsform, die Tanz, Musik und Dichtung kombiniert, ist eine elegante Art des Rituals. Ihre langsamen, kultivierten Bewegungen gelten als allgemein gesundheitsförderlich. Diese werden zur Behandlung besonderer Leiden und Beschwerden verwendet. Die Schüler bewegen sich im Kreis und üben zum Beispiel die Oktavgeste, während ein Eurhythmielehrer die Klavierbegleitung dazu spielt. Auch einige moderne Psychotherapieformen haben Bewegung und Tanz mit Musik, Gesang oder Intonation kombiniert. Alle haben das Ziel, die Information im Körper zu speichern, um ins Bewußtsein zu kommen und zum Heilprozeß beizutragen.

Geht man von der Zahl der Menschen aus, die auf Popmusik schwören, könnte man meinen, daß den modernen Klängen etwas von der Heil- und Transformationskraft der Musiktherapie, Einheimischenmedizin oder psychosomatisch orientierten Heilern innewohnt. Gewiß gibt es im Rock viele mythische Obertöne. Vielleicht ist Bruce Springsteen ein zeitgenössischer Orpheus der Arbeiterklasse, die Leidenspersonifikation der modernen Jugend, die sich mühsam durch die Unterwelt schlägt, auf der Suche nach einer verlorenen Liebe, und dabei zahllose Fehler und falsche Wendungen macht. Das Image des DJ als städtischer Schamane ist ein Hauptmoment moderner Mythologie.

Man fragt mich oft, welchen Heilwert die Rockmusik hat und ob die Musik von Pearl Jam, Elvis oder Elton John den Mozart-Effekt hervorbringt. Die Antwort ist schwierig, weil Rock so vielfältig ist. Zwischen Heavy Metal und Phil Collins besteht eben ein Unterschied. Für manch einen über Fünfzig klingen Little Richard und Jerry Lee Lewis im Vergleich zu einigen heutigen Bands absolut barock.

Im allgemeinen schadet laute, stampfende Musik dem Ohr, doch verlangt der natürliche Rhythmus des Körpers in seiner Entwicklung das Sich-Ausagieren und Bewegen, Singen und Tanzen oder einfach Dampfablassen. Die moderne Gesellschaft erlaubt dies jedoch nicht immer, und so ist eine potente Musikform entstanden, um die Leere zu füllen. Mein Vater, der auf einer Farm im ländlichen Arkansas aufwuchs, brauchte keinen Rock and Roll. Jeden Tag um ein Uhr wuchtete er das Heu mit jenem vollen Hüftschwung in die Ställe, nach dem gerade der jugendliche Körper verlangt. Fehlt ein solches Ventil – wenn die Menschen nicht die Gelegenheit haben, sich auszulassen, herumzuwirbeln und auszuagieren –, dann kommt es zu solchen gesellschaftlichen Phänomenen wie Elvis the Pelvis.

Rockmusik ist, könnte man sagen, eine Medaille, die immer wieder auch ihre Kehrseite zeigt.

6
Gesunde Phantasie
Orchestrierung von Körper und Geist

>»Halte das große Urbild fest, und alle unter
dem Himmel werden kommen. Sie werden
kommen ohne Schaden, in Sicherheit und Frieden. Musik und Nahrung lassen den Wanderer
einkehren.«
>
> LAO TSE, Tao Te King

Jerry, ein 26jähriger Afroamerikaner mit Autismus, war nach
einem Autounfall der Mutter beinahe gehirntot auf die Welt
gekommen, wegen Sauerstoffmangel. Aber mit Hilfe der modernen Medizin überlebte er. Jerry konnte nicht sprechen und besuchte deshalb Behindertenschulen. Er wurde schließlich eingeliefert,
nachdem er bei seinen wiederholten Wutanfällen die elterliche
Wohnungseinrichtung buchstäblich kurz und klein geschlagen hatte. Jerry tobte sich aus, indem er sich selbst Ohrfeigen und Back-
pfeifen gab oder mit seinem Kopf gegen Wand oder Boden schlug.
Für den Jungen, 1,80 m groß und kräftig gebaut, waren drei Pfleger
nötig, ihn zu bändigen. Die Fachärzte schätzen seinen Geisteszustand auf den eines zwei- bis achtjährigen Jungen.
Jerry kam zu Ginger Clarkson, einem Musiktherapeuten an der
Yale-Universität, in Behandlung. Er schlug Rhythmen auf der
Trommel, spielte auf den zur Verfügung stehenden Melodieinstru-
menten Begleitungen und tanzte zu Musikaufnahmen. Nach meh-
reren Jahren wurde ein neues Verfahren, die sogenannte erleichterte
Kommunikation, in die Autismustherapie eingeführt. Jetzt begann
Jerry seine Gefühle über einen kleinen Handcomputer zu verbali-

191

sieren. In seiner ersten Botschaft schrieb er:»Ginger, ich liebe Musik. Wir tanzen sehr gut zusammen, können wir länger tanzen?« »Verblüfft begann ich mit diesem jungen Mann, dessen Intellekt, Einfühlungsvermögen und Sinn für Humor ich stark unterschätzt hatte, mein erstes Gespräch«, erinnert sich Clarkson. In einer unvergeßlichen Sitzung tippte Jerry:»Ich träumte, ich bin normal.«

Mit Hilfe der Guided Imagery and Music Methode (musikinduzierte Phantasiereise), bei der er zu einer Musikauswahl in einen Kreis ein Bild zeichnete, lernte Jerry seine Gefühle auszudrücken. Anwender dieser Methode haben herausgefunden, daß sich die Patienten bei einem vorgegebenen leeren Kreis auf einem Blatt Papier besser konzentrieren können und aufschlußreichere Bilder entstehen. Er konnte sogar seinen Namen sorgfältig in Druckbuchstaben schreiben. Auf den Bildern, die Jerry zeichnete, sah man einen Hirsch, Schlangen und eine Person, namens Fred, der offensichtlich sein Alter ego verkörperte. In den musikinduzierten Phantasiereisen drückte Jerry auch lange zurückliegende Haßgefühle gegenüber seinem Vater aus, der die Familie verlassen hatte, als er ein kleiner Junge war. Dianne, eine Grafikerin im Leitungsteam, beeindruckten Jerrys Fortschritte und künstlerisches Talent, sie bat ihn, gemeinsam eine Postkartenfirma ins Leben zu rufen. Jerry schlug den Namen vor:»Flew the Coop.« Heute hilft Jerry beim Entwerfen von Grußkarten und schreibt wunderschöne Gedichte, die Grafikerin Dianne druckt diese, und über eine Künstlerkooperative werden sie verkauft. Mit Hilfe der musikinduzierten Phantasiereisen wurde sein Traum, ein normales Leben zu führen, wahr.

Wie Jerrys Geschichte zeigt, ist es oft die musikalisch angeregte Phantasie, die den »Heilausschlag« gibt. Erinnern Sie sich etwa an meine Geschichte, als die Leib-Seele-Forscherin Jeanne Achterberg meine anfänglichen Vorstellungen zur Heilung des Blutgerinnsels hinter meinem rechten Auge sehr ungünstig fand. Sie ließ mich immer tiefergehen, und nach fünf oder sechs Versuchen kam mir die Vorstellung eines kleinen Zimmers neben einem ruhigen Meer –

eine glückliche Entdeckung, die, so bin ich der Überzeugung, bei meiner Genesung eine wesentliche Rolle spielte.

In diesem Kapitel werden wir sehen, wie die Phantasie den Mozart-Effekt verstärken und den Heilungsprozeß auf eine höhere Ebene führen kann.

Phantasie: nichts rein Visuelles

Die meisten Menschen halten »Phantasie« für etwas rein Visuelles, aber für mich umfaßt sie alle Sinne und »Sinneserinnerungen« – die Erinnerung an einen Klang oder eine Stimme, an einen Geruch oder Ort, den vorgestellten Geschmack einer speziellen Speise. In unserem Bewußtsein steigen ständig Bilder auf – viele davon sinnlich – und veranlassen zum Großteil unser Handeln – ob wir nun einen Friseurtermin ausmachen oder ein Zimmer neu einrichten oder in einem bekannten Restaurant einen Tisch bestellen. Phantasie wird von außen angeregt, beispielsweise wenn Sie sich einen Film oder eine Fernsehshow ansehen oder an einer Reklametafel vorbeifahren. Die Bilder können auch spontan auftauchen, wenn Sie etwa träumen, tagträumen oder plötzlich ein »Aha«-Erlebnis haben.

Vorstellungen rufen physiologische und psychologische Reaktionen hervor: Sie bringen das Blut in Wallung, kühlen ab, rufen eine Flut von Erinnerungen hervor, lösen Visionen aus. Einige Wörter werden bildlich erfahren – »Feuer«, »Haus«, »Mutter«. Und manche Bilder weisen über sich hinaus. Wir nennen sie *Archetypen,* sofern es sich um so abstrakte Begriffe handelt wie Gut oder Böse, oder wenn sie tief in uns widerhallen und auf die tiefsten Geheimnisse des Lebens zu verweisen scheinen. Wir nennen psychisch beeinflussende Bilder Kultbilder, falls sie mit religiösen oder kulturellen Inhalten befrachtet sind – eine Statue der Jungfrau Maria, eine Reproduktion der Mona Lisa, ein Foto von John F. Kennedy, eine Lithographie von Marilyn Monroe.

Viele Gebets- und Meditationsformen stützen sich auf die Phantasie sowie auch auf Archetypen und Kultbilder als Konzentrationshilfen. Die Psychoanalyse nützt mit ihrer Technik der freien Assoziation die Kraft der Phantasie, um unbewußte Gedanken und Gefühle ins Bewußtsein zu bringen. Die Werbung entspricht einer Manipulation durch Bilder. Detroit und Tokio verkaufen keine Autos, in ihren Spots oder Anzeigen verkaufen sie Sex, Natur, Freiheit. Heute nützen psychosomatische Therapien und traditionelle Heilverfahren die Vergegenwärtigungstechnik und musikinduzierte Phantasiereise, um Dinge zu heilen, wie Rückenschmerzen, Bluthochdruck, Immunschwächen bis zu wuchernden Tumoren. Das menschliche Leben wird stark durch die eigene Vorstellung bestimmt.

Musik beflügelt die Phantasie, erhöht ihre physikalische, mentale und spirituelle Wirkung. Sie kann eine richtiggehende Bilderflut auslösen. Gleichzeitig kann Musik ein Bild in ihrem Netz fangen – es verankern, so daß es analysiert werden kann und im Nu abrufbar ist.

Nach einem Jahrzehnt des Arbeitens mit der musikinduzierten Phantasiereise zu Heilzwecken bin ich zu der Erkenntnis gelangt, daß sie sich nicht hinreichend erklären läßt – sondern, um in ihren Ansätzen voll verstanden zu werden, erfahren werden muß. Die einfachste und sicherste Art ist die, Musik aufzulegen, die Augen zu schließen und zu sehen, was geschieht. Aber ich glaube, daß es sogar noch interessantere und effektivere Methoden oder Integration von Gedanken und Klang gibt.

Nehmen wir nur einmal die Methode meines Studienkollegen, der sich immer mit Musik auf seine Geschichtsprüfungen vorbereitete. Vor dem Examen wiederholte er den Stoff, legte einen Marsch von John Philip Sousa auf, schloß die Augen und vergegenwärtigte sich die gewünschten Informationen. Er hörte dann ein Stück aus der *Nußknacker-Suite* von Peter I. Tschaikowsky, einen Chopinwalzer und schließlich eine Bachfuge. Bei jedem Stück, berichtete er, wiederholte er den Stoff unter einem anderen Aspekt, so daß er, sobald er im Examen eine bestimmte Frage las, sich an das spezielle Musikstück erinnerte. Er konnte es fast schon im stillen vor sich hin singen – damit rief er die richtigen Informationen ab. Erst viele Jahre später erkannte ich den praktischen Nutzen seiner intuitiv entwickelten Lernhilfe mittels Phantasie und Musik.

Oder betrachten wir die gefühlsgeladenen Wörter, von denen ich vorhin sprach: »Feuer«, »Haus«, »Mutter«. Sprechen Sie diese zu einer offenen, frei fließenden Musik, und wiederholen Sie die Wörter dann zu etwas Definierterem und rhythmisch Härterem wie einen Sousa-Marsch. Die Wirkung der Wörter ändert sich mit der Musik: Ihre Aussprache kann bei einem Stück Angst oder Besorgnis und bei einem anderen Ruhe und Zufriedenheit hervorrufen.

Im Körper gespeicherte Bilder freisetzen

> »Musik hat Zauberkräfte, die eine Bestie milde
> stimmen, Steine erweichen oder eine knorrige
> Eiche beugen können.«
>
> WILLIAM CONGREVE,
> britischer Dramatiker
> aus dem 17. Jahrhundert

Jeder Körperteil hat seine eigenen Erinnerungen, sei es die Wiederherstellung eines gebrochenen Knochens oder den Druck auf die Schultern beim Passieren des Geburtskanals. Wissenschaftler haben festgestellt, daß alle Körpervorgänge nicht nur in unseren Köpfen, sondern auch in unseren Zellen gespeichert werden, von der Muskelbewegung bis zum Schlafen, Sprechen und Denken. Dr. Deepak Chopra erklärt, daß Atome, Zellen und Gewebe durch »unsichtbare Fäden zusammengehalten werden, die aus feinen Schwingungen bestehen« – was der Ayurveda, die traditionelle Medizin Indiens,

»Urklang« nennt. Die winzig kleinen Schwingungen, welche die DNA zusammenhalten, behauptet er, seien die stärkste Kraft in der Natur. Es gibt jedoch Zeiten, in denen es zu einer Änderung der DNA-Sequenz kommt – wie z. B. bei einer Krankheit oder nach einem Unfall. »In diesem Fall«, fährt Chopra fort, »schlägt der Ayurveda die Anwendung eines bestimmten ausgewählten Urklangs vor, der wie eine Form oder Schablone über die durcheinandergeratenen Zellen gestülpt wird und sie wieder in Ordnung bringt, nicht physikalisch, sondern durch die Wiederherstellung der Klangsequenz im Zellinneren.«

Damit stimmt die traditionelle chinesische Medizin und Philosophie überein, die lehrt, daß jede Zelle im Körper der Endpunkt einer winzigen Kapillare und eines Meridians ist, und so Blut, Ch'i oder Lebensenergie und Bewußtsein zusammenbringt. Über diese Urschwingung werden, nicht nur durch das Gehirn, sondern auch durch andere Organstrukturen und -funktionen, Klangbilder empfangen, archiviert und übermittelt. Das bedeutet, daß infolge einer Krankheit, eines Unfalls oder Traumas schmerzliche Gefühle und Erfahrungen im Körper konserviert werden können und dort für Wochen, Monate, ja Jahre lagern können, bis sie aufgelöst werden – in vielen Fällen durch passende Klänge und Bilder.

Hier ein Erlebnisbericht. Auf ihrer nächtlichen Heimfahrt mit ihrer zwölfjährigen Tochter Lizzy fuhr Alana in ein Auto hinein, das auf der Straße eine gefährliche U-Wendung machte. Beide Autos hatten einen Totalschaden, aber glücklicherweise wurde niemand ernsthaft verletzt. Lizzy weinte lauthals, blieb aber unversehrt und nahm ihr gewohntes Leben wieder auf. Ihre Mutter jedoch litt unter schweren Zugschmerzen in der linken Schulter, sie suchte deshalb die Klang- und Vokaltherapeutin Joy Gardener-Gordon auf. Gardener-Gordon befreite Alana von ihren Schmerzen, indem sie diese anleitete, den Unfall noch mal vor ihrem geistigen Auge ablaufen zu lassen, dabei zu schreien und andere Laute auszustoßen, die ihre Todesangst zum Zeitpunkt des Zusammenstoßes hervorgebracht hatte.

196

»Ihr Körper war seit dem Unfall in einer Art Spannungshaltung eingefroren, sie hatte ihren Muskeln und Geweben äußerste Sprungbereitschaft befohlen«, schreibt Gardener-Gordon in einem ihrer Bücher. »Der Schrei gab ihrem Unbewußten zu verstehen, daß der Zusammenstoß stattgefunden hatte und sie entspannen müßte.« Nach zwei Monaten des Intonierens fühlte sich Alana wieder in Ordnung.

Die menschliche Stimme ist unser wirksamstes Instrument zur Umwandlung von Schmerz und Leid in strahlendes Wohlbefinden. Leah Maggie Garfield belegt in einer Veröffentlichung die Beliebtheit der Oper und erklärt diese durch ihre reinigende Kraft. »Die Opernfans gehen nicht deshalb zu den Vorstellungen ihrer Lieblingssänger, weil sie deren allgemeine künstlerische Leistungen schätzen, sondern weil sie ganz spezielle Töne aus berühmten Arien hören und erleben wollen«, schreibt sie. »Die meisten Opernfans warten auf die hohen Töne der Sopranistin, bei einer hingerissenen Zuhörerschaft bringen diese heilsame Saiten zum Schwingen. Der Fan verläßt so psychisch und physisch gestärkt die Abendvorstellung.«

In den 80er Jahren verbrachte ich drei Jahre mit dem Schreiben von Musik, die auf Atemrhythmen und Beachtung der Phasen von Ruhe und Einkehr aufbaute. Diese Musik förderte den freien Energiefluß und die »Harmonisierung« der inneren Organe und Körperfunktionen. In dieser Zeit komponierte ich auch für ein faszinierendes die Phantasie förderndes Projekt von Dr. Victor Beasley. Anstelle eines schrittweisen Entspannungsverfahrens, in dem man in der eigenen Vorstellung vom Kopf bis zu den Zehen oder umgekehrt vorgeht, leitet Beasley zur ganzheitlichen Betrachtung verschiedener Körperorgane und -funktionen an. Zum Beispiel bittet er einen, sich die Haut – das größte Körperorgan – vorzustellen und sich alle ihre Zellen auf einmal zu vergegenwärtigen. Dann fordert er zur Vergegenwärtigung aller Körperflüssigkeiten oder sämtlicher Nervenimpulse auf. So entstanden Musikstücke und Ballette, die Bilder wachrufen und manchmal auch Körperfunktionen normalisieren sollten. Weiterhin komponierte ich damals Begleitmusiken zur Lamazemethode für natürliche Geburten. Die Musik erinnert an tiefe Atemzüge, welche die in den Wehen stehenden Frauen animiert, ebenfalls tief durchzuatmen und unverkrampft zu pressen.

Musik und die innere Landschaft

Wie wir in Kapitel 3 sahen, kann Musik unser Raumempfinden ändern. Hier leistet der Synthesizer seinen größten Beitrag. Bis in die 60er Jahre ließen sich Komponisten und Interpreten von Kathedralen, Domen, Wasserfällen und widerhallenden Bergen inspirieren, um ihrer Musik architektonische Weite zu verleihen. Gregorianische Gesänge, die in Klöstern, Kapellen und Kathedralen mit dem Echoeffekt verstärkt wurden, und die langgezogenen buddhistischen Wiederholungsgesänge sind beispielgebend für zur Bewußtseinserweiterung und Konzentrationsverbesserung eingesetzte Klanggebete. Langsame Kompositionen des Barock, der Klassik und Romantik sind ebenfalls Balsam für die Seele, da sie besinnlich stimmen. Mit dem Aufkommen der Synthesizermusik – oft auch New-Age-, Ambiente- oder Sphärenmusik genannt – verfügen die Komponisten jetzt über die Möglichkeit, durch die Erzeugung räumlicher Klangeffekte im Körper gespeicherte Erinnerungen freizusetzen.

Einige Fachleute sind zwar der Meinung, daß dieser Musikstil in den 60er Jahren von Tony Scott und Paul Winter gegründet wurde, doch reichen seine Wurzeln tatsächlich über ein Jahrhundert zurück. Als Claude Debussy 1889 einmal durch den Bois de Boulogne in Paris spazierenging, hörte er aus der Ferne eine seltsame Musik – sie schien durch und um ihn herum zu wirbeln. Da erkannte der junge französische Komponist, daß er keine Melodien, sondern Raum hörte. Die fremd klingenden, pentatonischen Töne umhüllten ihn, ließen ihn Chromatik und Kontrapunkt vergessen. Was er da hörte, spielte ein Gamelanorchester aus Indonesien, das anläßlich der Weltausstellung zur Hundertjahrfeier der Französischen Revolution und der Eröffnung des Eiffelturms ein Konzert gab. Debussy begriff, daß es räumliche, atmosphärische Klangfarben gab, die noch nicht in der »westlichen« Kunstmusik zum Ausdruck gebracht worden waren. Von da an nahm die Musik Debussys einen völlig neuen Charakter an. Mit seinen Kompositionen wie »Fußspuren im Schnee«, »Die versunkene Kathedrale«, »Mondschein« und »Nachmittag eines Faun« wurde der musikalische Impressionismus geboren. Das neue Zeitalter der atmosphärischen Musik dämmerte am Horizont.

In Paris gastierten weit über die 60er Jahre unseres Jahrhunderts hinaus immer wieder mal traditionelle indonesische Orchester, die Gamelans. Meiner Meinung nach hat bisher kein Klang einen so tiefen Einfluß auf die neue westliche Musik ausgeübt, wie die Gamelanmusik, und doch ist sie im Westen eigentlich sehr wenig bekannt. Auf jeder meiner neun Balireisen, übrigens eine der schönsten Inseln Indonesiens, begegnete ich auf Schritt und Tritt dem musikalischen Einfluß alter Hindumythen. Er tönte aus den metallischen und fließenden Klängen der Gongs und Xylophone. Die Gamelanmusik erweckt mit ihren hitzigen Läufen und sanften, ruhigen Wogen seelische Höhenflüge und Tiefgänge. Wie Debussy habe ich erkannt, daß es weit jenseits meiner durchstrukturierten ordentlichen Konservatoriumsausbildung eine andere Welt des Klanges gibt. Ich konnte Debussy sehr gut verstehen, daß ihn die Tonfarben des Klaviers, das »Wesen« des Klanges, der innere Raum nicht mehr losließen. Seine Musik wirkt auch heute zum Großteil wie Weihrauch für das Herz.

Wenn wir uns auf das neue Gebiet des elektronisch unterstützten Zuhörens einlassen – eine Kombination aus Gehirnwellensynchronisation und minimalistisch strukturierter Entspannungsmusik –, entdecken wir, genau wie Debussy, die Wichtigkeit des Zur-

Ruhe-Kommens. Nur so bleiben wir mit uns selbst in Verbindung. »Während unsere Welt immer hektischer und enger wird«, schreibt Joseph Lanz, »wird unsere Musik immer langsamer und geräumiger, um mit der biologischen Uhr Frieden zu schließen.« Ambientemusik soll in erster Linie nicht unterhalten oder den Intellekt anregen, sondern auf Körper und Gemüt einwirken, um uns die Vergegenwärtigung innerer Landschaften zu erleichtern. Die Geräumigkeit in unserem Leben soll sie uns wieder zurückbringen und uns mit den Naturrhythmen verbinden.

Trotz dieses offensichtlichen Nutzens hat die Entspannungsmusik ihre Grenzen. Oft ist aktive, dynamische Musik, die uns wachhält, angemessener. Im Notfall kann Jazz sogar Ihr Leben retten – oder Sie zumindest optimistisch stimmen –, während New-Age- und Ambiente-Musik einen eher aufgeben lassen. Dies zeigte 1993 die Analyse der Anzahl aufgelegter Anrufe bei einer landesweiten Notruf-Hotline, einer Art telefonischem Kummerkasten.

Bei diesem zehnwöchigen Experiment ließ die Florida Protective Services System Abuse Registry in ihre Hotline verschiedene Arten von Wartemusik einspielen, bis die Berater mit den Anrufern sprechen konnten. Die Beratungsstelle erhielt täglich an die tausend Anrufe wegen Mißhandlung, Vernachlässigung oder Ausbeutung von Kindern oder der Benachteiligung behinderter Erwachsener und alter Menschen. Über fünf Wochen lang spielte der Anrufbeantworter wöchentlich einen anderen Musikstil während der Warteschleife: Klassik, Pop, Entspannungsmusik, auch Naturgeräusche, Country wie zeitgenössischen Jazz. Dann wurde das Experiment wiederholt. In beiden Versuchsreihen spielte man in der Jazzwoche Stücke von Miles Davis, Art Farmer, John McLaughlin und Esther Phillips. Die wenigsten Anrufer legten vorzeitig den Hörer auf. Die meisten Abbrüche gab es bei Entspannungsmusik, Naturgeräuschen.

Phantasie und Entspannung

Der offensichtlichste therapeutische Nutzen der Musik liegt in der Entspannung und im Streßabbau, wodurch der Körper tiefliegende Blockaden erreichen und schließlich auflösen kann. Und doch verlangt die Annäherung an das Unbewußte besondere Vorsicht. In manchen Fällen kann zuviel Entspannung die Schmerzen vergrößern, da sie die Symptome zu schnell freisetzt – und so den natürlichen Genesungsprozeß behindert. Und bei tiefsitzenden psychischen Schwierigkeiten kann eine musikinduzierte Entspannung nur oberflächliche Erleichterung verschaffen. Solange dem Hörer jede Schulung oder Anleitung fehlt, kann suggestive Musik sogar zum Katalysator für die Heraufbeschwörung gräßlicher, traumatischer Bilder werden, die jahrzehntelang unterdrückt wurden.

Natürlich können bedrückende Visionen auch ohne Musik auftauchen. Nehmen wir einen Unfall. Der Krankenwagen kommt an; das Opfer wird auf die Tragbahre geschnallt; das durchdringend laute Martinshorn beschwört Panik und Verkrampfung herauf – allein schon eine solche Fahrt ins Krankenhaus kann die Genesung blockieren! Es wäre wesentlich therapeutischer (und einfühlsamer), dem Patienten im Krankenwagen über Kopfhörer beruhigende Musik einzuspielen – vorzugsweise Instrumentalmusik von etwa 60 Metronomschlägen pro Minute. Dies würde dem Opfer helfen, sich zu entspannen, regelmäßiger zu atmen und den Unfallschock zu verkraften.

Dieselbe Methode sollte auch im Krankenhaus selbst angewendet werden. Meine Freundin Judy brachte ihren Ehemann zur Notaufnahme, da er starke Brustschmerzen hatte. Nach seiner Einweisung ging sie in das Wartezimmer, wo ihr ein Videoüberwachungsbildschirm in voller Lautstärke hektische Bilder vom OP, überhaupt vom ganzen Auf und Ab der Unfallstation entgegenschleuderte. Auf einem anderen Kanal wurde gerade ein Mann mit einer Schrotflinte erschossen; auf dem nächsten riß ein Löwe eine Gazelle und fraß sie. Als sie das Gerät endlich ausschaltete, brach ihr schon der Schweiß aus vor Angst. Und dabei war sie noch nicht einmal eine Patientin! In seinem Buch über Patientenpsychologie zitiert Norman Cousins eine Studie, nach der Herzpatienten im Krankenhaus besonders dazu neigen, selbst in Gegenwart eines Stationsarztes zu sterben. Offensichtlich trägt ihre Angst vor dem Arzt zu den tödlichen Herzanfällen bei!

Eine thematisch ausgesuchte, musikalische Phantasiereise erweist sich auch vor Operationen als sehr hilfreich. Ich empfehle dazu leichte klassische Musik, die weder zu langsam noch zu schnell ist. Nicht empfehlenswert ist Vokalmusik, die unangenehme Erinnerungen wachrufen könnte. Sehr geeignet sind Instrumentalaufnahmen Ihrer Lieblingskirchenlieder. Hören Sie sich diese Musik etwa drei Tage vor Ihrer Operation mit geschlossenen Augen an. Stellen Sie sich beim Hören ihren glücklichen Ausgang vor und bekräftigen Sie immer wieder: »Ich werde rasch gesund.« Mit diesem ständigen Wiederholen proben Sie Ihre nachoperative Genesung und machen sich mit dem Rhythmus und Aufbau der Musik vertraut. Schließlich kann man die Krankenschwester oder Hilfsschwester beauftragen, die Musik nach der Operation im Wachzimmer auf einem autoreversen Kassettenrecorder anzuschalten. Sobald Sie aufwachen, richten Sie die Klänge sofort auf, die Ihnen musikalisch sagen, daß die Operation vorbei ist und Sie sich erholen sollen.

Der Placebo-Effekt

Die Autosuggestion wird oft als Placebo betrachtet, als etwas, das zwar keinen echten therapeutischen Wert hat, sondern Kraft eigener Vorstellungen zufällige Heilungen bewirkt. Es ist natürlich schwierig, klinisch meßbare Unterschiede zwischen Wunschdenken, Gesundbeten und Autosuggestion auszumachen – die meisten allopathischen Ärzte reizt die Erforschung solcher Unterschiede wenig.

Trotzdem mußte die moderne Schulmedizin durch Heilerfolge mit dem »Placebo-Effekt« auf ihre eigene skeptische Art eingestehen, daß Placebos wirken können.

In meiner praktischen Arbeit mache ich ständig auf die Kraft des Geistes aufmerksam. Ich erinnere meine Schüler aller Altersgruppen ständig daran, daß bei fast allen heilbaren Krankheiten 20 Prozent der Patienten gesund werden. Leider gesunden weitere 20 Prozent nie, unabhängig davon, wie vielen Therapeuten oder Heilmethoden sie sich letztendlich anvertrauten, oder wie viele Violinkonzerte von Mozart sie anhörten. Mein Bemühen gilt den restlichen 60 %, die von Musik- und Kunsttherapien durchaus enorm profitieren können.

Doch das eigentlich Wunderbare an dieser alternativen Methode ist nicht nur das Besiegen einer manchmal für unheilbar gehaltenen Krankheit, sondern die einfache und kostengünstige Anwendung von Musik und Stimme zur Verbesserung der Lebensqualität in unserem Alltag. Von Darwins niedrigen Regenwürmern, die so viel verborgene Evolutionsarbeit leisteten, bis hin zu Zen-Meister Dogens Lehre, daß »jeder Wassertropfen das Meer ein wenig tiefer macht«, werden wir daran erinnert, daß sich durch konsequentes, schrittweises Wirken am meisten im Leben verändert.

Der Placebo-Effekt hat einen einzigartigen musikgeschichtlichen Hintergrund, der für das Verständnis des Mozart-Effektes wichtig ist. Im Lateinischen bedeutet das Wort *placebo* »ich werde gefallen«, und es gelangte schon 1200 n. Chr. nach England. Placebo ist das erste Wort des ersten Rahmenverses in Psalm 114, der während der Totenvesper, einem besonderen Abendgottesdienst der katholischen Kirche, gesungen wurde. Die Vesper ist auch die sechste der kanonischen Stunden, die auf 18 Uhr festgelegt ist. Damals sang man die Psalmen traditionell zum Gotteslob, zu Heilzwecken und für die Toten.

Die Säkularisierung des »Placebobegriffs« ist nicht schwer nachzuvollziehen. In der Welt des Mittelalters bedeutete Placebo eine

Heilung von Körper, Seele und Geist durch das Hören geistlicher Musik. In der Neuzeit, als die Macht der Kirche abnahm und geistliche Musik, besonders der gregorianische Gesang, fast verschwand, fand dieses Wort Eingang in den medizinischen Sprachschatz. Hooper's *Medical Dictionary* von 1811 definiert Placebo als »eine Arznei, die dem Patienten eher zu seiner Beruhigung, denn wegen seiner Wirksamkeit gegeben wird«. Sir Walter Scott benutzte es in seinem Liebesroman *St. Rouan's:* »Da steckt nichts Ernstes dahinter – ein reines Placebo – nur eine Zerstreuung zur Erheiterung der Geister und um zu Tränen zu rühren.« Die meisten Mozartschen Kompositionen und auch schon die barocke und dann die klassische Musik dieser Zeit wurden im Auftrag des Adels als Hintergrundmusik – als Unterhaltung, Placebo, komponiert.

Heute ist ein Placebo nicht nur eine harmlose zur Beruhigung verschriebene Arznei, sondern kann auch eine unwirksame Substanz sein, die bei Untersuchungen zur »Kontrolle« eingesetzt werden kann. Medizinische Studien haben ergeben, daß sich bei rund einem Drittel aller Testpersonen, die eine Zuckerpille, eine Salzlösung oder irgendein anderes Scheinmedikament erhalten, eine Besserung ihrer Symptome einstellte. Ärzte behandeln häufig leichtere Beschwerden wie z. B. Husten, Erkältungen, Kopfschmerzen oder Beklemmungen, selbst Schmerzen mit Placebos.

Wenn also Autosuggestion einen Placebo-Effekt verursacht bzw. in sich birgt, worin liegt er denn nun? Einen Hinweis dazu liefern Versuche aus den 30er Jahren, als Edmund Jacobsen seine progressiven Muskelentspannungstechniken entwickelte. Bei seinen physiologischen Muskelstudien an den Universitäten Chicago, Cornell und Harvard stellte Jacobsen fest, sobald er Elektroden an eine Testperson anlegte und diese sich gedanklich einen Spaziergang ausmalte, das Elektromyogramm nur bei den Gehmuskeln Aktionspotentiale anzeigte. Entsprechendes ergab sich, wenn er die Testpersonen nur um ein vorgestelltes Ausruhen, Kauen oder Springen bat. Man versteht dies vielleicht besser, wenn man sich an die beim Träumen in unserem Körper und unseren Muskeln auftretende Stimulation erinnert. Traumbilder erzeugen die Empfindung ohne das Phänomen.

Weitere Forschungen beginnen langsam Licht auf die physiologischen Mechanismen des Placebo-Effekts zu werfen. An der Universität California in San Francisco erhielten zweiunddreißig Patienten, denen Zähne gezogen worden waren, mehrere Stunden nach der Extraktion eine Placebospritze. Über ein Drittel berichtete, ohne zu wissen, um welches Präparat es sich handelte, daß das Placebo ihre Schmerzen linderte. Die Suggestion regte die Ausschüttung von Endorphinen an, körpereigenen Morphinen, welche die Stimmung heben und eine schnelle, ungefährliche Schmerzlinderung und Beschwerdebesserung fördern können. Doch als man den Testpersonen daraufhin ein Medikament gab, das die Wirkung der Endorphine blockierte, kehrten bei allen die Schmerzen zurück. Der Versuch bestätigt eindrucksvoll, wie wir uns dank der Leib-Seele-Verbindung allein schon durch den Glauben an ein Scheinmedikament mit körpereigenem Schmerzmittel versorgen können.

In ihren Studien zur Wirkung musikalisch-autogenen Trainings bei Schichtarbeitern berichteten Jeanne Achterberg und Frank Lawlis von positiven Auswirkungen auf den Tagesrhythmus, die Fingertemperatur und den Hormonspiegel. In einer anderen Studie fanden Achterberg, Lawlis und Kollegen heraus, daß musikinduzierte Phantasiereisen den IgA-Spiegel im Speichel erhöhten, ein Hauptmerkmal für eine verstärkte Immunreaktion.

Die neuen Ergebnisse dieser Versuche sowie das Aufkommen der Psychoneuroimmunologie haben den Zweiflern an der Kraft der Musik und Phantasie viel Wind aus den Segeln genommen. Dr. Norman Shealy, der in der Rehabilitationsabteilung seiner Klinik in Springfield, Montana, Schmerzforschung betreibt, berichtet, daß er seinen chronisch kranken Patienten hauptsächlich Entspannung, Musik und Visualisationstechniken verschreibt. Dr. Olshan, ein anderer Schmerzforscher, sagt, daß durch Visualisationstechniken fast 60 Prozent seiner Patienten ihre chronischen Schmerzen in den Griff bekommen und wieder ins normale Leben zurückkehren können.

Das Schwimmen im Unbewußten

>»Unser Alltagsbewußtsein nimmt sich wie eine
>kleine Insel im weiten Meer des ungeahnten
>und unergründeten Bewußtseins aus.«
>
> KEN WILBUR

Wie läßt sich durch die Bildersprache und die Musik das Unbewußte erschließen? Jean Houston stellt sich seit 25 Jahren diese Frage. Sie gehört mit zu den prominentesten Forschern auf diesem Gebiet. Die Forscherin bedient sich der Musik und kreativen Vergegenwärtigung, um im Menschen mythische Bilder wachzurufen. In Kursen, die drei bis fünf Tage dauern, spielen Houston und ihre Mitarbeiter, namentlich Schauspieler, Musiker und Tänzer, Mythen nach, wie Isis und Osiris, Odysseus, Parzival oder der Zauberer von OZ, um den Kursteilnehmern zu illustrieren, welchen verblüffend ähnlichen Mustern und Rhythmen sie in ihrem Leben folgen.

Wie viele Orpheus-Nachfolger gibt es nicht unter uns, die nur ihr Talent zum Harfespielen zu entdecken brauchten, um Gefahren, die ihnen den Weg versperren, zu bannen oder zu beseitigen? Wer von uns ist nicht schon einmal wie Odysseus und seine Mannen in den Einflußbereich der Sirenen geraten, die uns in den Abgrund locken wollten? Houston findet, daß bei der Neuinszenierung archetypischer Dramen ein ganzkörperlicher Einsatz detailliertere Bilder erzeugt als nur eine Visualisation.

Musik und thematische Vergegenwärtigungen können uns in Innenwelten führen. Ich vergleiche sie oft mit Reisen nach Innen. Nicht selten erfährt man ähnliche Ängste – zum Beispiel das Haus zu verlassen, in einem Ort, in dem man sich nicht zurechtfindet, steckenzubleiben, die Sprache nicht zu verstehen, das Klima nicht zu vertragen. Manchmal ist es gut, auf eigene Faust zu erkunden und sich nur auf die eigene Intuition zu verlassen. Manchmal ist es auch vernünftig, einen Reiseführer zur Hand zu nehmen, Karten zu studieren und die Unterkünfte im voraus zu buchen. Zuweilen empfiehlt sich auch eine Studienreise mit fester Reiseroute und Reiseführer. Trotz aller Ängste wird der/die neugierige Reisende auch Unbekanntes erforschen wollen, Abenteuer und Sicherheitsvorkehrungen ausbalancieren.

In meinen Kursen leite ich diese Reisen nach Innen unterschiedlich an. Manchmal gebe ich den Kursteilnehmern nur die Musik vor, weil es wichtig für sie ist, Dinge allein zu erkunden und sich in neuen Umgebungen selbst zurechtzufinden. Andere Male gebe ich genauere Anleitungen zur Musik, um sie von vornherein tiefer in ihr Unbewußtes zu führen.

Um in innere Welten zu reisen, müssen wir unsere rationalen und emotionalen Vorbehalte aufgeben. Es ist ein Unterschied, ob wir in der Badewanne oder im Meer baden und noch mal ganz anders, befinden wir uns allein mitten im Pazifischen Ozean. Die Reaktionen auf diese Situationen sind unterschiedlich. Für die einen ist der Ozean ein wunderschöner Ort voller wunderbarer Fische. Für andere wiederum ein dunkler, kalter Abgrund, in dem eine Unzahl von Haien und Barracudas lauert. Das Unbewußte enthält all diese Möglichkeiten, von den prächtigsten bis zu den gräßlichsten. Die geeignete Musik läßt uns diese Tauchtiefen erforschen.

Zwischenspiel
Dirigieren Sie Ihr eigenes Leben

Versetzen Sie sich einmal in die Persönlichkeit eines großen Dirigenten: Toscanini, Bernstein, Ozawa. Auch Nichtmusiker und verkrachte Musiker können alle von dieser einfachen phantasiefördernden Übung profitieren.

Suchen Sie sich eine Musik aus – sagen wir zum Beispiel Paganinis Violinkonzert Nr. 2 in b-Moll, *Wagners Ouvertüre des Fliegenden Holländer, eine Sinfonie oder ein Klavierkonzert von Beethoven oder auch die Filmmusik zu* Star Wars.

Schließen Sie die Augen, und stehen Sie zunächst einen Augenblick lang ganz entspannt da, atmen Sie gut durch und lassen Sie von den Füßen über die Knie, die Hüften, den Oberkörper, bis zu den Händen, Ellenbogen, Armen, Schultern und Kopf alles locker. Sobald die Musik einsetzt, stellen Sie sich vor, Sie wären der Chefdirigent eines weltberühmten Symphonieorchesters. Ihre Hände geben den Rhythmus an, die Atmosphäre, die Beredsamkeit der Musik; doch gleichzeitig dirigiert die Musik wiederum Sie, strömt in Ihren Körper, belebt Ihre Arme und Hände.

Dirigieren Sie auch einmal mit Ihren Knien; mit Ihren Hüften; oder mit Ihrem Kopf. Versuchen Sie aber nicht zu tanzen. Formen und gestalten Sie ausschließlich die Musik mit Ihren Händen und Ihrem Körper. Stellen Sie sich als Klangbildhauer vor. Machen Sie sich mit dem Musikstück gründlich vertraut. Experimentieren Sie mit diesem fünf Tage hintereinander. Können Sie es so gut wie auswendig, dann stellen Sie sich das Orchester vor: die Geigen zu Ihrer Linken; die Bratschen, Holz- und Blechbläser vor ihnen; Pauken und Schlagzeug ganz hinten; und die Violoncelli und Kontrabässe zu Ihrer Rechten. Nehmen Sie die Sitzordnung nach Instrumentengruppen in sich auf.

Täglich zehn bis zwanzig Minuten Dirigieren balanciert die
Gehirnwellen aus, ist eine Gymnastik und übt die Kreativi-
tät.

Anders als Drogen, die einige Menschen leider zur Veränderung
ihres Bewußtseinszustandes brauchen, ruft Musik keine teuflischen
Verhaltensmuster oder Abhängigkeiten hervor. Bei einer musikinduzierten Phantasiereise ist es wesentlich einfacher, klar bei Sinnen
zu bleiben. Es steht uns jederzeit frei, die Musik auszuschalten,
sollte etwas Beunruhigendes oder Abnormales auftauchen, können
wir es unbehelligt davonschwimmen lassen. Die musikinduzierte
Reise nach Innen unter dem Beistand eines ausgebildeten Therapeuten oder Leiters gibt die Gewähr, daß wir bei unserer Überquerung
unbekannter Gefilde wachsam bleiben.

Die Musikauswahl, die Zeit, die wir zur Erkundung der unbekannten Gewässer brauchen, Temperatur und Unterströmungen sind
jedesmal verschieden. Manche Musik ist derart beruhigend und
tröstlich, daß das Wasser klar und sauber scheint und wir das Gefühl
haben, bis auf den Grund sehen zu können. Bei einer anderen Musik
starren wir ins Leere – wir haben vielleicht eine Vision unseres
eigenen Todes. Da wir diese Leere manchmal auch im alltäglichen
Leben erblicken, bietet uns die Musiktherapie die Möglichkeit zum
Überleben, sogar in den Zeiten größter seelischer Schwierigkeiten
und Probleme. Wir lernen Wassertreten auf hoher See oder Um-
schwimmen der Quelle allen Übels. Gleichzeitig kann uns Musik,
diese unsichtbare Kraft, näher auf den Weg zur Erkenntnis des
Ewigen bringen.

Auf ihrer Schweizreise 1956 besuchte die Konzertpianistin und
Musiktherapeutin Margaret Tilly Carl Jung in seinem Haus in
Küsnacht. Im Lauf ihrer Unterhaltung fragte sie den großen Psycho-
analytiker über seine Einstellung zur Musik.»Meine Mutter war
eine gute Sängerin, ebenso ihre Schwester, und meine Tochter ist
eine gute Pianistin«, antwortete Jung.»Ich kenne die ganze gängige

Musikliteratur. Ich habe alles gehört, auch alle großen Sänger, aber jetzt höre ich keine Musik mehr. Sie ermüdet und ärgert mich.« Erstaunt über diese Antwort, fragte Tilly warum. Jung sagte: »Weil Musik mit so tiefgründigem archetypischem Material zu tun hat und die Interpreten das nicht merken.«

Während des Besuchs bat Jung Tilly um eine musiktherapeutische Demonstration. Sichtbar beeindruckt von ihrer Arbeit rief er aus: »Das eröffnet ganz neue Wege der Forschung, die ich mir nie hätte träumen lassen. Ihre Demonstration heute nachmittag – das, was ich über Ihre Ausführungen hinaus am eigenen Leib erfahren habe – hat mich überzeugt, daß die Musik ein wesentlicher Teil jeder Analyse werden sollte. Sie erreicht tiefliegendes archetypisches Material, auf das wir bei unserer analytischen Arbeit mit den Patienten nur manchmal stoßen. Dies ist äußerst erstaunlich.«

Obwohl er die Musik nicht systematisch in sein Spätwerk integrierte, nannte er Musik schließlich eine Tür zum kollektiven Unbewußten. Die zyklischen Kompositionsformen interessierten ihn besonders. Für Jung symbolisierte die Sonate mit ihren vier Sätzen diesen unbewußten Prozeß. »Bekanntlich befällt die kreative Kraft des Unbewußten einen Künstler oder Musiker mit der autonomen Gewalt eines Triebes«, bemerkt Patricia Warming, eine Analytikerin der »Jungschule« in Seattle, dort wird mit Musik gearbeitet. »Es bemächtigt sich einer Person ohne geringste Rücksicht auf ihr Leben, Gesundheit oder Glück. Solch eine Person ist ein Werkzeug des Transpersonalen. Große Musiker wie Mozart und Beethoven wußten, daß der Geist bläst, wo er will.«

In den späten 80er Jahren besuchte Warming einen meiner Workshops, ich machte mit ihr einen Stimmscan. Als sie immer phantasievoller sang, regte ich an, sie solle daraus ein Lied gestalten. Sie ließ sich von mir mit geschlossenen Augen in das Klavierzimmer führen, dort begleitete ich sie dann am Piano. Patricia sagte mir danach, daß sie niemals geglaubt habe, ihr könne spontan ein Lied über die Lippen kommen. In der folgenden Nacht träumte sie, sie

210

sei in einer Hütte am Meer und hole gerade das Kochgeschirr. Plötzlich erschütterte ein kleines Erdbeben die Hütte und deren Umgebung. Sie konnte die Töpfe und Pfannen einfach nicht mehr finden. Ende des Traumes. Ihrer Auffassung nach bedeutete er, daß sich in ihrer Psyche etwas verändert hatte und sie sich nicht mehr in alter Gewohnheit versorgen oder auch ernähren könnte. Warming hatte offensichtlich mit ihrer Stimme eine Methode entdeckt, die sowohl ihr selbst eine neue geistige Wachstumsmöglichkeit bot als auch ihren Patienten half, sich an tiefverborgenes archetypisches Material heranzuarbeiten.

Musikinduzierte Phantasiereise

Unter den Therapien, die Musik mit Vorstellungstechniken verbinden, ist heute die musikinduzierte Phantasiereise (GIM: Guided Imagery and Music) führend. Diese Methode – die, wie oben berichtet, Jerry von seinem schweren Autismus heilte – wurde in den 60er Jahren am Maryland Psychiatric Research Center der Johns-Hopkins-Universität in Baltimore entwickelt. Man untersuchte zunächst die Auswirkungen von LSD auf das Malen, Zeichnen und andere Formen der Kreativität. Aus jenen frühen Versuchen entstanden die Kunsttherapie (einschließlich des spontanen Zeichnens von Kreisen, Mandalas und anderer Bilder), Atemtechniken und musikinduzierte Phantasiereisen als klinische Werkzeuge.

Die von der Musiktherapeutin Dr. Helen Bonny erarbeitete GIM wurde in der privaten psychologischen Praxis zur Einzeltherapie verfeinert. Bei ihrer Mitarbeit in der LSD-Forschung in Maryland fand Bonny heraus, daß Musik den Testpersonen half, Hemmungen zu überwinden und ganz in eigene Erfahrungen einzutauchen. Musik verstärkte die Emotionen und erlaubte viel längere Konzentrationsphasen – alles unterstützte den natürlichen Heilungsprozeß. Bonny entdeckte, daß die Musik Höhepunkte hervorrufen konnte. Augenblicke großer Einsicht, der Hingabe, der Erkenntnis oder auch des Bewußtseins, wirklich geliebt zu werden, wechselten einander ab. Und obwohl die Musik diese Erfahrungen zeitlich verankerte, konnte sie auch ein Gefühl von Zeitlosigkeit erzeugen. Kurz, Bonny und ihre Mitarbeiter stellten fest, daß die Musik einen Weg in die abgelegensten Regionen der Psyche ebnete, ein Kopfsteinpflaster durch seelisches und körperliches Leid, auch wenn dieses sehr holprig war. Die Musik erlaubte dem Bewußtsein eine viel gezieltere und sicherere Erforschung des Unbekannten als das LSD, das oft nur zu einem chaotischen Gefühlsüberschwang führt.

GIM ist eine Technik, bei der die Musik die Leitung der Phantasie übernimmt, auch wenn dies wegen der mißverständlichen Bezeichnung oft nicht so verstanden wird. »Bei GIM hört man in einem entspannten Zustand eine ausgewählte Musik an, ein zusammengestelltes Band oder Live-Musik, um Vorstellungen, Symbole und Gefühle aus tieferen Bewußtseinsschichten wachzurufen«, erklärt Bonny. Während der GIM-Sitzungen unterstützt der Therapeut den Patienten (der eigentlich der »Reisende« genannt wird) bei der genaueren Erforschung der auftauchenden Bilder, statt Symbole zu deuten oder eine Diagnose anzubieten. Die wichtigste Aufgabe des Therapeuten ist es, bei diesen Sitzungen den Bilderfluß am Laufen zu halten und den Reisenden zu ermutigen, Gefühle zuzulassen und auszudrücken.

Zwischenspiel
Massagemusik

Musik unterstützt die Wirkung von Massagen.
Gliedern Sie die Massage, die Sie einem Familienmitglied, Freund oder Kunden geben wollen, musikalisch in drei Phasen.

Legen Sie zur Lockerung zuerst eine sehr langsame Ambientemusik auf, die eine wohlige Atmosphäre schafft, sowie das Durchatmen und intellektuelle sowie emotionale Lockerlassen erleichtert. Geeignet wären beispielsweise eine ruhige Harfenmusik, Erik Saties Gymnopedien für Klavier und New-Age-Musik mit Flöte.

Ungefähr nach der Hälfte der Massage findet intensivste Körperarbeit statt, man gerät dabei in einen entspannten, schläfrigen Zustand. Legen Sie jetzt eine langsam pulsierende Musik auf, eine, die zur Tiefenentspannung anregt. Legen Sie schließlich eine etwas schnellere, melodisch gefällige Musik auf mit 50 bis 60 metronomischen Zählzeiten pro Minute. Diese Art von Musik – langsame Sätze aus Mozarts Klavier- oder Harfenkonzerten – baut zwischen der erreichten Tiefenentspannung und der Welt, in die wir zurückkehren müssen, eine Brücke.

Das Ergebnis einer Massage kann noch mehr bringen, wenn man dabei ganz entspannt summt. Bitten Sie die massierte Person, in den ersten 5 bis 10 Minuten ein leises Ah zu summen. Dies wirkt wie eine innere Massage und ist eine wunderbare Ergänzung zur äußeren.

Hört man Musik in einem tiefentspanntem Zustand, wird sie zu einem Katalysator, der eine Art Wachtraum hervorruft. Während einer GIM-Sitzung, die 30 bis 45 Minuten dauert, setzt über Musik, Sprache, Symbol und Gefühl eine Kommunikation zwischen dem unbewußten und bewußten Selbst ein. GIM schafft, was Bonny »eine Begegnungsstätte für Subpersönlichkeiten oder Selbstanteile« nennt. Durch das Medium von Symbolen, sagt Bonny, bietet die Musik sowohl ein »sicheres Terrain für Auseinandersetzungen als auch einen komfortablen Behälter für disparate Persönlichkeitsanteile«.

GIM-Therapeuten haben unter der Berücksichtigung des Einrastungsprinzipes (Tempoanpassung an das körperliche und emotionale Befinden) und Isoprinzipes (schrittweise Geschwindigkeitsveränderung) Tonbandkassetten mit klassischer Musik zusammengestellt, deren Wirksamkeit durch medizinische Studien dokumentiert ist. Am Jefferson Hospital in Port Townsend, Washington, stellten die Ärzte und Krankenschwestern bei Patienten, die Bonnys *Music-Rx*-Bänder anhörten, eine Herzfrequenz- und Blutdrucksenkung fest. Auf der Emotional Rating Scale ließen sich eindeutig positive Veränderungen verzeichnen, übrigens ein häufig eingesetzter Test zur Messung der Angst und des Wohlbefindens. Untersuchungen an Operationspatienten ergaben, daß Angst und Schmerz abnahmen und nur etwa die Hälfte einer normalen Schmerzmitteldosierung gebraucht wurde.

GIM-Therapeuten erhalten eine gründliche Ausbildung und lernen jahrelang jedes innere Bild der Patienten zu analysieren, das während der Sitzungen auftaucht. Die Therapeuten werden von der Association for Music and Imagery (AMI) geprüft. Einige Universitäten bieten eine GIM-Ausbildung an, aber die meisten Schüler erhalten ihre Ausbildung an regionalen Instituten. So haben bisher Tausende von Menschen von dieser Methode profitiert, einmal Personen mit multiplen Persönlichkeitsstörungen, zum anderen Drogen- und Medikamentenabhängige.

GIM hat auch meinen eigenen Unterricht beeinflußt. Johannes, ein Literaturstudent höheren Semesters, nahm an einem meiner Phantasie- und Kreativitätskurse teil. Seine Texte lasen sich vage und wirklichkeitsfern, seine Lehrer sahen in ihm einen hoffnungslosen Schwärmer und Träumer. Wie viele New-Age-verdorbene junge Leute mußte er dringend wieder ganz realen Boden unter seine Füße bekommen. Schon in der dritten Sitzung machte Johannes eine große Entdeckung. Die »Offenbarung« setzte ein, als er seine Augen schloß, sich entspannte und zehn Minuten tief atmete, während ich ihm die Wichtigkeit aller kreativen Stile darlegte. Dann legte ich den ersten Satz von Sibelius zweiter Sinfonie auf, danach Vaughan-

Williams *The Lark Ascending,* Faurés *Sanctus,* Bachs *Präludium in b-Moll* für Klavier und zuletzt Mozarts *Halleluja.*

Während des ersten Stückes kamen Johannes Bilder im Umfeld eines traumatischen Autounfalls hoch, den er mit acht Jahren miterlebt hatte. Er sprach von den Alpträumen und Ängsten, die ihn die ganze Grundschulzeit hindurch begleitet hätten, ihn könnte jemand unerwartet einfach in die Seite stoßen. Beim Hören von *The Lark Ascending* (Die aufsteigende Lerche) sah er sich als Vogel hoch in den Wolken fliegen, wo ihn bestimmt niemand angreifen könnte. Er fühlte sich in diesem traumartigen, luftigen Milieu sicher. Beim Hören des Fauré-Stücks hatte er das Gefühl, im unendlich Weiten dahinzutreiben, ohne jemals mehr die Füße auf den Boden setzen zu müssen.

Beim Bachpräludium setzte die Transformation ein. Er sah sich jetzt wieder auf festem Boden stehen und bewegen, voller Tatendrang. Er befand sich im Seminarzimmer, freier Himmel über ihm, draußen ein Teich und vor ihm ein komfortabler altmodischer Holzschreibtisch. Johannes malte sich aus, daß er sich setzte und mit beiden Händen Gedichte schrieb. Ihn inspirierten Luft und Wasser, sie formten Gedanken und diese zu Worten. Er fühlte sich aber ganz mit seinem Körper verbunden, ihm gab das massive Holz des Schreibtisches Kraft. Bei den Klängen des Mozartstückes hatte Johannes das Gefühl, die disparaten Elemente seines Lebens zusammenzufügen. Seine Angst verschwand. Er spürte, ab jetzt ginge es wieder aufwärts.

Nach diesen Sitzungen veränderte sich Johannes' Schreibstil sofort. Er begann ein episches Gedicht zu ersinnen, dessen Gliederung seinen Lehrern imponierte. Heute arbeitet er als solider und recherchesicherer Journalist im Mittelwesten der USA.

Wie die Geschichten von Jerry, Patricia Warmer und Johannes zeigen, erschließt uns Musik Dimensionen im Leben, die weit über ein elementares Wohlbefinden hinausgehen. Im nächsten Kapitel werden wir weitere Klanganwendungsmöglichkeiten kennenlernen. Das Gebiet des Lernens, die Arbeits- und Geschäftswelt sowie die Freisetzung unseres kreativen Potentials bieten weitere musiktherapeutische Betätigungsfelder.

7

Gesunder Intellekt
Die Steigerung der Lernfähigkeit
und Kreativität durch Musik

»Eine Nation, die Musik für überflüssig hält,
läuft Gefahr, selbst überflüssig zu werden.«
RICHARD DREYFUSS,
Star des Mr. Holland's Opus,
bei der Grammy-Verleihung 1996

Bobby war ein hyperaktiver Junge in meiner Klasse. Er konnte nicht ruhig sein. Mit seinem dauernden Geschrei störte er den ganzen Unterricht. An seiner Schrift konnte man seine innere Anspannung deutlich erkennen – aus jedem Wort sprang einem seine geballte Wut entgegen. Zu Hause benahm sich Bobby genauso aufsässig, seine Eltern hatten es längst aufgegeben, ihn zu maßregeln.

Nachdem ich Bobby einige Monate unermüdlich aufgefordert hatte, sich leckere Speisen oder interessante Tätigkeiten vorzustellen, hatte ich ihn endlich soweit, daß er wenigstens die Augen schloß und summte: »UMMMM, UMMMM.« Er tat dies tatsächlich mehrere Minuten lang, aber dann geschah etwas Erstaunliches: Die Spannung wich aus seinen Schultern, und seine Stimme verlor ihre schrille Note. Auch die anderen Lehrer bemerkten, daß Bobby das Summen guttat und er wesentlich aggressionsloser reagierte, sobald er früh einige Minuten lang gesummt hatte. Als er sich im nächsten Schuljahr an den musikalischen Aktivitäten beteiligte, änderte sich damit der gesamte Umgangston in der Klasse.

»Der Musiklehrer unserer Schule erreicht mit ›One potato, two

217

potato, three potato, four‹ bei drogeninduzierter Labilität mehr als alle Psychologen, Kinderpsychiater und Berater«, erzählte mir der Direktor einer Grundschule in Washington, D. C., dem Lehrer unterstehen, die mit schwierigen Kindern wie Bobby zu tun haben. Musik fördert nicht nur das emotionale Wachstum. Eine Studie in Texas ergab, daß Schüler, die im Orchester mitspielen, beim Scholastic Aptitude Test (Collegeeignungstest) besser abschnitten.

Leider werden die Mittel für Musik- und Kunstlehrer immer weiter gekürzt, da von seiten der Öffentlichkeit die Bedeutung der Musik für die neurologische Entwicklung nicht erkannt wird. Die Geschichte von *Mr. Holland's Opus,* eines zu Herzen gehenden amerikanischen Films mit einem bizarren, an eine griechische Tragödie anklingenden Ende, klingt nur zu wahr. Der Film schildert den Lebensweg eines Komponisten und Interpreten (Richard Dreyfuss), der Geld braucht und deshalb ein Jahr als Musiklehrer an einer Schule arbeiten will, bis ein besseres Angebot kommt. Dreißig Jahre später wird der beliebte Mentor am Vorabend seines größten Sieges gefeuert, einer Aufführung seines Hauptwerkes, das seine früheren und gegenwärtigen Schüler sowie die Kollegen ihm zu Ehren einstudiert hatten.

Mr. Holland zeigt, wie wichtig es für alle Lehrer im musischen Bereich ist, die erzieherische Notwendigkeit ihres Faches den Entscheidungsträgern argumentativ vermitteln zu können. Trotz aller bürokratischer Hemmnisse bleiben Klang und Musik, wie dieses Buch zeigt, für den Erhalt der Gesundheit und die Entwicklung zwischenmenschlicher Kontaktfähigkeit unverzichtbar. Im nachfolgenden Kapitel werden wir sehen, wie der Mozart-Effekt das Gedächtnis stärkt, das Lernen erleichtert und die Kreativität steigern kann. Vorgestellt werden zusätzlich erfolgreiche Beispiele aus der Erziehung, dem Geschäftsleben und anderen gesellschaftlichen Bereichen.

Leichter lernen

Im *Symposion* beschreibt Platon ein Bankett, bei dem große Gedanken ausgetauscht werden. Zu später Stunde platzt der betrunkene Alkibiades mit seinem Gefolge herein und bringt das Fest lautstark durcheinander. Sokrates weist den Alkibiades diplomatisch zurecht. Mit wenig Erfolg, doch geht die Stimmung nicht völlig verloren. Sokrates hat die Situation genügend im Griff, um ihr Abgleiten ins völlige Chaos zu verhindern. Auch wir können unseren Alltag mit sokratischer Gelassenheit so orchestrieren, daß sich aus ihm eine optimale Lernsituation ergibt.

Beginnen wir mit dem Rhythmus, der sich zur Förderung der Gedächtnis- und Verstandesleistung einsetzen läßt. Obwohl sich Kurzzeiterinnerungen bildlich speichern lassen, werden sie oft nur als Klangassoziationen wiedergegeben – besonders bei Wörtern mit rhythmisch betonten Silben. Das Kurzzeitgedächtnis kann bis zu sieben Informationseinheiten behalten. Aber verwandte Informationsgruppen werden als ein einziges Bit erinnert, und so wächst das gespeicherte Material exponentiell. Rhythmisch verknüpfte Information bleibt gerne als eine Einheit.

Doch funktioniert der Rhythmus nicht nur als Gedächtnisstütze, sondern auch das Gedächtnis selbst hat seinen Tagesrhythmus. Das Kurzzeitgedächtnis funktioniert morgens am besten, während das Langzeitgedächtnis am Nachmittag sein Leistungshoch erreicht.

Wie oben angesprochen, hat sich herausgestellt, das Spielen eines Instrumentes oder die Teilnahme an Musikgruppen wirken sich in der Schule (oder das Einbeziehen der Musik in den Lehrplan des Geschichts- oder Naturkundeunterrichtes) auf die Lernfähigkeit, die Motivation und das Verhalten der Schüler sehr positiv aus. Hier einige Highlights der neuen Forschung.

- Das College Entrance Examination Board berichtete 1996, daß Studenten mit irgendeiner musikalischen Ausbildung bei der

mündlichen SAT-Prüfung 51 Punkte und bei der Mathematik-
prüfung 39 Punkte über dem amerikanischen Durchschnitt lagen (SAT = Scholastic Aptitude Test; Universitätseignungstest
Anm. d. Ü.)

»Das Studium der Musik und anderer musischer Fächer
scheint sich pädagogisch allgemein positiv auszuwirken und
führt mit der Zeit unleugbar zu besseren Standard-
testergebnissen«, schloß daraus Edward J. Kvet, Direktor
der Musikhochschule an der Universität Mittelmichigan in
Mount Pleasant.

- Rund 7500 Studenten einer mittelgroßen Universität nahmen
  1983 bis 1988 an einer Studie teil; aus ihr ergab sich, die
  Studenten mit Hauptfach Musik und Musikerziehung hatten die
  besten Vortragsnoten aller Studenten auf dem Campus einschließlich jener Studenten mit Hauptfach Englisch, Biologie,
  Chemie und Mathematik.

- Walt-Disney-Filmmusiken und New-Age-Musik wirkten sich
  auf die Stimmung von 255 Erst- und Zweitklässlern am positivsten aus, mit klassischer Musik an dritter Stelle. Wie wurde dies
  festgestellt? Die Kinder sollten einfach irgend etwas zeichnen,
  während sie Musik hörten, und vor dem Test und danach ein
  Gesicht zeichnen, das ihre Stimmung wiedergab.

- Die Studie brachte für die Forscher noch etwas Überraschende-
  res an den Tag. Die Zeichnungen zeigten, daß die Kinder in
  ihrem Verhalten wesentlich gestörter waren, als die Wissenschaftler dies vorher angegeben hatten. Eine Forscherin, die
  bereits Berufserfahrung mit schwererziehbaren Kindern hatte,
  meinte, sie habe das Ausmaß der in den Zeichnungen deutlich
  gewordenen Wut, Depression und Gewalt bestürzt – bei über 40
  Prozent der ausgewerteten Zeichnungen. Die Forscher schlossen
  daraus, daß die Kombination von Musik und Kunst die Kinder
  Gefühle zugeben ließ, die sie verbal eher verdrängten.

- In einer Sondervorschule verringerten sich durch leichte Popmusik, vor allen Dingen Lieder von den Beatles, die Verhaltensstörungen der Kinder.

Musikalische Intelligenz

Anfang der 80er Jahre schrieb Harvardprofessor Howard Gardner *Abschied vom IQ. Die Rahmen-Theorie der vielfachen Intelligenzen,* eines der einflußreichsten Pädagogikbücher seiner Generation. Darin führt er den Begriff der vielfachen Intelligenz ein. Wir besitzen außer einer mathematischen, logischen und verbalen auch eine ästhetische, körperliche, psychologische sowie musikalische Intelligenz. Er zitiert Untersuchungen, die beweisen, daß Säuglinge bereits mit zwei Monaten Tonhöhe, Lautstärke und Melodieführung der mütterlichen Äußerungen nachahmen können und mit vier Monaten auch deren Rhythmik. Kinder haben eine viel größere Prädisposition für diese Parameter der Musik als für Sprachinhalte. Sie beschäftigen sich eindeutig mit kreativen Lautspielen.

In seinem Kapitel über die traditionelle Musikerziehung in Afrika spricht Gardner von den Anang aus Nigeria. In dieser Stammesgesellschaft werden knapp eine Woche alte Säuglinge von ihren Müttern in die Musik und den Tanz eingeführt, während die Väter liebevoll kleine Trommeln für ihren Nachwuchs bauen. Im Alter von nur zwei Jahren werden die Kinder gruppenweise in der Stammeskultur unterwiesen, besonders im Singen, Tanzen und Instrumentenspiel. Mit fünf Jahren beherrschen die jungen Anangs Hunderte von Liedern, mehrere Percussionsinstrumente und Dutzende komplizierter Tanzschritte und -gesten. In manchen Kulturen achtet man auf individuelle Begabungen. Bei den Ewe in Ghana beispielsweise werden den unbegabteren Stammesangehörigen, die sich auf den Boden zu legen haben, vom Meistermusiker die Rhythmen in den Körper (und wie man glaubt damit auch in die Seele) geklopft. Seit *Frames of Mind,* musikalische Intelligenz in der Pädagogik hoffähig gemacht hat, sind Hunderte von Büchern zu diesem Thema erschienen. In meinem Buch *Introduction to the Music Brain* vertrete ich die Meinung, ein Kind wird um so intelligenter, je mehr Anregung es durch Musik, Bewegung und bildenden Künste erhält. Natürlich muß dieser Anregung eine fundierte Ausbildung folgen, um die Persönlichkeitsentwicklung zu fördern. Das bloße Anhören von Musik verbessert noch nicht die schulischen Leistungen, das dürfte Eltern von Heranwachsenden wohl bekannt sein.

Musik schafft in Schulklassen eine positive und entspannte Atmosphäre. Diese erleichtert die für das Langzeitgedächtnis notwendige Konzentration. Therapiebewußte Musikerziehung kann den Lerneifer wecken, Prüfungsangst abbauen und den Lehrstoff fester verankern. Es ist nicht schwer, Musik für diesen Zweck anwenden zu lernen. Meiner Erfahrung nach genügt ein dreistündiger Workshop für Lehrer, um ihnen die grundlegenden Einsatzmöglichkeiten vorzustellen.

In einem umfassenden Vergleich von mehreren hundert empirischen Studien zwischen 1972 und 1992 für das Future of Music Project haben drei Pädagogen festgestellt, daß die Musikerziehung das sprachliche (einschließlich Fremdsprachen) und mathematische Auffassungsvermögen und allgemein die schulischen Leistungen steigert. Weiterhin erhöht Musik die Kreativität, sie macht die Schüler selbstbewußter und umgänglicher und verbessert sowohl die Wahrnehmungs- als auch die Psychomotorik.

1997 vertrat Gardner, anläßlich der drohenden Streichung der musischen Fächer in staatlichen amerikanischen Schulen, einen noch wesentlich weiter gefaßten Standpunkt und sagte, musikalische Intelligenz beeinflusse mehr als alle anderen Intelligenzen die emotionale, geistige und kulturelle Entwicklung eines Menschen. Er betonte, daß Musik strukturelles Denken und Arbeiten erleichtere und damit auch das Erlernen von Mathematik oder Sprachen. Gesetzgeber und Schulkommissionen, die das Fach Musik aus dem Grundschulunterricht streichen wollen, seien »arrogant« und hätten von der frühkindlichen Entwicklung des Geistes keine Ahnung. Ich teile wie Gardner die Überzeugung, daß Kinder eine musische Elementarausbildung benötigen.

Besser Sprachen lernen mit Musik

Rhythmusübungen, von Jimminy Crickets »E-N-Z-C-Y-C-L-O-P-E-D-I-A« bis hin zu schwierigeren Versen, gestalten in den Grundschulen quer durch Amerika den Sprach-, Rechtschreib- und Verhaltensunterricht bunter und effektiver. Dies ist an sich keine reine Musikerziehung; es ist Erziehung mit rhythmischen und auditiven Komponenten.

Während meiner fünfjährigen Mitarbeit am Guggenheim Education Project in Chicagos Innenstadt erkannte ich, daß viele Schüler sich in der Rechtschreibung schwertaten, weil sowohl die Aussprache des Lehrers als auch ihr analytisches Hören mangelhaft waren. Ich entdeckte jedoch, daß Rhythmusübungen, kombiniert mit Bewegung, beinahe schlagartig ihre Merkfähigkeit verbesserten.

Mein Aha-Erlebnis fand eines Morgens statt, als ein besonders sympathischer Lehrer der unteren Klassen Unterricht abhielt und mit den auffälligsten Triphthongen aufwartete, die ich jemals gehört hatte: Ein Mädchen namens Alora Smith wurde »Y-a-lor-a Sa-me-ia-tha«, während Myra Sue Robbins jetzt »Ma-y-ss-u Rau-bn« war. Bei aller Liebe und Fürsorge, diese Kinder bekamen hier keine Konsonanten zu hören! Also begannen wir in unserer musikalischen Basisarbeit Ls mit unseren Ellbogen zu formen, As mit unseren Fingern in die Luft zu schreiben und bei den Us unsere Zehen zu strecken. Wir schrieben die Vornamen von jedem in der Klasse nacheinander weg mit Nase und Kinn. Wir malten Buchstaben auf vorgestelltes Papier, mit unserer linken Körperhälfte, mit der rechten, dann mit dem Kopf und schließlich mit den Fersen. Binnen zwei Tagen wurde das Alphabet heruntergerasselt, und draußen auf dem

Pausenhof sah man die Kinder mit Riesengesten buchstabieren. Was anfänglich wie eine Spielerei schien, entpuppte sich als höchst wirksame Lehrmethode. Unnötig zu sagen, daß sich die Rechtschreibung der Kinder verbesserte.

Musik in den Innenstädten Amerikas verfügt über einen hohen Stellenwert. So ergab eine Studie von 1993, daß sich die afroamerikanischen Mittelschüler oft ihre Musiklehrer zum Vorbild nahmen (36%), gefolgt von den Englischlehrern (28%), Geschichts- und Sozialkundelehrern (14%) und Sport- und Gymnastiklehrern (7%). Andere Studien wiesen darauf hin, daß Grundschüler, die täglich Musikunterricht bekamen, seltener fehlten als andere Schüler und daß sowohl Musik- als auch Kunst- oder Schauspielkurse Mittelschüler stärker an die Schule banden und vorzeitiges Abbrechen verringerten.

Zwischenspiel
Im Takt lesen

An der innovativen Brainworksschule in Carrollton, Texas, ist es üblich, Kinder mit Leseschwierigkeiten zum Taktschlagen eines Metronoms vorlesen zu lasen, das auf 60 Zählzeiten pro Minute eingestellt ist. Die Kinder lesen dadurch rasch flüssiger und rhythmischer.

Lesen Sie sich doch einmal zum langsamen zweiten Satz eines Barockkonzerts (von Bach oder Händel zum Beispiel) laut etwas vor. Die Musik mag zuerst ablenken, aber bald wird ihre leise Rhythmik die Konzentration verbessern.

Überflüssig zu sagen, daß dies eine wunderbare Übung für jemand darstellt, der gerade das Lesen lernt.

Während eines Pilotprogramms an einer Schule in Tokio begegnete ich einem innovativen Einsatz von Musik, ähnlich dem in Chicago.

Lehrer ließen im Sprachunterricht Hintergrundmusik laufen, um den Lehrstoff besser zu verankern und Kindern die Entwicklung sprachlicher Fähigkeiten in einer klanglich und rhythmisch klaren Weise zu ermöglichen. *Kana,* die japanische Lautschrift, lernten die Kinder mit Wasserfarben und 9 bis 12 cm breiten Pinseln zu malen. Sie gestalteten bei laufender Musik die Zeichen fast so groß wie sie selbst auf die Wand – nicht gerade einwandfreie kalligrafische große Ovale und Streifenformen. Die Striche für die Lautzeichen gerieten anmutig tänzelnd aus dem ganzen Körper heraus, was diese »Graffiti« ausdrucksstark und originell machte. Mehrere Tage später wurden die großen Pinsel gegen kleinere Größen ausgetauscht. Mit diesen mittelgroßen Pinseln arbeiteten die Schüler die Zeichen auf ein befestigtes Stück Papier an der Wand. In der dritten Phase schrieben sie mit Pastellstiften auf ein Zeichenpapier – am Schreibtisch.

In den vier Wochen, in denen ich diesem Unterricht beiwohnen durfte, stellte ich parallel fest, daß die Kinder zunächst wild herumschrien, dann immer leiser wurden, bis sie schließlich mit den Pastellstiften zu arbeiten begannen und sich in diese kunstvolle Schrift zu vertiefen begannen. Jetzt hörte man in der Klasse nur noch ruhiges Sprechen. Zum Schluß erhielten die Schüler jeweils einen weichen Bleistift, den sie schon nach nur einer Unterrichtsstunde bereits schwungvoll und leicht handhaben. Die schwierige beim Schreiben erforderliche Feinmotorik von Fingern, Hand und Arm war in dieser schrittweisen Umwandlung dynamischer Rhythmen und Laute problemlos erlernt worden, ein unverkrampftes Schönschreiben die Folge.

Optimales Gedächtnistraining

Die systematischste Einbeziehung der Musik für ein beschleunigtes Lernen wurde von dem bulgarischen Psychologen Georgi Lozanov entwickelt, dessen eingehende Forschungen auf dem Gebiet der Suggestion, Vorstellung und Entspannung zu einer der beliebtesten Lehrmethodik der integrativen Pädagogik geführt haben. Seine zunächst für Erwachsenen-Fremdsprachenkurse entwickelte Technik hat zu kreativen Modifikationen der Lehrpläne in ganz Europa und in den USA geführt, und durch seine Suggestologie ist mittlerweile allgemein bekannt, daß langsame Barockmusik das Lernen erleichtert.

Der internationale Bestseller *Superlearning (Fitness für den Kopf. Erfolgreich und selbstbewußt durch optimales Gedächtnistraining, größere Lerngeschwindigkeit und Streßabbau)* von Sheila Ostrander und Lynn Schroeder stellte die Suggestologie der breiten Öffentlichkeit vor. Man erfährt darin, wie Lozano sich im Rahmen seiner Doktorarbeit an der Universität von Kharkow näher mit der Musik zu befassen begann. Er erforschte die Suggestionskraft für das Lernen während des Schlafs.

Dabei stellte Lozanov fest, daß in Rußland, der Ukraine und Bulgarien die Patienten in Krankenhäusern und Sanatorien über Lautsprecher Musik hörten, um schneller gesund zu werden. Offensichtlich wirkte sich die Musik positiv auf den Herzschlag und Blutdruck aus. An der bulgarischen Akademie der Wissenschaften und am Medizinischen Institut Sofia setzte Lozanov seine Untersuchungen fort, wobei er entdeckte, daß langsame Barockmusik die Schüler in einen Zustand wacher Entspannung versetzte und damit wesentlich bessere Erfolge zu erzielen waren als beim schlafinduzierten Lernen. Mit dem Pädagogen Dr. Aleko Novakov entwickelte er eine Methode der Informationszergliederung in vier Sekunden lange »Datenstücke«. Diese kurzen Lauteinheiten, die sich mit viersekündigen Pausen abwechselten, bestanden aus sieben oder acht Wörtern, die unterschiedlich angeordnet, kombiniert und intoniert wurden. Das Rezitieren der Dateneinheiten bei leiser Streichmusik verbesserte die allgemeine Merkfähigkeit und beschleunigte das Lernen. Lozanov entdeckte, daß sich zum Lernen am besten obertonreiche Violinmusik und andere Streichmusik mit 64 Metronomschlägen pro Minute eigneten. Die Testpersonen lernten in einem Bruchteil der sonst dafür nötigen Zeit komplizierte Aufgaben, wie das Entwerfen von Kleidern oder Werkzeugmaschinen. Mit Hilfe der Musik ließ sich der Lehrstoff eines Semesters in ein paar Stunden vermitteln.

Lozanovs beschleunigtes Lernen verbreitete sich im gesamten ehemaligen Ostblock und wurde in einem eigenen staatlichen Institut in Sofia, der Hauptstadt Bulgariens, weitererforscht. Es gibt Berichte über Studenten, die an einem einzigen Tag die Hälfte des alltagssprachlichen Vokabulars einer Fremdsprache lernten, d. h. bis zu tausend Wörter oder Redewendungen, diese behielten sie zu 97 Prozent im Gedächtnis. »Das menschliche Gedächtnis ist im Grunde grenzenlos«, versicherte Lozanov, als er demonstriert hatte, daß praktisch jeder Mensch zu yogiähnlichen Gedächtnisleistungen in der Lage ist.

Wie Tomatis fand Lozanov heraus, daß die Tageszeit und die Körperhaltung des Lernenden den Grad der Wirkung der Musik beeinflußte. Er entdeckte auch, daß konkrete Informationen sowohl in sehr angeregten (Beta-)Zuständen als auch in sehr entspannten, fast tranceartigen Zuständen aufgenommen wurden. Lozanov schloß daraus, daß das Gedächtnis weitaus zugänglicher ist, wenn Information sowohl im Bewußtsein als auch im Unterbewußtsein kodiert wird.

Lozanovs Betonung des Horchens *und* visuellen Aufnehmens führte zu den im beschleunigten Lernen sogenannten *aktiven* und *passiven Konzerten*. Beim passiven Konzert liest der Lehrer den Schülern am Spätnachmittag eine Geschichte oder Vokabular vor, während diese bei Dämmerlicht in einem zurückklappbaren Lehnsessel ruhen. Ich sah einen solchen, allerdings mit minimalen Mitteln finanzierten, passiven Zuhörerraum in der Guggenheimschule der Innenstadt Chicagos. Da kein Geld für die Lehnsessel da war, mußten sich die Kinder mit Sonderangebotsliegestühlen vom Supermarkt begnügen. Ein ungewöhnlicher Anblick: ein kleines Klassenzimmer, vollgestellt mit Liegestühlen. Dazwischen Dutzende von drängelnden Kindern, die es kaum erwarten konnten »dranzukommen«.

In der passiven Konzertphase des beschleunigten Lernens, die ungefähr 45 Minuten dauert, wird der neue Vokabel- und Lautestoff im Moderato vorgetragen, dabei spielt im Hintergrund langsame Barockmusik. Konzerte von Telemann, Vivaldi, Scarlatti, Corelli, Händel und Bach füllen den Raum, mit einem Taktschlag von 52 bis 68 pro Minute. Die Stimme des Lehrers paßt sich der Musik an; er wiederholt die neuen Wörter jeweils ganz individuell in einem passend modulierten, satten Klang.

Eine Mutter kam einmal zu mir, weil sie fürchtete, daß ihr Kind im Sprachunterricht »hypnotisiert« würde. Sie hatte an ihrem Kind nach Besuch des Unterrichts die größere Sprachgewandtheit, Entspanntheit und das stärkere Selbstbewußtsein bemerkt, bezweifelte aber aus Glaubensgründen, ob Tiefenentspannung in der Schule gelehrt werden sollte. Ich lud sie ein, sich den Unterricht doch einmal selbst anzuschauen. »Das ist wirklich erstaunlich!« meinte sie. »Meine Tochter lernt hier dasselbe, was der Arzt meinem Mann zur Blutdrucksenkung empfohlen hat, zur Verhinderung eines zweiten Schlaganfalls. Ganz unabhängig vom Sprachenlernen, auf diese Weise wird meine Tochter jedenfalls weniger anfällig gegen Bluthochdruck sein. Unterrichten Sie weiter so gut!«

Am nächsten Morgen wird das am Vortag passiv Dargebotene aktiv gefestigt. In dieser Lernphase liest der Lehrer denselben Text mit dem neuen Vokabular vor, zu mäßig lauter Kammermusik aus dem neunzehnten Jahrhundert – im Hintergrund läuft zum Beispiel ein Paganini-Violinkonzert, und zwar die aufgewühlten, dramatischen Passagen. Er hebt und senkt seine Stimme entsprechend der Musik, wiederholt wichtige Redewendungen in der für die Musik typischen emotionalen Färbung. Gespielt werden in dieser Art von Unterricht hier unter anderem Konzerte von Mozart, Beethoven und Brahms. Nach dem aktiven Konzert sprechen die Schüler dem Lehrer Wörter und Redewendungen nach. Erst nach diesem ausführlichen beanspruchenden Einsatz von Ohr und Stimme erhalten die Schüler den Text zum Selberlesen und Vokabelschreiben.

Musikerziehung und das Orff-Schulwerk

Die moderne Musikerziehung hat einen langen Weg hinter sich. In den Vereinigten Staaten geht sie auf den New Yorker Pädagogen Horace Mann zurück, der 1844 »die Einführung der Musik, des Zeichnens und der Naturkunde« in den Unterricht der öffentlichen Schulen forderte. Dank Mann und Lowell Mason, der von den Lehren des Schweizer Reformers Pestalozzi beeinflußt war, hielt Musikunterricht im frühen zwanzigsten Jahrhundert in den Grundschulen Einzug. Doch wurde dieser Musikunterricht in den folgenden Jahrzehnten übermäßig streng gestaltet, die Lehrer boten den Lehrstoff trocken akademisch an. Mitte der 20er Jahre hatte sich das Augenmerk von der Unterrichtsdarbietung weg, hin zum »Verständnis« für die Kinder verlagert.

Das Oberlin College hatte einen ersten vierjährigen Studiengang zum Grundschulmusiklehrer im Ausbildungsplan. Anfang der 40er Jahre weitete sich das Spektrum musikalischer Übungen (unter dem Begriff *Musikalischer Prozeß*) in den Schulen und an den Konservatorien aus, darunter das Zuhören, Komponieren und Interpretieren. Heute stützen sich die meisten Curricula auf europäische und japanische Lehrmethoden, die Bewegung, Improvisation, Vomblattsingen und Theorie miteinander verbinden – Methoden, die in Deutschland durch Carl Orff, in Ungarn durch Zoltan Kodaly, in der Schweiz durch Jacques Dalcroze und in Japan durch Shinichi Suzuki ins Leben gerufen wurden. Zusätzliche Lernhilfen bieten Computer, Synthesizer und MIDI-Eletroniksysteme. Die Schüler erhalten so eine Vielzahl innovativer Übungsmöglichkeiten. Manchmal kommen Schüler und Lehrer am besten mit nur einer einzigen Lehrmethode zurecht, andere Male ist eine Mischung aus verschiedenen Techniken und Methoden dem Wachstum und der Persönlichkeitsentwicklung förderlich.

In den 30er Jahren entwickelte Carl Orff, der Komponist der *Carmina Burana*, eine Methode zur Persönlichkeitsentfaltung durch »eine packende musikalische Ausdruckswelt«. Sein Ansatz, der als das Orffsche Schulwerk bekannt wurde, verbindet Sprache, also rhythmisches Sprechen, Gebärdenspiel, Bewegung und Improvisation mit Gesang und dem Begleiten auf einfachen Schlaginstrumenten.

»Genauso wie in der Natur der Humus das Wachstum ermöglicht, so gibt die elementare Musik dem Kind Kräfte, die sonst nicht zur Entfaltung kämen«, erklärte Orff in einem hervorragenden Naturvergleich. »Gerade im Grundschulalter muß die Phantasie angeregt, müssen Gelegenheiten zu emotionalem Wachstum geboten werden, wozu die Erfahrung des Fühlenkönnens und das Vermögen gehört, den Ausdruck dieses Gefühls zu beherrschen. Alles, was ein Kind in diesem Alter erfährt, alles das, was geweckt und gepflegt wird, wird sich sein ganzes Leben lang auswirken.«

Durch die Orff-Methode entdeckt das Kind eine freie Welt der Musik, in der neben dem Singen und Musizieren auch Bewegung, Sprache und Reime ihren Platz haben. Gegenwärtig wird an über dreitausend Schulen in den Vereinigten Staaten in den ersten Klassen nach dem Orff-Schulwerk unterrichtet. Internationale Veranstaltungen werden vom Orff-Institut organisiert, das seinen Sitz im Salzburger Mozarteum hat, der berühmten österreichischen Musikschule.

Die Geschichte von Liz Gilpatrick illustriert den pädagogischen Reiz der Orffschen Methode. Gilpatrick, die in Wisconsin aufwuchs, verbrachte ihre Tage mit den unschuldigen Freuden des Singens, Trompeteblasens und Herumklimperns auf einem alten Harmonium, das sie im Keller ihres Elternhauses fand. Auf einer fingerfeindlichen 13-Dollar-Stella brachte sie sich selbst das Gitarrespielen bei – doch vergaß sie vor lauter Begeisterung die interpretatorische Tiefe. Ihre selbstgeschriebenen Lieder vermittelten den unbefangenen Ausdruck eines Kindes, das schon beim Aufstehen ans Musikmachen dachte.

Selbst als diese glückliche Kindheit ausklang und die Einsamkeit der Pubertät Einzug hielt, blieb die Musik Lisz' treue Begleiterin auf ihren schier endlosen Spaziergängen am Ufer des Michigansees. Manchmal hörte sie in ihrem Innern Mendelssohns Begleitmusik zum Sommernachtstraum oder Mozarts *Requiem*. An anderen Tagen spielte sie auf dem alten Harmonium den alten Harry Belafonte oder ihre eigenen improvisierten Melodien. »Aber Musik war immer da, entweder draußen oder in meinem Kopf, und sie gab den Tagen Sinn«, sagte Gilpatrick. »Ich hatte kein Bedürfnis nach konventionellen religiösen Übungen, weil die Musik meine spirituellen Bedürfnisse erfüllte. Was mich begeisterte und verzückte, war ein Pfeifen, ein Lied oder eine auf dem Plattenspieler laufende alte Monoschallplatte.«

In der Mittelschule entdeckte Gilpatrick ihre Liebe für das Waldhorn, außerdem begann sie Madrigale zu singen. Sie studierte an der Universität von Wisconsin Waldhorn im Hauptfach. Sie wurde Musiklehrerin, aber schon bald fiel ihr auf, daß die Musikerziehung mehr einem »Sumpf als einem bestellten Feld« glich. In den ersten vier Jahren glaubte sie, beruflich einen schrecklichen Fehler gemacht zu haben. Zufriedenheit kam erst auf, als sie den Grundschülern Musik beibrachte, die sie selbst mochte, bzw. sie selbst einfache Stücke für die Schulblaskapelle schrieb – »die Kinder konnten kaum die schweren Messinginstrumente halten, aber die Versuche rührten selbst Engel, wenn wir geliebte Stücke spielten«.

Um nicht an Musikerziehungsroutine zu ersticken, bewarb sich Gilpatrick um eine Ausbildung für das Orff-Schulwerk-Programm. In der ersten Unterrichtsstunde, erinnert sie sich, »hatte ich plötzlich dieses schmerzlich schöne Sehnsuchtsgefühl der ersten Liebe im Bauch. Da wurde doch tatsächlich von mir verlangt, ich, eine erwachsene Musikerin, sollte meine eigene Musik machen und frei tanzen. Da gab es keine Ausreden mehr – da gab es nur mich, meine Ohren und das übrige Ensemble«. Während sie einen einfachen Rhythmus auf einem Metallophon schlug, schloß Liz die Augen und versank ganz im Klang. »Da gab es keine Körper mehr, nur noch Engel«, witzelt sie. Während ihrer Orff-Ausbildung erfuhr Gilpatrick einen enormen Kreativitätsschub, vergleichbar dem in ihrer Kindheit, als sie »die Musik lebte und nicht nur spielte«.

Gilpatrick wurde schließlich Orff-Schulwerk-Lehrerin. Ihr wuchs die pentatonische Begleitmusik ihrer Schüler genauso ans Herz wie das anspruchsvolle Musizieren mit Erwachsenen, das Liederschreiben, oder das Hören einer Bach-CD. »Wenn ein siebenjähriges Kind aus ganzem Herzen singt, ist das genauso schön wie ein Chorwerk von Brahms«, schwärmt sie. »Ich brauchte, so wie im Film Mr. Holland, einen persönlichen Anstoß, um ganz zu meiner Leidenschaft als Musiklehrerin zu stehen, und das Orff-Schulwerk vermittelte ihn mir.«

Die Suzuki-Methode

Hunderte von Kleinkindern beginnen mit dem Volkslied »Morgen kommt der Weihnachtsmann« das Geigenspiel auf verkleinerten Instrumenten dank Dr. Shinichi Suzuki, der vor fünfzig Jahren eine Schule für Talentförderung in Matsumoto, Japan, gründete. »Jedes Kind«, sagte er, »hat ein unbegrenztes Potential. Kleine Kinder lernen mühelos ihre Muttersprache, und genauso ist es mit der Musik.« Suzuki läßt die Kinder, die manchmal erst zwei oder drei Jahre alt sind, durch Nachahmung lernen, um die musikalische Ausdrucksfähigkeit langsam zum Reifen zu bringen. Ihnen wird in der Schule täglich gute Musik vorgespielt, die Eltern werden bei dieser Methode gebeten, möglichst alle Unterrichtsstunden mitzubesuchen, um »durch die Vermittlung eines starken Wertgefühls ihren Nachwuchs zu hervorragenden Leistungen zu motivieren.«

Vicki Vorrieter, eine Geigerin und in der Suzuki-Methode bewanderte Musiktherapeutin, hält weltweit Vorträge über frühkindliche Musikerziehung und ihre Auswirkungen auf die Lernfähigkeit. Vorrieter erzählt oft eine Geschichte von der dreieinhalbjährigen Sophie, die mit ihrer Mutter und ihrem kleinen Bruder an einem in einem alten Kloster abgehaltenen Suzuki-Workshop in La Sosailles, Frankreich, teilgenommen hatte. Sophies zierliche Gestalt, blasse Erscheinung und fiepende Stimme verwiesen auf eine ängstliche und unsichere Persönlichkeit. In ihrer ersten Unterrichtsstunde lernte sie erst einmal mit beiden Füßen fest auf dem Boden zu stehen. Dann sang sie mit ihrer Mutter und der Lehrerin zur Stimmkräftigung die Melodie von »Morgen kommt der Weihnachtsmann«. Schließlich wurde sie gebeten, ihre Geige möglichst laut und voll zu spielen. (Im Geigeninnern überträgt ein kleines, die Seele genanntes Holzstück die Resonanz auf das ganze Instrument). »Am Ende des einwöchigen Workshops«, berichtete Vorrieter, »nahm Sophie eine offenere, selbstbewußtere Haltung ein und besaß eine vollere Stimme. Die ersten Schritte zur selbstbewußten Persönlichkeit war man gegangen.«

Zwischenspiel
Variationen zu einem Thema

Das Lied »Morgen kommt der Weihnachtsmann« stammt nicht, wie es oft heißt, von Mozart. Es war ein Kinderlied seiner Zeit, genannt »Ah, vous dirais-je, Maman«. Aber Mozart schrieb zwölf Variationen dazu (KV 265), wahrscheinlich 1781, im Alter von sechzehn Jahren.
Obwohl die folgende Übung naiv und kindisch anmuten mag, kann sie doch enormen Kreativitätsschub bringen und sehr lehrreich sein. Legen Sie dazu Mozarts Variationen über »Ah, vous dirais-je, Maman« auf.

1. Setzen Sie sich bequem hin, Augen geschlossen. Entspannen Sie sich sechs bis acht Atemzüge lang, ohne an etwas zu denken.

2. Denken Sie jetzt an irgendeine Routinearbeit, die Sie langweilt oder extrem anstrengt. Hier sollte die Musik einsetzen. Sehen Sie sich bei dieser Arbeit selbst zu.

3. Stellen Sie sich nun zwölf Variationen vor, in denen sich diese Arbeit verrichten ließe. Falls Sie möchten, können Sie Notizen machen, aber achten Sie darauf, den Vorstellungsfluß nicht zu unterbrechen.

Klingt das nach Kindergarten? Vielleicht, aber die Übung hat sich in kleinen und großen Firmen bei Brainstorming-Sitzungen bestens bewährt.

Zur Abwechslung empfehlen sich auch Mozarts zehn Variationen über »Unser dummer Pöbel meint« (KV 455).

Der kleine David, auch aus Frankreich, hatte aufgrund der Scheidung seiner Eltern seelische Probleme. Sein Leben verlief hektisch im ständigen Hin und Her zwischen beiden Elternteilen, und er machte in der Schule, wenn überhaupt, wenig Fortschritte. Die Musikstunden, zu denen ihn seine Mutter brachte, gefielen ihm nicht, so überspielte er seine Unlust mit Aufsässigkeit. Nach einigen Wochen versuchte die Suzuki-Lehrerin einen neuen Ansatz. Sie bat die Mutter, David auf dem Arm zu halten, während sie selbst ihm die ganze Unterrichtsstunde klassische Stücke auf der Violine vorspielte. Beim Zuhören und Sich-gegenseitig-Festhalten wurden Mutter und Sohn aufnahmebereiter. Die nächste Woche kam David ruhig und ausgeglichen in die Stunde und spielte so gut wie noch nie.

Die Suzuki-Methode erwuchs aus einem jahrhundertealten musikalischen Erbe. Im Frühjahr 1996 besuchte ich in Japan eine Shakuhachi-Flötenstunde des über achtzig Jahre alten Fujita Daigoro. Er gilt in Japan als eine Art lebendes Nationaldenkmal. Ein unbestrit-

tener Meister in der Kunst des traditionellen japanischen Flöten-
spiels, das sich mit dem No-Drama entwickelte. Dieser Bühnenstil
entstand im vierzehnten Jahrhundert; wegen seiner Masken, edlen,
aber kraftvollen Kostüme und äußerst gefühlsstarken Charaktere
wurde er weltweit bekannt.

Jeff Clark, ein amerikanischer Lehrer und Übersetzer, der seit
fünfundzwanzig Jahren in Japan lebt, begann vor zwölf Jahren bei
»Fujita-san« zu lernen und lud mich ein, während seiner Flötenstun-
de im Vorraum auf ihn zu warten. Ich hatte seit meinem eigenen
Musikstudium in Japan Anfang der 70er vergessen, wie dort Musik
unterrichtet wurde. Sensei Fujita saß allein in einem traditionellen
japanischen Zimmer mit *Tatami*-Boden und *Shoji*-Schiebewänden,
vor ihm ein kleiner Holzblock. Der im Kimono gekleidete Meister
saß auf seinen Fersen und hielt zwei kleine mahagonifarbene Hölzer
in den Händen, die wie verlängerte Skalpelle aussahen.

Alle Schüler kommen am Dienstag zwischen 13 und 17 Uhr, keiner
hat eine festgelegte Stunde. Fujita-san nimmt sie in der Reihenfolge
ihres Kommens jeweils eine Viertelstunde dran und verlangt ein
geringes, vierteljährlich zu bezahlendes Unterrichtshonorar. So haben die Schüler hin und wieder Gelegenheit den musikalischen
Vortrag anderer anzuhören. Fällt eine Wartezeit an, so taucht Frau
Fujita mit einer Tasse grünem Tee auf, um gleich wieder im Nichts
zu verschwinden.

Erstaunlich, ja geradezu unverständlich fand ich bei dieser Unter-
richtsweise, daß der Lehrer während des Unterrichtens das Instrument selbst nie spielte. Sensei Fujita deutete nur ganz leicht auf
einem Holzblock die Rhythmen der drei in der No-Musik vorkom-
menden Trommeln an – der *Kotsuzumi,* der *Otsuzumi* und der *Taiko.*
Während Fujita den Text rezitierte, ergänzte der Schüler den feh-
lenden Part mit den melancholischen Klängen der *Shakuhachi*-Flö-
te. Nach dreißig Jahren des Übens (dies ist kein Druckfehler) darf
der Schüler schließlich auftreten. Hier wird das Lernen verlangsamt
statt beschleunigt; es ist ein zeitloses, inneres Lernen.

Die Musik-Gehirn-Verbindung

Wie steigert die Musik die Intelligenz und die Lerngeschwindigkeit? Stimuliert sie einen mit der Kreativität verbundenen Gehirnbereich? Sind die musikalischen Neigungen von Kindern angeboren oder soziokulturell bedingt? Unterscheiden sich Musikergehirne von denjenigen anderer Menschen?

Dies sind einige der Fragen, die sich Mediziner, Psychologen und Pädagogen im Zusammenhang mit dem Mozart-Effekt stellen.

Hier liefert die Untersuchung der Entwicklung des kindlichen Nervensystems Hinweise. Kinder im Vorschulalter lernen mit Leichtigkeit einfache Dinge auswendig, und vieles wird ihrem Gedächtnis durch Lieder und Musikspiele eingeprägt. Doch fehlt ihnen das *Verständnis* dessen, was sie wiederholen können, mindestens bis zum sechsten Lebensjahr (bei Jungen manchmal bis zum achten). Laute werden durch eine Art Nonsensprozeß gelernt, bei dem ihre Klänge verschiedenen Objekten, Bewegungen und Tätigkeiten zugeordnet werden. Tatsächlich trägt dieser nichtlineare, scheinbar sinnlose Prozeß zur Entwicklung der lebenslänglich bestehenden kognitiven Strukturen bei.

Bis zum großen Wachstumsschub des Gehirns in den Grundschuljahren, geschieht das Lernen durch Bewegung und schnelle Gefühlszuordnungen. Ab dem zweiten Lebensjahr trainiert das Kind den bewußten Gebrauch des Körpers durch Laufen und Tanzen und überhaupt die Entwicklung eines koordinierten Körperempfindens. Nehmen wir den Rap, den Kinder herunterplappern können, ohne irgend etwas mit den Worten zu verbinden. (Zweitkläßler aus manchen Gegenden in Chicago und New York können leicht 15 bis 20 Minuten rappen, aber bei einer Unterhaltung läßt sich ihre Aufmerksamkeit kaum länger als ein bis zwei Minuten gewinnen.) Ein großer Sprung in der neuralen Vernetzung findet im Alter zwischen sieben und neun statt. Bei dieser das zukünftige Denken bestimmenden, neuralen Kodierungsphase tun sich die

236

Kinder um so leichter, je mehr Musik sie im Vorschulalter gehört haben.

Zwischen der ersten und zweiten Klasse entwickelt das Kind komplexere kognitive Fähigkeiten – es hört zu, verarbeitet visuelle Informationen, koordiniert Denken und Bewegung. Mit etwa acht Jahren sind die repräsentativen Grundstrukturen des Denkens gesetzt, dann sind die operativen Funktionen zu entwickeln. So bleibt noch viel zu lernen. Zeichenlesen und Mathematik verbinden die Hörzentren mit der linken und rechten Gehirnhälfte. Der eigentliche Bewußtseinsdialog zwischen äußeren Symbolen und inneren Bedeutungen beginnt. Der Schweizer Kinderpsychologe Jean Piaget nennt dieses Stadium der Intelligenzentwicklung eine Phase der »konkreten Operationen«.

Zwischen neun und elf Jahren machen die Hörbahnen einen weiteren Entwicklungssprung durch die Erweiterung des Sprechens und Zuhörens. Rezitation, Dichtung und verschiedene Aussprachen und Dialekte werden wichtig, da das Gehirn und das Hörsystem die Stimmen und das Wissen ausführlich zu verarbeiten beginnen. Wer als Kind niemals Dialekte oder Fremdsprachen gehört hat, der tut sich mit diesen ein Leben lang schwer. Das Hören verschiedener Dialekte im Fernsehen oder Kino kann zwar eine gewisse Hilfe sein, aber wesentlich effektiver ist das Erlernen einfacher Volkslieder, das Singen auf japanisch, suahilisch, englisch oder in regionalen Dialekten – um mit der Inkodierung neuer Klänge zu einem umfassenderen Weltverständnis zu gelangen.

In diesem Stadium kommt es zur vollständigen Ausbildung des *Corpus callosum,* der Brücke zwischen der linken und rechten Großhirnhemisphäre, die diesen erlaubt, auf ein Ereignis synchron zu reagieren. Neuere Forschungen haben ergeben, daß das Corpus callosum von Musikern stärker ausgebildet ist als bei anderen Menschen, damit wird die Theorie bestätigt, daß Musik die Nervenbahnen kräftigt und dem Lernen wie der Kreativität Vorschub leistet. Untersuchungen weisen außerdem auf eine Wahrnehmungsverknüpfung von Sprache und Musik hin. Dazu bemerkt der wissenschaftliche Autor Richard A. Knox, daß diese »Teil zunehmenden Beweismaterials sind, das darauf hinweist, daß das menschliche Gehirn darauf angelegt ist, Musik aufzunehmen, zu verarbeiten und schließlich hervorzubringen – eine Aktivität, deren Bedeutung für unsere Spezies die Wissenschaftler erst anfangen in biologischen Begriffen zu erfassen«.

1996 berichteten Erziehungswissenschaftler, daß bei Kindern im Alter von elf Jahren in deren Wahrnehmungsprozeß ein Entwicklungssprung ins abstrakte Denken stattfindet. Kinder, die bis dahin keinen Musikunterricht hatten, tun sich enorm schwer, überhaupt ein musikalisches Gehör zu entwickeln.

Wie Piaget und andere Entwicklungspsychologen festgestellt haben, wird mit der Entwicklung des Selbstbewußtseins im Alter von elf bis dreizehn die rechte Großhirnhemisphäre schwerer zugänglich. Zwischen dreizehn und fünfzehn setzt bei Jungen der Stimmbruch ein, und oft werden sie dabei intuitiv und emotional weniger ansprechbar. In diesen Entwicklungsjahren sind Musik, Kunst und kreative körperliche Ertüchtigung, die alle die Funktion der rechten Großhirnhälfte anregen, für eine vollständige Geist-Körper-Integration wichtig.

In den Teenager-Jahren wird das Denken abstrakter, das musikalische Vermögen mathematischer und die eigene Darstellung selbstbewußter. Am Ende der Oberschulzeit bzw. mit achtzehn, neunzehn Jahren haben Musik, bildende Kunst sowie andere rhythmische Aktivitäten viel von ihrer Arbeit erledigt. Das Gehirn wird jetzt bis in die frühe Erwachsenenzeit zwar weiterwachsen, aber die Grundlegungsphase für die Intelligenzentwicklung ist beendet, die kognitiven Weichen sind gestellt.

Das Nervensystem gleicht einem Sinfonieorchester, dessen Stimmen rhythmisch und harmonisch differenziert eingesetzt werden. Das Gehirn wird biorhythmisch synchronisiert. Kommt es zu einer Beschädigung oder Erkrankung des Nervensystems, dann wird

238

diese natürliche innere Musik gestört oder völlig unterbrochen, die Neuronen feuern zur falschen Zeit oder überhaupt nicht mehr. Oft hilft äußere Musik, Bewegung oder Phantasie diese neurologische Disharmonie wieder aufzulösen. Die Musik wirkt auf geheimnisvolle Weise bis tief in unser Gehirn und unseren Körper, wo sie Unbewußtes Gestalt annehmen läßt.

Vom Chaos zur Kreativität: Jazz, Samba und musikalische Improvisation

Dee Coulter, Ed. D. (Doctor of Education), die Leiterin für kognitive Studien am Naropa-Institut in Boulder und Autorin von *The Brain's Timetable for Developing Musical Skills,* befaßt sich mit den neurologischen Auswirkungen musikalischer Stile. Sie erklärt, Mozartmusik optimiere die Betawellen bzw. das Normalbewußtsein, was bei räumlichen IQ-Tests an der Universität von Kalifornien in Irvine festgestellt wurde. Für die Optimierung der Kreativität und bei nicht linear zu lösenden Problemen empfiehlt sie allerdings Jazz. Jazz führt ins Chaos, aus dem wiederum Ordnung entsteht. Coulter glaubt, daß z. B. Musik von Miles Davis, John Coltrane und dem Performancekünstler John Cage ein Theta-Bewußtsein induzieren kann – jenen hochkreativen Gehirnwellenzustand, der mit künstlerischen und spirituellen Eingebungen in Zusammenhang steht.
Im Gegensatz dazu findet sie, daß Rock, Rap und andere beatzentrierte Musik das *Zeitgefühl* stärken – und sich damit sehr günstig auf Kinder auswirken, die ständig unter Druck stehen. »In einigen Innenstadtregionen unseres Landes herrscht Krieg«, sagt sie, »dort können sich die Kinder niemals sicher fühlen. Diese Musik hält sie wach. In dem sie umgebenden, unberechenbaren Chaos schärft Musik ihre Aufmerksamkeit.« New-Age- und Ambiente-Musik ist *raum*orientiert. Sie ist bei einer straff organisierten, sehr rationalen Lebensführung zur Entspannung geeignet.

Obwohl Jazz dieselben Wurzeln hat wie Rock oder Rap, ist Jazz laut Coulter kein Überlebenswerkzeug, er wirkt weder aufpeitschend noch entspannend. »Jazz ist in gewisser Hinsicht ideal«, meint sie, »er verlangt vom Hörer Aufmerksamkeit und Flexibilität. Er gleicht unserem modernen Leben, sobald wir uns dessen Anforderungen stellen, werden wir uns zum Jazz hingezogen fühlen.« Diese Musik sei unglaublich subtil, von einer emotionalen Qualität, die zu sinnvollen Gesprächen anregt. »Man muß den Beat haben, um rhythmisch davon abweichen zu können. Die kognitive Komplexität des Jazz erstaunt mich. Sein Timing, Witz, Respekt, seine Schlagfertigkeit und individuelle Aufmerksamkeit sind faszinierend.«

Höre ich zeitgenössische Jazzmusiker wie Wynton Marsalis, den virtuosen Trompeter und Jazzinterpreten am Lincoln Center in New York, dann bin ich derselben Meinung. Bei einem kürzlichen Interview erklärte Marsalis: »Beim Jazzen lernt man, Unterschiede auszugleichen, selbst wenn Gegensätze bestehen. Deshalb ist er für die Jugend so gut. Jazz lehrt dich die Kunst des Dialoges.« Intern brauchen wir vielleicht eine Mozartsche Ordnung, um aber extern zurechtzukommen – im Flughafen, beim Fernsehen, in der Stadt, im Internet – kurzum, um gesellschaftlich dabeizusein –, brauchen wir die Erfahrung des Jazz. Seine lebendigen Akzentverschiebungen können verhindern, daß wir im Umgang mit der Welt allzu neurotisch werden.

Auch wenn ich ein großer Liebhaber des Jazz bin und ihn oft auf dem Klavier spiele, halte ich Samba und brasilianische Musik für den heilsamsten, ansprechendsten Musikstil unserer Zeit. Brasilianische Musik, die lateinamerikanische, indianische sowie afrikanische Elemente in sich vereint, hat die improvisatorische Qualität des Jazz, verfügt aber auch über genügend Pathos, Schmelz und Drive, um den Hörer gespannt zu halten. Sie belebt und besänftigt Körper und Geist zugleich.

Nach seinem Besuch der Provinz Bahia auf seiner Lateinamerikareise begann Lee Cobin, Musikerzieher und Musiker aus Los

Angeles, Kurse in Samba und anderer lateinamerikanischer Musik an der Cheremoya-Avenue-Grundschule anzubieten. Er lud zusätzlich auch brasilianische Schlagzeuger ein, die in der Gegend von Los Angeles wohnten. Kinder, Eltern und die Schulleitung reagierten so begeistert, daß sich daraus schließlich das Cheremoya-Escola-de-Samba-(Sambaschule-)Programm entwickelte, in dem die Schüler Samba, Bossa Nova, Bloco, Timbalada und andere Stile spielen und tanzen lernen.

Das Programm fördert nicht nur die Leistung und das Selbstbewußtsein der einzelnen Teilnehmer, sondern bringt auch Kinder mit unterschiedlichem kulturellen Hintergrund zusammen und baut rassistische Vorurteile und Isolation ab. »Cheremoya tat wirklich etwas für mich«, sagt Victor Garcia, der elf Jahre an dem Programm teilnahm, und jetzt an der Cal-State-Universität Maschinenbau studiert, »sie hielt mich von den Gangs fern, obwohl mich die anderen ständig zum Beitritt drängten. Beim Trommeln kannst du dich voll ausagieren – du fühlst dich danach frischer.« Angelique Bermudez, eine Sechstkläßlerin, die seit vier Jahren dabei ist, berichtet: »Du kannst beim brasilianischen Tanz richtig loslegen. Mir gefällt der *Bolero.* Der ist schneller, du bewegst dich betont, mit viel Samba-Rhythmus.« Und außerdem fügt sie hinzu: »Die Gruppe ist wie meine Familie. Die älteren Schüler in der Trommelgruppe helfen mir bei anderen Schulproblemen.«

Musik bringt Farbe ins Bewußtsein. Coulter schließt: »Für die integrierte körperliche, geistige und emotionale Entfaltung der Kinder gibt es kein besseres – und freieres – Medium als Musik.«

Der Klang des positiven Denkens

Musikalische Klänge können auch den Arbeitsplatz effektiver gestalten. Der siebenundvierzigjährige Bill litt unter chronischer Depression, obwohl er geschäftlich und familiär gut dastand. Er hatte im Lauf der Jahre Unmengen Bücher über positives Denken gelesen und unzählige Affirmationen und Motivationsstrategien ausprobiert. Nichts half. Seine diagnostizierte Aprosexia (Aufmerksamkeitsschwäche) konnte nicht mit dem Standardmedikament Ritalin behandelt werden, da er es nicht vertrug, und so plagten ihn weiterhin seine Depression und seine Hyperaktivität, die zu Konzentrationsstörungen und Flüchtigkeit führten. Je größer sein Geschäft wurde, desto überforderter fühlte er sich.

Einmal auf der Heimfahrt hörte er ein Interview mit mir im National Public Radio. In diesem erklärte ich, daß Lernbehinderungen und Depressionen mit Klängen erfolgreich behandelt würden und man mit Hilfe der eigenen Stimme seine Leistungsfähigkeit steigern könnte. Er kaufte sich eines meiner Bücher, wich aber dem darin geforderten Intonieren und Summen aus.

Etwa ein halbes Jahr später fand Bill auf seiner fortgesetzten Suche ein Tonband von Dr. Art Ulene in der Bücherei, in dem der Fernsehkommentator Tips zur Überwindung von Depressionen gab. Der Schlüssel zur Depressionsüberwindung, betonte Ulene, sei Bewegung: Beweg dich zuerst, fühl dich dann besser. Nach Ulene führt körperliche Bewegung zu vermehrtem Wohlbefinden, weil sie die Endorphine auf Trab bringt, die euphorisierend und schmerzdämmend wirken. Ulenes Übungsvorschlag: zu Stücken von John Philip Sousa 20 Minuten mit Armschwung auf der Stelle treten und die entsprechenden Körpersäfte in Fluß bringen.

Also holte Bill sein seit Monaten unbenutztes Tretgerät hervor und übte zu »Stars und Stripes Forever«. Wegen seiner schlechten Kondition konnte er allerdings kaum Schritt halten und war entsprechend unzufrieden. Am dritten Tag trat dann ein kleines Wunder ein. Bill hatte ruhige New-Age-Musik aufgelegt und bei dem langsamen Tempo spontan zu summen angefangen. Nach fünf Minuten merkte er, daß er sich rundum entspannter fühlte.

Zwischenspiel
Summ ein fröhliches Lied

Als Musiker tat ich viele Jahre das »Pfeifen eines fröhlichen Liedes« als naiven und banalen Firlefanz ab. Dann, vor ein paar Jahren, herrschte in der New Yorker U-Bahn einmal ein solcher Lärm, daß mir die Ohren weh taten. Zur Gegensteuerung begann ich zu summen und zu intonieren und merkte bald, daß dies niemandem groß auffiel, auch nicht denjenigen Fahrgästen, die unmittelbar neben mir standen. Ich konnte also auf meinen U-Bahn-Fahrten ruhig intonieren. Meine Ohren gellten nicht mehr und ich verließ die U-Bahn selbst in der Rush-hour ungenervt.

In meiner Tokioer Zeit, als ich täglich über zwei Stunden mit dem Zug unterwegs war, summte ich zum Abschotten vor Außengeräuschen heitere Lieder. Ich konnte dabei die Zeitung oder ein Buch lesen und kam ausgeruht an mein Ziel.

Diese Methode funktioniert auch im Flugzeug, Bus oder Auto gut. Die anderen Fahrgäste werden kaum Notiz davon nehmen, wenn sie leise vor sich hin summen, und wenn ja, erklären Sie ihnen einfach, was Sie tun, und sie werden sicher Nachahmer finden.

Bill erinnerte sich an mein Buch und summte weitere fünf Minuten lang. Das Summen wirkte seinem Ehrgeiz entgegen. »Ich kam ohne die übliche Anstrengung in ein Läufer-High«, erinnerte Bill, »ich fühlte mich danach richtig gut, sogar noch drei Stunden später.«

Zwei Tage darauf übte er wieder, diesmal je 10 Minuten zu »Stars and Stripes Forever« und zur Entspannungsmusik, mit demselben Erfolg. Drei Tage später wieder. Er hatte einen schrecklichen Tag gehabt. Versagensängste plagten ihn wieder, es könne vielleicht mit seinem Geschäft bergab gehen. Nach der Übung sah er keinen

Grund zur Sorge mehr. Dieses Mal hatte er bereits das »MMM« mit einem »Ahhh« vertauscht. Er ließ den Laut anschwellen und mit ihm Wut und Frustration heraus. Bill erkannte, daß er seinen aufgestauten Ärger ohne große Worte über eine bewußt gesteuerte Änderung seiner Gehirnchemie loswerden konnte. Mit der Summübung wich jedesmal die Angstbesessenheit einem Optimismus, der sich den ganzen Tag über hielt.

Seit er vor vier Jahren das Summen und Intonieren begann, ist Bill seine chronische Angst und Depression los. Er übt jetzt zwei bis dreimal die Woche 20 Minuten lang. Natürlich hat er noch immer seine schlechten Tage. Aber er weiß, wie er den Zyklus durchbrechen kann. »Das Glas bleibt halb voll, ganz gleich wie die Geschäfte laufen«, sagt er zufrieden, »ich bin nebenbei ein Optimist geworden. Mein Selbstvertrauen wuchs. Es ging mir gut.«

Vor zwei Jahren meldete sich Bill an meiner Transformational Sound School an und vermittelt jetzt selbst Mitarbeitern und Angestellten, wie sie durch Intonation zu ihrem eigenen Wohlbefinden beitragen sowie Ärger und Streß loswerden können. Das Training erfordert nicht viel, wirkt trotz seiner Kürze lange nach, und es hat schon mehrere Mitarbeiter in Krisenzeiten davor bewahrt, das Handtuch zu schmeißen oder gefeuert zu werden. »Der Produktivitätszuwachs in meinem Geschäft war unglaublich«, freut sich Bill, »um unsere Erfolge würde uns Dale Carnegie beneiden. Ich halte die Kenntnis dieses Trainings für wettbewerbsentscheidend. Ich bin ein verständnisvollerer Vater, ein erfolgreicherer Arbeitgeber und eine viel glücklichere Person geworden.«

Muzaks Domäne

Nichts zeigt deutlicher wie musikalische Klänge den Arbeitsplatz erobert und unsere Arbeit des Geschäftemachens verändert haben, als die Geschichte der Firma Muzak. Es ist schon eine Weile her, daß wir erstmals in einer Zahnarztpraxis oder einem Aufzug gemischte Hintergrundmusik antrafen. Zusammen mit einigen anderen Konkurrenten beliefert Muzak Büros, Fabriken, Einkaufszentren, Krankenhäuser, Kliniken, Flugzeuge und sogar den Vatikan mit unterschiedlichen Hintergrundmusiken (darunter Jazz, New Age und Rock) zur Harmonisierung der Schallatmosphäre.

Musik am Arbeitsplatz hat sich grundsätzlich als leistungs- und produktivitätssteigernd erwiesen, da sie Streß und Anspannung reduziert, störende Geräusche überdeckt und das Gefühl des Privaten verstärkt. (Man denke allein nur mal an die Kostendämpfung im Gesundheitswesen durch gesteigertes Wohlbefinden.)

Dreiundvierzig der fünfzig größten Industriebetriebe in den USA. versorgen ihre Angestellten mit Musik. Dupont führte in einer Abteilung ein Hörprogramm ein, es hat zur Folge, daß jetzt in der Hälfte der Zeit doppelt so viele Arbeiter unterwiesen werden können. Ein großer öffentlicher Versorgungsbetrieb im Süden testete Musik in der Buchhaltung aus, die Schreibfehler nahmen um 37% ab. Die Produktivität in der Versandabteilung von Prentice-Hall stieg nach der Einführung von Hintergrundmusik um 6 Prozent. In Cincinnati gaben 64% der Angestellten aus neun Filialen der Fifth Third Bank an, daß Hintergrundmusik mehr Vertrauen zwischen ihnen und ihren Kunden schuf, da sie Umfeldgeräusche überdeckte und eine Art Privatatmosphäre schuf. Selbst im Pentagon weiß man um die Steigerung der Aufmerksamkeit und Leistungsfähigkeit durch Musik. Auf der Höhe des Kalten Krieges reagierten die Muzak-beschallten Techniker der Missile-Abschußrampen 27 Sekunden schneller als diejenigen, die keine Hintergrundmusik hörten. Zum Glück wurde dieser musikalische »Leistungsvorsprung« niemals im Ernstfall getestet.

Mit entsprechender Musik läßt sich auch der Konsum steigern. Eine Kaufhausumfrage ergab, daß sich der Umsatz bei musikalischer Beschallung enorm steigerte: Kunden bis 25 Jahre griffen 51%, Kunden zwischen 26 und 50 11%, und diejenigen über 50 Jahre 26%

häufiger zu. Insgesamt kauften bei Hintergrundmusik 17% mehr Kunden etwas ein. Supermärkte, Discountläden und andere Einzelhandelsgeschäfte geben Vergleichbares an, besonders wenn langsame Unterhaltungsmusik gespielt wird. Ein Supermarkt stellte fest, daß der Lebensmittelkauf um 28% zunahm, wenn die Kunden im Rhythmus einer mäßig schnellen Musik einkauften. Eine andere Studie ergab, daß sich in Restaurants langsamere Instrumentalmusik umsatzsteigernd auswirkte. Es wurde zwar nicht mehr gegessen, aber pro Tisch wurden durchschnittlich drei Getränke mehr bestellt. Und in einem Spirituosenladen stieg bei klassischer Hintergrundmusik der Weinverkauf – und Gesamtumsatz – enorm an.

Auch der telefonische Bestellservice profitiert vom professionellen Musikeinsatz. Zur Rationalisierung ihrer Abteilung ließ Melissa, Abteilungsleiterin einer Informationstechnikfirma im Süden der USA, eine ultramoderne Telefonanlage einbauen. Statt zu steigen nahm der Umsatz jedoch ab. Melissa schrieb diesen Rückgang der Übertechnisierung zu. Sie glaubte, die Kunden wollten mit einem Menschen telefonieren und nicht mit einer Maschine und gestaltete die Telefonanlage so um, daß die Gespräche von einer Empfangsdame in die einzelnen Büros weitergeleitet wurden.

Der Umsatz stieg leicht, aber nicht auf das vorherige Niveau. Irgend etwas stimmte noch immer nicht. Nun probierte Melissa die Anlage selbst aus. Nachdem die Empfangsdame sie freundlich um einen Moment Geduld gebeten hatte, blendete die Telefonanlage Hardrock ein. Nach einigem Warten wurde Melissa ärgerlich, weil sie dieser dröhnenden Musik so lange zuhören mußte. Sie hatte einfach genug von dieser Musik – und offensichtlich auch viele ihrer Kunden.

Melissa wählte nun als Wartemusik ein Mozart-Streichquartett aus. Die intime Kammermusik hielt nicht nur die Kunden an der Strippe, sondern steigerte auch den Umsatz. Ein Kunde fand es sogar schade, daß Melissa das Gespräch gerade an einer besonders schönen Stelle entgegengenommen hatte.

246

Es geht nicht nur Melissas Kunden so. Wir alle wollen wirklich unterhalten und nicht nur aufgehalten werden.

Musikalische Pausengestaltung

Bei meinen Seminaren für Geschäftsleute vergleiche ich den Körper mit einem Unternehmen (auf Englisch *corporation*, Anm. d. Ü.). *Corpus* heißt Körper. Dieser funktioniert wie ein ganz normales Unternehmen mit einer Management-, Werbe-, Verkaufs-, Entwicklungsabteilung. Der Körper muß den Laden am Laufen halten, ans Telefon gehen, den Abfall ausleeren. Aber zu einem Unternehmen gehören auch Geist und Seele. Die musikalische Pausengestaltung erleichtert unseren Abteilungen die Zusammenarbeit.

Für den Angestellten George aus Los Angeles ging ab dem frühen Nachmittag überhaupt nichts mehr. In den Morgenstunden war er fit, aber ab 14 Uhr brachte er nichts Richtiges mehr zustande. Obwohl er keine besonders anstrengende Arbeit hatte, konnte er den Feierabend kaum abwarten. Das beunruhigte die Unternehmensleitung, die für seine leistungsschwache Halbtagsbeschäftigung kein Vollzeitgehalt mehr zahlen wollte. Georg sah das ein. Zusammen mit seinem Vorgesetzen suchte er nach Möglichkeiten einer Produktivitäts- und Kreativitätssteigerung. Zuerst schaltete George am Nachmittag zwei musikalische Fünfminutenpausen pro Stunde ein. Der Angestellte hörte zur Aufmunterung Mozart und flotte Popmusik. Er änderte seine Ernährungsweise und machte in der Mittagspause kurze Spaziergänge. Das steigerte seine Leistungsfähigkeit fast schlagartig. Bald gelang es ihm, seine Arbeitsflaute mehr als wettzumachen und am Ende des Versuchsmonates legten viele seiner Kollegen, die von seiner Leistungssteigerung beeindruckt waren, ebenfalls musikalische Pausen ein.

Zwischenspiel
Der Papptellertanz

Vor ein paar Jahren wurde ich von einer großen Computer-firma zu einem Beitrag über Musik, Streßabbau und Kreativi-tät zu einer Vorstandssitzung eingeladen. Die gutgekleideten, seriösen Manager empfingen mich mit gebührender Zurück-haltung. Die Sitzung hatte finanzielle Probleme auf der Tages-ordnung. Der Geschäftsführer stellte mich mit den Worten vor, daß mein Beitrag vielleicht zu einer kreativen Lösung des Firmendilemmas führen könnte.

Ich begann mit einer kurzen Übung mit Musik aus Bachs Brandenburgischen Konzerten. Ich bat die Anwesenden zu-nächst, die wichtigsten Punkte des zur Diskussion stehenden Problems auf ein Blatt Papier aufzuschreiben. Nach sechs, sieben Minuten sollten sie das Blatt umdrehen und diese Punkte einmal kurz beiseite legen.

Jeder bekam nun zwei Pappteller von mir und wurde gebeten, seinen Stuhl etwa einen Meter vom Tisch zu rücken.

Dann legte ich einen irischen Volkstanz auf, mit einer einfa-chen, beschwingten Melodie. Ich schlug die Papierteller wie zwei Becken gegeneinander, schlug mich dann damit auf die Knie, Brust und Kopf. Nach einigen mürrischen Blicken machten die fünfzehn Männer schließlich mit. Nach drei Mi-nuten lächelten sie bereits, und als nach weiteren drei Minuten der Papptellertanz zu Ende war, lachten sie locker und ent-spannt. Ich legte wieder die Brandenburgischen Konzerte auf und bat sie, zu den vorhin aufgeschriebenen Problemen Lö-sungen aufzuschreiben. Sie machten sich konzentriert und eifrig an die Sache. Nach weiteren zehn Minuten entschuldigte ich mich und ließ sie ihre Sitzung fortsetzen.

Am nächsten Tag erfuhr ich am Telefon, daß es noch nie eine so gute und erfolgreiche Vorstandssitzung gegeben hat. Man

hätte sich nach meinem Besuch wesentlich besser konzentrie-
ren können.

Ob in einer Klasse, einem Vorstandszimmer oder in einem
Altenheim, das Rhythmusschlagen oder -klatschen mit den
Händen (besonders vor der Körpermitte) fördert die Synchro-
nisation der Großhirnhemisphären. Die Musik vermag sowohl
die kreative rechte als auch die mehr logische linke Großhirn-
hälfte anzuregen, was uns zu kreativeren Problemlösungen
führen kann.

Um dem Gewöhnungseffekt zu entgehen, sollte man andererseits
nicht zuviel Musik hören. Ob im Büro, in der Schule oder zu Hause
eine gute Faustregel ist, sie nicht länger als 22 Minuten pro Stunde
im Hintergrund zu spielen. Es müssen aber nicht 22 Minuten am
Stück sein, mehrere kürzere Phasen sind genauso anregend. Sehr
wirksam sind bereits fünf bis sieben Minuten Musik pro 20 Minuten,
selbst wenn dies nur in einer Stunde am Vormittag und einer am
Nachmittag möglich ist. Diese individuellen oder gemeinsamen
Musikpausen brauchen nur zwei bis drei Minuten lang zu sein.
Schnelle optimistische Musik, wie sie George hörte, wirkt erfrischend und belebend. Zur Entspannung und Lockerung empfiehlt
sich langsame Basismusik.
Besonders Pendler können sich auf dem Weg zur Arbeit gut ein-
stimmen. Die Musik, die man hört, kann die Stimmung für den
ganzen Tag festlegen. Müdigkeit läßt sich durch einen Schuß musikalisches Coffein vertreiben und Überdrehtheit mit meditativen
Klängen. Ich persönlich bevorzuge beim Pendeln klassische Musik
vom Band oder aus dem Radio; bei der von mir ausgewählten Musik
kann ich meine Vorträge oder Seminare optimal üben. Man findet
sehr leicht seine eigene Art des Vortrags, wenn man zehn Minuten
zu leiser Bach-, Vivaldi- oder Mozartmusik spricht.
Ich liebe es, den Tag mit einem fünf- bis zehnminütigen Summen
zu beginnen. Summen Sie so tief es geht, nicht mit der Kopfstimme.

Legen Sie die Hand auf die Brust, dann auf die Wange, um zu spüren, wie die Vibrationen des »HMMMM«-Lauts den Körper von innen nach außen massieren, aber nicht die Stimme quetschen.

Ich summe stets, wenn ich im Flugzeug, im Zug oder im Bus unterwegs bin, ohne daß dies groß bemerkt würde. Es mag drei oder fünf Tage dauern, bis man sich beim Summen im Auto oder im Zug nicht mehr komisch vorkommt. Hat man aber einmal den Dreh heraus, verfügt man über ein zuverlässiges Mittel zur Modifizierung und Harmonisierung seiner Gehirnwellen, das schmerzlindernd, entspannend und geistig erfrischend wirkt. Summen kann man fast zu jeder Zeit und überall, ob bei der Arbeit am Computer oder beim Spazierengehen. (Das Joggen ist eine der wenigen Gelegenheiten, bei denen ich nicht summe). Langes Ausatmen ist der erste Schritt zur tiefen Entspannung.

Hat man die positiven Auswirkungen des »HMMMM«-Summens einmal kennengelernt, reizt einen das Ausprobieren der verschiedenen Vokale. Ein »AHHH« entlastet und vermittelt ein Raumgefühl. »AAAAA« und »IIIII« sind, wie ich bereits gesagt habe, belebende Klänge. Nach einem Kurs am Sound Listening & Learning Center in Phoenix erzählte ein Rechtsanwalt, er arbeite in einer der größten Kanzleien des Landes, er habe nun ein anderes Körpergefühl und eine bessere Haltung gewonnen, außerdem sei er entspannter und tue sich beim Lesen viel leichter. Ein Bauunternehmer meinte, er könne nun lauter sprechen, und ein Elektroniker schwärmte von seiner größeren Ausgeglichenheit und besseren Handschrift.

Der Einsatz von Musik am Arbeitsplatz vermag noch viel mehr als nur Angestellte oder Kunden mit Hintergrundmusik zu versorgen, musikalische Pausen zu machen und anruferfreundliche Wartemusiken auszuwählen. Ein Freund überredete Randall, einen leitenden städtischen Angestellten Anfang Fünfzig, zu einem Schamanentrommelkurs. »Am Anfang dachte ich ›Was, zum Teufel, suchst du hier?‹« gestand er, »dann begann ich mich richtig wohl zu fühlen.

Ich konnte einmal den Alltag vergessen und ganz neue Erfahrungen machen.« An diesem Wochenende lernte Randall viele unterschiedliche Klangwelten kennen, darunter die einer afrikanischen Stammesgesellschaft und eines Indianerstammes. Auf einer seiner »Reisen« geriet er einmal in einen dunklen Tunnel. »Plötzlich wurde ich wie in einem Kanal nach oben gezogen«, erzählte er, »es ging alles blitzschnell. Ich befand mich völlig im Dunkeln, aber ich fühlte mich völlig frei. Es war großartig.«

Nach diesem Brainstorming-Wochenende ging Randall ganz anders an die Arbeit heran. Er blieb offener und fand sich in der städtisch-multikulturellen Welt besser zurecht. Er war kontaktfreudiger und innovativer. »Ich fühlte mich vital wie nie zuvor«, strahlte er.

Oft verbindet man Kreativität nur mit Kunst, mit einem Gemälde, einer Plastik, einer Komposition, einem Tanz oder einem literarischen Werk. Aber Kreativität steckt auch in einem leckeren Auflauf, einer befriedigenden Beziehung, einer neuen Vermarktungsidee, in allen Lebensäußerungen. Man braucht bei keinem Zauberer in die Lehre zu gehen, um kreativ zu sein (obwohl zwischen Topmanagern und Schamanen manchmal eine erstaunliche Ähnlichkeit besteht).

Zwischenspiel
Regentanz

Ich habe im Lauf der Jahre IBM, Canadian Bell Telephone, das Michigan Department of Health und andere Unternehmen und Geschäftsstellen beraten, die mit Musik eine kreativere Atmosphäre am Arbeitsplatz schaffen wollten. In Dallas halte ich für das Fortune-500-Schulungspersonal regelmäßig Kurse, in denen ich die Nutzung der Musik zur Optimierung der Gedächtnis-, Konzentrations- und Kommunikationsleistungen erkläre. Kreativität ist besonders gefordert, wenn es um neue

Produktideen, Vermarktungs- und Werbestrategien geht. Ich empfehle meinen Kunden bei Mitarbeiterversammlungen und Beratungstreffen folgende Übung zur Ankurbelung ihrer Kreativität.

1. *Stellen Sie eine Zielscheibe her (z. B. ein 1,80 m fächerförmig gefaltetes Computerpapier). Zeichnen Sie mit Leuchtstift große Kreise darauf und in drei oder vier von diesen in die Mitte einen roten Punkt. Legen Sie das Papier in die Zimmermitte auf den Boden oder auf einen kleinen Tisch.*

2. *Wählen Sie einen optimistischen, flotten Popsong aus, der allen Beteiligten gefällt, und spielen Sie diesen auf einem Kassettenrecorder, während alle im Uhrzeigersinn um das Ziel herumgehen. Wer anführt, gibt dabei klar und deutlich das Projekt an: »Unser Ziel ist es, zehn neue Vermarktungsideen für dieses Produkt zu finden« – oder was immer es sein mag.*

3. *Die anderen sagen beim Herumgehen um das Ziel immer wieder: »Wir wollen die zehn besten Verkaufsideen haben.« Laufen Sie nicht zu eng im Kreis, um nicht schwindelig zu werden.*

   Dieser Übungsteil ist im Grunde eine Invokation, bei der die beiden Großhirnhälften, das Mittel- und Hinterhirn gleichzeitig aufgeladen werden. Beim Sitzen läßt der Schwung unseres kreativen Potentials nach.

4. *Lassen Sie dann, während alle weiter im Kreis gehen, die Ideen heraus: »Hey, wir können dies tun.« »Hey, wir können das tun.« Lassen Sie eine Person alles aufschreiben. Oder jeder schreibt im Vorbeigehen seine Idee selbst auf. Egal wie blöd die Einfälle sind, lassen Sie diese heraus. Man braucht keinen Augenkontakt aufnehmen.*

5. *Dieser Regen- (oder Brainstorming-) Tanz sollte 15 Minuten dauern. Danach setzt man sich wieder zusammen, um das Ergebnis zu diskutieren und weiterzuplanen.*

Diese Übung mag wie Kinderkram klingen, aber sie funktioniert. Sie energetisiert das Gehirn und bringt den ganzen Organismus in Schwung. Im Fernen Osten heißt das, sich in den Anfängergeist versetzen – die Welt mit neuen Augen zu sehen, wie ein kleines Kind. Und man staunt, wie viele Topmanager, Athleten, Autoren, Köche und andere kreative Menschen sich mit ähnlichen Übungen in Schwung bringen. In der griechischen Mythologie inspiriert Orpheus mit seinem Leierspiel Jason und die Argonauten auf ihrer Suche nach dem Goldenen Vlies, das für persönlichen und gemeinsamen Erfolg steht. Musik bringt Energie, und Energie ist, wie Blake sagte, ewige Freude. Mit Hilfe der Musik können wir das Leben spielerischer angehen und genießen.

Musik zur Jahrtausendwende

Anläßlich des heranrückenden Jahres 2000 schlug der Komponist Homer Hooks eine Jahrtausend-Sinfonie vor, in der die letzten tausend Jahre Musik gefeiert und die kommende Epoche eingeleitet werden soll. Der erste Satz würde auf gregorianischen Chorälen und hebräischen Psalmen aufbauen sowie auf anderen frühen liturgischen Liedern. Der zweite sollte mit dem Mittelalter beginnen und mit Strawinsky, Wagner, Leonard Bernstein, Ella Fitzgerald und den Grateful Dead enden. Der Satz würde auch Tänze aus Polynesien, Afrika, Irland und Brasilien enthalten. Die *New York Times* begrüßte den Vorschlag als »musikalisches Expreßunternehmen«. Der letzte Satz würde in den Weltraum führen, mit »futuristischen und visionären Themen … zu neuen Wundern der Wissenschaft und geheimnisvollen Rätseln«.

Wir haben uns in diesem Jahrhundert um die wissenschaftliche Fundierung der Musik und Künste bemüht, aber noch nützlicher könnte die Betrachtung der Wissenschaft als Unterabteilung der

Musik und der Künste sein. »Das kommende Jahrtausend der Musik« bedeutet nicht, daß wir noch zehnmal mehr CDs einkaufen werden, weil wir im Kaufhaus via Satellit mit markterprobter Musik berieselt werden. Vielmehr ist damit gemeint, daß Musik den Integrationsplan für unsere Intelligenzvielfalt birgt, mit weitreichenden Anwendungsmöglichkeiten im Gesundheits-, Erziehungs- und Wirtschaftssektor.

Musik mag polyglott sein, aber ihre vielen Sprachen werden von fast jedem intuitiv verstanden. Durch ihren klugen Einsatz in Schule, Beruf und Freizeit können wir unseren Intellekt anregen sowie unser kreatives Potential wecken. Im weitesten Sinne zeigt der Mozart-Effekt den Weg zu einem höheren, umfassenderen IQ als wir uns es bisher vorgestellt haben.

8

Gesunde Seele
Die Brücke zwischen Leben und Tod

>>Was ist diese heilige Leere, dieses Geheimnis
völligen Aufgehens?<<

THERESE SCHROEDER-SHEKER

Seit dem Urknall, dem kosmischen Om, der ersten Äußerung
des Logos, ist Schall sowohl Fakt als auch Metapher. Er klopft
und hämmert Materie aus der Energie, erschafft so die Zeit in den
endlosen Weiten des Universums. Die Erde ist von Natur aus
musikalisch, und alles Leben antwortet ihr in rhythmisch-harmoni-
scher Entsprechung. Bisher haben wir die Bedeutung der Musik im
Leben des Menschen untersucht – ihre Funktion für den Fetus, bei
der Geburt, in der Schule und am Arbeitsplatz. Jetzt beschließen wir
die Sinfonie des menschlichen Lebens mit Liedern des Todes und
der Verklärung.

Stille Heimkehr

>>Ist die Seele mehr als das Gemurmel ihrer
Teile?<<

DOUGLAS HOFSTADTER,
The Mind's Eye

Der Umgang mit unheilbar Kranken gehört wesentlich zum Pflege-
beruf. Karen Quincy, eine staatlich geprüfte Krankenschwester am
Community Hospice in Forth Worth, Texas, erzählt die Geschichte

von Grace, einer 87jährigen pensionierten Oberschullehrerin, deren Alzheimer sich seit dem Tod ihres Mannes vor vierzehn Monaten verschlechterte und die dann eine Lungenentzündung bekam. Graces einzige Tochter war verständlicherweise verzweifelt. Karen sah sich oft nach Grace um, hörte ihr verständnisvoll zu, tröstete sie und weinte mit ihr.

Eines Tages fand Karen, über Notsignal gerufen, Grace in panischer Aufregung an, schnell und schwer atmend. Graces Tochter verließ das Zimmer, um einen Anruf zu tätigen, und Karen hielt Grace wie schon so oft tröstend die Hand. Die im Sterben liegende Frau beruhigte sich nicht. Karen bemerkte den Kassettenrecorder auf der Frisierkommode, wußte, daß Grace gerne klassische Musik hörte und dachte an eine Aufnahme in ihrem Auto, auf der die Sopranistin Lynda Posten-Smith sang. Sie holte die Musikkassette, die für chronisch Kranke und Sterbende zusammengestellt war, und spielte sie Grace vor. Sie begann mit »Sanctus«, Graces Tochter, die gerade zurückkehrte, entspannte sich bei dieser Musik sofort. Als Lynda, die Sopranistin mit ihre Engelsstimme, »Ave Maria« sang, machte Grace ihren letzten friedlichen Atemzug und starb. Sie hatte kein Morphium oder irgendwelche andere Schmerzmittel bekommen. Für Karen erleichterte hauptsächlich die Musik dieser Frau das Sterben und machte ihrer Tochter den Schmerz erträglich.

Es gibt viele Sterbehilfegeschichten wie die von Grace. Gladys, 94, lebte seit drei Jahren in einem Pflegeheim, litt an schwerer Dementia und stand kurz vor dem Tod. Als Ruth Hinricks, eine Musiktherapeutin aus Arvada, Colorado, die mit Senioren arbeitet, den Tagesraum betrat, bot sich dort ihren Augen ein Spektakel. Die kleine, zerbrechliche Gladys, die in einem für sie überdimensionierten Rollstuhl saß, ruderte ohne ersichtlichen Grund wild mit den Armen, als wolle sie mit dem Stuhl ans andere Zimmerende. Zwei Pflegerinnen neben ihr paßten auf, daß sich Gladys nicht selbst oder andere Heimbewohner verletzte. Die Szene zog sich nun schon seit drei Stunden hin. Die Pflegerinnen brauchten eine Ablösung, also bot sich Ruth an. Gladys wurde mit Kissen abgepolstert und angeschnallt in Ruths Obhut gegeben. Ruth setzte sich ihr gegenüber, mit einem Keyboad auf dem Schoß. Gladys griff nach dem Keyboard und riß daran, so daß Ruth es auf den Boden legte und Gladys sanft, aber bestimmt bei den Händen nahm, um sie im Zaum zu halten und sich vor Verletzungen zu schützen.

Ruth begann zu singen. Gladys sah ihr sofort in die Augen. Ruth ermunterte sie: »Sing mit, Gladys«, und sie begann zu singen. Dann sangen die zwei Frauen. »Die Kinder des himmlischen Vaters, sie finden Schutz auf seinem Schoß, keinem Vogel, keinem Stern am Himmel ward solch Zuflucht je zuteil«. Gladys, die sich beruhigt hatte, hörte zu singen auf. Ruth sang allein weiter. »Sei unser Hirte, Heiland«, und Gladys blieb ruhig. Ruth begann die Kirchenlieder zu summen und Gladys' Augen wurden schwer. Ruth legte ihre Hände auf Gladys und summte improvisierte Melodien. Gladys schlief friedlich ein. Sie schlief fast den ganzen Nachmittag und blieb den Rest des Tages ruhig. »Sie ging am nächsten Tag, einem Sonntag, zu ihrem Vater im Himmel ein«, fügt Ruth hinzu.

Auch ich habe bei meiner Arbeit gelegentlich schwerkranke oder sterbende Patienten getröstet. Niemals werde ich einen älteren Mann vergessen, den ich Archie nannte, weil er mich an Archie Bunker, einen mißmutigen TV-Situationskomiker erinnerte. Er nahm in einem Krankenhaus in Texas bei mir an einer Therapie teil. Archie hatte eine Herzattacke erlitten und hielt es im Krankenhaus nicht aus. Er ärgerte sich über die verordnete Bettruhe und das schlechte Essen und mehr noch über die latrinengrüne Wandfarbe seines Zimmers. Er hatte Bluthochdruck. Er sagte in seiner Wut, er wolle lieber sterben, als sich irgendeiner Behandlung unterziehen. Nach ein paar Therapiestunden lenkte er ein: »Also, ich versuche es. Mir gefällt die nette Musik, die Sie im Hintergrund spielen, aber ich möchte hier wirklich heraus.«

Wir begannen über seine Wut zu sprechen. Mit wachsendem Vertrauen konnte Archie bald seine Frustration, seinen Ärger und seinen Schmerz stimmlich zum Ausdruck bringen. Das geschah nicht in Worten. Ich fragte ihn, ob es einen Laut gäbe, der sein Gefühl des Eingesperrtseins ausdrücken könne? Während der Therapie hatte ich Angst, es könne eine Schwester hereinkommen und mich zurechtweisen, weil ich seinen Blutdruck in die Höhe trieb. Zweifellos tat ich das für ein paar Augenblicke, aber nach 30 oder 40 Sekunden OOUUURRGGHH – der Laut, mit dem Archie seine Wut herausließ – signalisierte der Erleichterungsseufzer AAHH, daß die psychische und physische Spannung aus seinem Körper wich. Ich riet ihm zu ein paar Vokalübungen, und binnen weniger Tage senkte sich sein Blutdruck. Archie fühlte sich besser und wurde durch das Intonieren einen Großteil der seit Jahren in ihm angesammelten Spannung los. Ohne es wäre Archies Lebenswille so gering geblieben, daß er kaum überlebt hätte.

Sterbehilfe

Therese Schroeder-Sheker widmet ihr Leben der Sterbehilfe in Anlehnung an Cluny, der mittelalterlichen Abtei in Südfrankreich. Dort wird seit Jahrhunderten Kirchenmusik zur Krankenheilung und Sterbebegleitung eingesetzt. Sie erzählte mir die Geschichte ihres ersten Patienten, eines schwierigen Mannes in den 80ern, der in einem Altenheim für russische Emigranten lebte. »Ein richtiger alter Griesgram«, berichtete Therese, der zur Bösartigkeit neigte und beim Pflegepersonal und den Heimbewohnern keine Freunde hatte. Er hatte ein Emphysem bekommen und lag im Sterben, als sie ihm begegnete. Sie traf ihn wild um sich schlagend im Todeskampf liegend an, nach Atem ringend. Es waren keine Medikamente zur Hand. Verzweiflung und Elend lagen in der Luft.
Therese setzte sich hinter dem Mann aufs Bett, so daß sie ihn in der Geburtshilfeposition halten konnte. Nachdem sie ihn so abstützte, wußte sie zunächst nicht weiter. Sie betete im stillen, beugte sich

schließlich zu seinem linken Ohr vor und sang ganz leise einen gregorianischen Choral.

»Er ruhte in meinen Armen, und seine Atmung wurde gleichmäßiger, und wir atmeten harmonisch zusammen«, erzählte sie, »es schien, als hätte ihn die Musik so milde gestimmt, daß er sich einer Zärtlichkeit öffnete, die er als Mann bisher nie zugelassen hatte.« Die Lieder schienen seine Angst zu nehmen. »Wie sollten sie auch nicht?« fragt sie. »Diese Choräle sind Ausdruck der Liebe. In ihnen schwingen Jahrhunderte der Inbrunst mit, die Tausende von Sängern in sie gelegt haben. Wir beide befanden uns sicher nicht allein im Zimmer.«

Der Mann starb kurz darauf, friedlich, und als sein Kampf endete, erfüllte ein heiliges Schweigen den Raum. »Was ist diese heilige Leere?« fragt Therese. Für sie ruft diese Stille keine Angst oder Trauer mehr hervor, sondern Achtung angesichts der Gegenwart der Sterbenden, deren Geist durch den Tod hindurchleuchtet.

Das war vor über zwanzig Jahren. Therese gründete anschließend das Chalice of Repose Project, ein Sterbehilfeprogramm, das Musik und Medizin kombiniert und jetzt seinen Sitz am St. Patrick Hospital in Missoula, Montana, hat. Die Musikthanatologie (wie Therese ihre Arbeit unter Bezugnahme auf die Sterbekunde nennt) ist jetzt Grundbestandteil jeder institutionellen Sterbehilfe in Missoula. Örtliche Krankenhäuser, Sterbehilfeorganisationen, Altenheime und viele Privatheime sind mit Musik erfüllt. Thereses Traum ist wahr geworden. »Wo auf der Welt«, schwärmt sie, »findet man wohl noch in einem Krankenhaus zwanzig bis dreißig Harfen und eine ausgezeichnete *schola cantorum* (Singschule)?«

Während ihrer zweijährigen Ausbildung begleiten die Chalice-Studenten mehr Patienten in den letzten Stunden als viele Ärzte in zehn Jahren. Die Chalice-Mitglieder arbeiten im Zweierteam, spielen Harfe, singen und rezitieren, »sie umweben den Körper des Patienten von Kopf bis Fuß mit Klängen«. Neben dem Beruhigungseffekt verdeckt ihre Musik außerdem die störenden technischen Geräusche der Apparatemedizin, denen die Sterbenden ausgesetzt sind. Therese ist der Meinung, daß das dauernde Klicken, Piepen und Brummen der Herz- und Atmungsmonitore und anderer Apparaturen eine Geräuschverschmutzung darstellt, welche die komatösen oder sterbenden Patienten in den letzten Augenblicken ihres Lebens desorientieren können. Das musikalische Programm lindert diesen Streß.

Die Chalice-Mitarbeiter haben mehrere Musikprogramme, z. B. für Krebskranke, Herzkranke, Lungenkranke, AIDS-Kranke. Die Kombination von Harfe und Stimme hilft die Würde, Intimität und Unmittelbarkeit des Sterbens wiederherzustellen, häufig für die Familienangehörigen genauso wie für den Patienten selbst.

In den späten 80er Jahren gab es keine Organisation, die alleinstehenden, zu Hause sterbenden Menschen geholfen hätte. Therese erinnert sich an einen anonymen Anruf von einem jungen aidskranken Mann. Als sie zu der auf dem Anrufbeantworter angegebenen Adresse fuhr, bekam sie es zunehmend mit der Angst zu tun. Die Gegend war gefährlich, und Therese wurde sich des Risikos bewußt, das sie mit dieser Hilfeleistung einging. »Jetzt war die Stunde der Wahrheit gekommen. Von Boethius bis El Salvador und Dachau kam mir alles in den Sinn, weil ich im Grunde meines Wesens Nonne, berufstätige Mittelschichtidealistin und feiges Huhn bin«, sagte sie zurückblickend. Es stellte sich heraus, daß Tim, der Anrufer, ein in der Innenstadt lebender Student war, dessen Krankenversicherung abgelaufen war. Er bewohnte ein heruntergekommenes separates Zimmer ohne Fenster oder Belüftung und war zufällig auf ihre Telefonnummer gestoßen.

Therese entschied sich, dem völlig vereinsamten Tim statt der üblichen Choräle und Kirchenlieder Wiegenlieder vorzusingen. Zehn Tage später erfuhr sie, daß er woanders untergebracht worden war. Therese spielte für den obdachlosen Tim auf dem Ladedeck eines Privatheims Harfe und sang irische und rumänische Wiegenlieder, als er umgeben vom Hafenlärm und spöttischen

Zurufen starb, da man sich mokierte, daß sie bei einem Schwulen saß.

»Ich weiß nicht, wann, wo oder ob er überhaupt beerdigt wurde«, erinnert sie sich, »ich weiß nur eines genau, daß zu seiner langersehnten Erlösung der stille Atem einer mondhellen Nacht gehörte.« Jene Tage des vereinsamten Sterbens sind weitgehend vorbei. Chalice-of-Repose-Mitglieder haben nun über zwölfhundert Wachen bei Patienten mit allen möglichen Leiden gehalten. In den letzten drei Jahren erhielten fünfzig Studenten ein Ausbildungszertifikat. Ihr in die Vereinigten Staaten ausschwärmendes Team vergrößert die Chance, daß Menschen wie Tim im Schoß der Liebe und in Würde sterben dürfen.

Der Schlußrefrain

»Seine Stimme zieht sich in seinen Geist zurück; sein Geist in seinen Atem; sein Atem in die Wärme; die Wärme in die höchste Gottheit. Das, was die feinste Essenz ist, beseelt die ganze Welt.«

CHANDOGYA UPANISHAD
Beschreibung des Todesmoments

Für viele Menschen ist Musik die Brücke zwischen dem Hier und dem Drüben. In vielen Berichten von Nahtoderfahrungen ist von einem klingenden Lichttunnel die Rede, in dem eine Art Himmelslicht oder heiliger Magnetismus den Geist auf seine Reise führt.
Die tibetanischen Buddhisten sprechen von einem geistesgegenwärtigen Sterben, durch das der endlose Kreislauf der Wiedergeburt durchbrochen werden kann. Sie gehen von einer leidfreien ewigen Existenz aus, zu der ständiges Erinnern und die Befreiung von Verblendung führt. Die Mönche und Nonnen lernen die Gesänge

aus dem *Tibetanischen Totenbuch* auswendig und rezitieren sie ständig, um im Augenblick des Todes nicht der Illusion der Nichtexistenz zu verfallen. Die Gebete und Gesänge am Totenbett des Verstorbenen sind für ihn eine Art Kontrollturm zur Befreiung des Geistes. Die Mönche und Nonnen leiten als ferne Stimme die außerkörperliche Seele auf ihrem Flug zur Ewigkeit an.

Seit früher Zeit lernen die Katholiken zu beten: »Heilige Maria, Mutter Gottes, bitte für uns Sünder, jetzt und in der Stunde unseres Todes. Amen.« So bereiten sie sich auf das erflehte Hören von Marias Stimme bei ihrer letzten Reise durch das Gericht, Fegefeuer und Paradies vor. Die Protestanten singen den traditionellen geistlichen Refrain: »Herr, sag an, ewig, ewig, bleibt unser Band bestehen?« Traditionelle musikalische Anrufungen wie diese ermöglichen es uns, die letzte Reise anzutreten, während die Stimmen unserer Vorfahren weiter für uns singen und beten.

Der gregorianische Choral scheint den Sängern zu erlauben, bei der Vorbereitung auf diese Reise in zwei Welten gleichzeitig zu leben. Die weltliche Abtrennung, bzw. das *Gitter,* hat sich im monastischen Leben der Benediktiner seit fast eineinhalb Jahrtausenden bewährt. Durch dieses werden sie beim Singen an die Gegenwart von Engelschören erinnert. Während sie die Engel und Heiligen preisen, segnen die himmlischen Heerscharen sie aus der Quelle ewigen Klanges.

Die Benediktiner beschließen den Tag mit dem Komplet, dem Abendgebet der kanonischen Stunden, das »Abschluß« bedeutet. Obwohl das tägliche Singen mit der Vesperstunde beendet ist, gehört das Komplet zu den Stundengebeten dazu, das die Mönche jedoch nicht in der Kapelle, sondern in ihren Zellen beten. Der Schlußvers »Gewähre uns eine friedliche Nacht und ein seliges Ende«, sagt Bruder David Steindl-Rast in seinem inspirierenden Buch. *Die Musik der Stille* »verbindet das Ende des Tages mit dem Ende des Lebens selbst. Es erinnert an die Parallele zwischen Tages- und Lebensrhythmus. Und wie wir jede Stunde unserer Tage leben,

262

bestimmt den Charakter unseres Lebens. Die vorschreitenden Stunden mahnen uns an die Vergänglichkeit des Lebens.«

Musikalisch religiöse Übungen gibt es nicht nur bei den Tibetanern, Buddhisten, Katholiken oder Hindus. Der amerikanische Seher Edgar Cayce sprach von der Wichtigkeit des Singens und nannte es »das Hervorsprudeln der Seele«. In ihrem Buch *Music as the Bridge* zitiert Shirley Rabb Winston den schlafenden Propheten: »Summe, singe für dich, nicht um von anderen gehört zu werden, sondern damit es das Selbst hört.«

Zwischenspiel
Mit Musik trauern

Die Musik hilft uns, unsere Emotionen loszulassen und zu trauern. Treten in unserem Freundes- oder Familienkreis Krankheit oder Tod auf, so versuchen wir oft durch Verdrängung der Trauer »Haltung zu bewahren«, deren Erfahrung aber zu unserer natürlichen seelischen Heilung beitragen würde. Auch versuchen wir unsere Kinder von Trauer zu verschonen.

Diese Übung ist nicht zur Heraufbeschwörung eines allgemeinen Weltschmerzes gedacht – was als anderes Extrem genauso schlecht ist –, sondern soll uns mit unseren persönlichen Gefühlen in Verbindung setzen. Obwohl sie anscheinend nur aus einem Selbstgespräch besteht, versuchen Sie diesen Ansatz einmal ganz neu anzugehen und sich selbst unvoreingenommen zuzuhören.

Legen Sie das Lacrimosa aus Mozarts Requiem (KV 626) oder eine andere für Sie bedeutsame Musik auf.

1. Wiederholen Sie diese Affirmation: »Ich lasse meinen Kummer und Schmerz los und statt dessen Frieden, Fülle und Sinn zu.«

*2. Atmen Sie mit geschlossenen Augen zwölfmal tief durch,
und lassen Sie die Gedanken, so wie sie kommen, an sich
vorbeiziehen.*

*3. Stellen Sie sich Ihren Körper als Erinnerungsarchiv und
riesige Bibliothek vor. Visualisieren Sie einen wunderbar
klingenden Tempel aus Licht und Schatten, der unzählige,
neue Gefühlserfahrungen darstellt.*

*4. Lassen Sie bei jedem Ausatmen die Angst vor dem Unbe-
kannten los, und schöpfen Sie mit jedem neuen Atemzug Mut
zur Erfahrung neuer Dimensionen.*

*Machen Sie diese Übung mit jemand, der zu weinen anfängt,
trösten Sie ihn oder sie. Vielleicht ist es notwendig, eine
ruhigere Musik aufzulegen oder die Musik überhaupt auszuschalten. Bietet es sich an, meditieren oder beten Sie zusammen, während Sie ewigen Frieden und ewige Harmonie visualisieren.*

Es ist an dieser Stelle meines Buches durchaus passend, Mozarts
eigenen Tod im Alter von 35 Jahren zu beschreiben und die herausragende Rolle, die die Musik in seiner Sterbestunde spielte. In
seinem letzten Lebensjahr komponierte Mozart gleichzeitig *Die
Zauberflöte* und das *Requiem*. Trotz schwerer Krankheit, er litt
phasenweise unter Depressionen und Delirien, kämpfte er um die
Vollendung dieser beiden Meisterwerke.

Als sich sein Zustand verschlechterte, legte er sich am 20. November 1791 ins Bett, um nicht mehr daraus aufzustehen. Sein Fieber
stieg, seine Schmerzen verschlimmerten sich, außerdem litt er unter
Brechdurchfall. Am letzten Abend, dem 4. Dezember, versammelten sich seine Familie und seine Freunde in Wien um ihn, um Teile
aus seinem unvollendeten *Requiem* zu singen. Erst sieben Stimmen
des *Lacrimosa* waren vollendet, und Mozart begann die fehlende Altpartie zu singen, ahmte auch die Trompeten mit geblähten

Backen nach. »Hier ist mein Requiem«, sagte er, von der Musik ermuntert, »ich mußte es nicht unvollendet zurücklassen.«

Mozart starb kurz nach Mitternacht. Das Wunderkind, das schon im Mutterleib in Musik getaucht worden war, der unsterbliche Komponist, der vom Himmel gesandte Konzerte und Sinfonien schrieb, wollte auf seinem Totenbett von Musik und Gesang umgeben sein.

»Eine schöpferische Kraft« strahle von Mozarts Musik aus, sagte Goethe, als er sich über dessen tragischen frühen Tod äußerte, »die sich über Generationen fortsetzen wird, die weder leicht zu vergessen noch jemals überholt sein wird.«

Die Lieder, Gebete und Sprechgesänge, die den Körper nach dem Tod umgeben, bilden ein Fahrzeug für die Reise der Seele jenseits aller Körpersinne. Der Rosenkranz und die Sutras, die beim Verstorbenen wiederholt gebetet werden, erinnern den erlösten Geist daran, daß er tot ist und nicht träumt. Wer sein Leben damit verbracht hat, anderen den Übergang zu erleichtern, der wird einst selbst mit größerem Verständnis über die Schwelle des Todes schreiten. Seit Jahrhunderten sind die Toten mit den klanglichen Mitteln des Gebetes und des Gesanges für ihre spirituelle Reise ins nächste Leben versorgt worden. Musik und Klang weben der Seele einen fliegenden Teppich für ihre Heimreise.

Coda
Das Lied der Ewigkeit

»Gott, der Weber, ist vom Weben taub, hört keine sterbliche Stimme, und taub von diesem Sausen sind auch wir, seine Zuschauer. Und nur wenn wir vom Webstuhl loskommen, werden wir die tausend Stimmen hören, die durch ihn sprechen.«

HERMANN MELVILLE,
Moby Dick

Dank sei den klassischen Musikern, die Werke komponieren und spielen, wie es dem Olymp gefällt. Ihr Streben nach Aufrichtigkeit und Wahrhaftigkeit drängt sie zu Konzerten voll brillanten Maßes und Könnerschaft. Dank sei den Bluessängern, welche die Wunden der Weltseele lindern. Dank sei den nächtlichen Sängern, deren Glückseligkeit es ist, der ewigen Stimme in uns Ausdruck zu verleihen.

Gepriesen sei der lebendige Lärm der tobenden Seen und U-Bahnen, deren Chaos und Kakophonie in sich mathematische Fugen verbergen, so herrlich wie diejenigen Bachs. Laßt die wütenden Kriegslieder, Nukleargitarren und rhythmischen Feuer donnern, die vom Wahnsinn des modernen Lebens künden. Singt die vergessenen Lieder und Hymnen, deren erhebende Klänge und Rhythmen schon Generationen aufrechterhalten haben. Gepriesen seien die Musiklehrer, Trommler, Organisten und Kantoren, die uns zu einem erfüllten Leben ermutigen.

In *A Path with Heart* berichtet Jack Kornfield im Kapitel »Seelenlied« von einem afrikanischen Stamm, bei dem die Musik Lebensträger ist. In dieser Gesellschaft gilt als Geburtstag des Kindes nicht der Tag der Geburt, auch nicht der seiner Empfängnis, sondern der Tag, an dem seine Mutter das erste Mal an es bewußt gedacht hat. Nachdem die Frau sich für ein Kind von einem bestimmten Mann entschieden hat, zieht sie sich in die freie Natur zurück. Dort erhorcht sie unter einem Baum sitzend das Lied ihres Kindes. Sobald sie es gelernt hat, kehrt sie ins Dorf zurück. Hier bringt sie es dem künftigen Vater bei, gemeinsam singen sie dieses Lied, während sie sich lieben und laden das Kind in ihre Familie ein. Die Frau singt dieses Lied dann auch in ihrer Schwangerschaft, bringt es den Hebammen und alten Frauen bei, so daß diese das geliebte Baby nach der Geburt mit seinem Lied begrüßen können. Während das Kind aufwächst, lernen alle Dorfbewohner das Lied und singen es dem Kind vor, wann immer es verletzt oder gekränkt ist. Sie singen sein Lied bei Ritualen, Triumphen oder Niederlagen. Das Lied wird bei der Hochzeit gesungen, bei Erntedankfesten und am Totenbett, wenn sich Familie und Freunde das letzte Mal versammeln.

Ob am Rand der afrikanischen Savanne oder mitten in Australien, auch beim Übertritt ins neue Jahrtausend, dies ist der eigentliche Mozart-Effekt – unser einmaliges Lied bzw. unsere einzigartige Stimme neu zu entdecken und eins zu werden mit ihr, einzustimmen neben anderen Liedern, Rhythmen und Instrumenten in die Sinfonie des ewigen Lebens.

Nachspiel

Geschichten von wunderbaren Heilungen

>»Jede Krankheit ist ein musikalisches Pro-
blem – die Heilung eine musikalische Lösung.
Je kürzer und umfassender die Lösung – desto
größer das Talent des Arztes.«
>
> NOVALIS, *Die Enzyklopädie*

Schon David, Pythagoras und die Äbtissin Hildegard von Bin-
gen heilten mit Musik. Aber mit der Renaissance und der
Aufklärung entwickelte sich eine neue, analytische Medizin, und
man hörte nur noch selten von Ärzten oder Musikern, daß sich mit
Klängen die Gesundheit fördern oder Krankheiten heilen ließen.
Einer der letzten klassischen Musiker, die noch mit medizinisch-
therapeutischem Bewußtsein komponieren konnten, war Johann
Sebastian Bach. 1742 schickte ein gewisser Graf Kaiserling seinen
Cembalisten, Johann Gottlieb Goldberg, zu Bach mit der Bitte um
eine »leicht fließende« Komposition, »von beruhigender Wirkung«,
gegen seine Schlaflosigkeit. Und so entstanden die Goldberg-
Variationen, Bachs 30 Stücke umfassendes Werk für Cembalo.
Überflüssig zu sagen, daß sie ihre sorgenlindernde Aufgabe bis
heute bestens erfüllen.
Nach mehreren Jahrhunderten Ausklammerung erlebt die Musik im
Westen ihr medizinisches Comeback. In diesem Kapitel habe ich
das Material neuerer Studien, aber auch persönlicher Berichte zu-
sammengefaßt, die über die medizinischen Anwendungsbereiche
der Musik Auskunft geben.

Vielleicht haben Sie zu diesem Buch gegriffen, um gleich Tips gegen Erkältungen oder Halsentzündung zu bekommen, oder auch nach einer Musik zu suchen, die Migräne vertreibt. Läßt sich mit ein paar Minuten Synthesizer- oder Bongospiel eine verstopfte Nase freiräumen? Leider nein. Heilung besteht nicht aus einer Dosis b-Moll oder C-Dur. Wer hier unter »Depression« nachschlägt, wird auch kein Rezept finden, in dem es heißt, zweimal täglich 10 Minuten Mozartkonzert, 5 Minuten Elvis' »Jail House Rock« und 3 Minuten Kitaros »Silk Road«.

Was man aber finden wird, sind bildhafte und oft inspirierende Geschichten. Meist geht es um die improvisatorische Seite musikalischen Heilens, wie zum Beispiel im Fall von Janis Page. Sie kümmerte sich um ihren fünfundsiebzigjährigen Vater, bevor dieser an Krebs starb, und fand heraus, daß sie seine Schmerzen über Stunden lindern konnte, wenn sie vor seiner Wirbelsäule – dort hatte sich der Krebs angesiedelt – betete oder ihr *Didgeridu*, eine australische Eingeborenenflöte, spielte.

Was ist dafür das Rezept? Grundsätzlich Zeit, Geduld und Liebe. Oft wächst uns das Leid unserer Lieben über den Kopf, so daß wir Ärzte oder Heiler holen, die häufig ein sehr unpersönliches Verhältnis zu ihren Patienten haben. Echte Harmonie beruht auf Zuhören und einfühlendem Handeln. Das Vertrauensverhältnis zwischen Janis und ihrem Vater ermöglichte diese ganz spezielle Form der Schmerzenslinderung.

Musik heilt, aber nicht in allen Fällen. Dies ist ein Grundsatz des *Mozart-Effekts*. Seine Wirkung variiert je nach Komposition, Interpret, Zuhörer, Haltung beim Zuhören und verschiedenen anderen Faktoren. Deshalb richtet sich im folgenden der Blick weniger auf Symptome und Beschwerden als auf den ganzen Menschen.

Hier werden lindernde und keine therapeutischen Maßnahmen vorgestellt, und die Einzelbeispiele dürfen auch nicht verallgemeinert werden. Es geht eher um die Behandlung der Begleiterscheinungen eines Leidens, wie Kummer, Angst oder Isolation, als um die Behandlung der Krankheit selbst.

Das bedeutet nicht, daß hier keine Anwendungsbeispiele gegeben würden. Musik wird gewöhnlich zur Erleichterung der Diagnosestellung (als gesprächsförderndes Moment), zur motorischen Funktionssteigerung, zur Patientenmotivation, Kommunikationsverbesserung mit dem Therapeuten oder den Familienmitgliedern und zur Unterstützung konventioneller Behandlungsmethoden eingesetzt. Musikalisches Heilen kann auch Teil eines holistischen Ansatzes sein, wenn die Klangtherapie (Zuhören, Singen, Intonieren oder Rezitieren) mit einer Ernährungsumstellung, Körperübungen und Meditation verknüpft wird.

Selbst wenn hier einige persönliche Berichte bereits erstaunen, die Musiktherapie steckt noch in den Kinderschuhen. So weit ich weiß, blieb das Kunststück der Söhne des Autolykos, die die Melancholie des Odysseus mit Bittgesängen vertrieben, bisher unerreicht. Als Querschnitt empirischer Studien, therapeutischer Berichte, ganzheitlicher Ansätze und Wundergeschichten ist die folgende Zusammenstellung jedoch repräsentativ: Musik kann nun mal den Heilungsprozeß enorm beschleunigen. Andrew Weil formuliert es so: »Egal worauf Patienten ihre Genesung zurückführen, oder wie groß wissenschaftliche Zweifel sind, es liegen zur Glaubwürdigkeit genügend Beweise spontanen Heilens vor.«

Während wir dem neuen Jahrtausend entgegenschreiten, liefert die Forschung weitere Beweise klangtherapeutischer Effizienz. Und es werden neue biomedizinische Ansätze für eine tiefgreifende Umstrukturierung der Schulmedizin sorgen. Diese moderne medizinische Perspektive wird musikalische Darbietungen, Kompositionen und Zuhörergewohnheiten einschließen. Diese Reform an Haupt und Gliedern wird die individuelle Entwicklung zu einer gesunden und friedlichen Lebensweise beeinflussen unter den wachsamen Augen einer wesentlich verständnisvolleren Weltöffentlichkeit. Nehmen Sie teil an diesem erfreulichen Umschwung.

Aggressives und asoziales Verhalten

Schon in der Antike wußte man, daß Musik die wilde Seite des Menschen besänftigen kann. Nun, auch heute mangelt es nicht an Brutalitäten. In einer von Familienstreitigkeiten, Rassen- und Völkerkämpfen, Verbrechen, Gewalt und Krieg zerrissenen Welt wirkt Musik konfliktmildernd, oder zumindest kann sie Spannungen und Ängste verringern. Und offenbar dann am besten, wenn man selbst aktiv musiziert und nicht nur passiv Musik gehört wird.

Nehmen wir Tommy, den einzigen Afro-Amerikaner in einer Klasse Kinder spanischer und englischer Herkunft in Corpus Christi, Texas. Tommy's Vater hatte eine lebenslängliche Haftstrafe abzusitzen. Seine Mutter verbrachte die meiste Zeit mit ihrem neuen Freund. Tommy, ein Einzelkind, hübsch, stets sauber und gut gekleidet, verstrickte sich aber, sobald er früh in die Schule kam, in Raufereien, bei denen er kräftig austeilte. Im Musikunterricht übertönte Tommy stets alle anderen. Er wollte sich um keinen Preis der Welt einordnen. Selbst wenn er ein Instrument spielte, fiel sein Spiel aus dem Ensembleklang.

Judy Cole, seine Musiklehrerin, half Tommy, sich letztendlich selbstbewußt ins Ensemblespiel zu integrieren. Sie verwendete dazu Instrumente der Carl-Orff Methode. Zuerst gab sie ihm das Bassmetallophon (ein Schlaginstrument aus gestimmten Metallstäben), dessen tiefe, tragende Töne ihm ein Heraushören seiner Stimme erlaubten, ohne die anderen übertönen zu müssen. Dann kam er ans Glockenspiel und Sopranxylophon, mit diesen Instrumenten konnte er sich im Ensemble integrieren. Aufgrund seiner Begabung konnte Tommy so komplizierte Rhythmen spielen, die im Orchester leicht herauszuhören waren, so daß er, ohne die anderen zu stören, sein Geltungsbedürfnis befriedigen konnte.

Musiklehrer können oft derartige Erfolge verbuchen, aber sehr selten haben sie die Möglichkeit, die Langzeitfolgen empirisch zu belegen. Cole verließ die Schule, als Tommy am Ende der vierten Klasse war, aber sie kehrte neun Monate später zurück, um mit einer Schülergruppe ein bestimmtes Projekt durchzuführen. »Es sprach sich wie ein Lauffeuer herum, daß ich wieder an der Schule bin«, erzählte mir Judy. »Tommy rannte aus seiner Klasse, um mich zu suchen. Als er mich gefunden hatte, warf er sich auf den Boden und packte mich an den Knöcheln, als wolle er mich festhalten.« Tommy hatte es mit Hilfe der Musik geschafft, seine Ablehnung und Isolation zu überwinden und Zuneigung offen zu zeigen.

Aids

Aids grassiert heute als eine der tödlichsten Geißeln unter Homosexuellen genauso wie unter Heterosexuellen, in den Industriegesellschaften wie in der Dritten Welt. Obwohl noch kein Gegenmittel gefunden wurde, beginnen eine neue Generation von Proteasenhemmern, Ernährungstherapien und die Praktizierung von Safer Sex die Epidemie einzubremsen. Hier wirkt der Einsatz von Musik vor allen Dingen psychisch lindernd. Zum Beispiel nimmt die Klangtherapie am Horizon House, einem Pflegeheim für HIV/-Aids-Kranke in Jacksonville, Florida, einen wichtigen Platz im Tagesprogramm ein, und man setzt dort eine vibrotaktile Technik namens Therasound ein, zu der eine Spezialmatratze mit eingebauten Lautsprechern gehört. »Sie schwören auf diese Technik«, berichtet Anne Pozzuto, R. N., Leiterin des Mind/Body Institute of Florida, »besonders auf ihre Wirksamkeit gegen Schmerzen, Angst, Depression, Schlaflosigkeit und Bluthochdruck.«
Besonders beliebt ist in der HIV-Gemeinde die Musik von Constance Demby, einer New-Age-Komponistin, die den Hörer auf verschlungenen Wegen durch ihre elektronischen Klangarchitekturen führt. Ihr Album *Novus Magnificat,* in dem sich barocke Einflüsse mit kristallinen, harfenähnlichen Effekten mischen,

gleicht einem Luftschloß aus sich spontan entwickelnden Themen, Strukturen und Rhythmen.

Demby erhält massenweise Fanpost. »Als mein Aids-Patient im Sterben lag«, schrieb ihr ein Arzt, »tönte gerade *Novus Magnificat* aus den Krankenhauslautsprechern in den Korridoren. Er war an Maschinen angeschlossen, die uns signalisierten, daß er mit der letzten Note der Musik sein Leben beendete.« Demby bemerkt über die Dynamik ihrer Musik: »Am Höhepunkt des Teils I von *Novus Magnificat* schäumt die Energie in einem Fieber über, die dunkleren Elemente werden von einem triumphal hereinbrechenden Chor erlöst. Komponisten können mit den tieferen Tönen heilen, und sie müssen die Macht der Musik im Aufrütteln von Gefühlen begreifen.«

Beim Heraufholen tiefempfundener, aber unausgedrückter Gefühle hat sich die musikinduzierte Phantasiereise besonders bewährt. Als Matt zum ersten Mal Hilfe suchte, war er sechsundzwanzig Jahre alt und hatte gerade erfahren, daß er HIV-positiv war. Als Kettenraucher, groß, hager, sah er mit seinen dunklen Ringen unter den Augen wirklich fertig aus. Er erklärte seiner Musiktherapeutin Kenneth Bruscia an der Temple-Universität in Philadelphia, er habe sich, obwohl er schwul wäre, den Aids-Virus als Blutdialysetechniker in einem Krankenhaus geholt. Weder sein Arbeitgeber noch seine Krankenversicherung wollten für seine Arztrechnungen aufkommen.

Matt erzählte Bruscia von seiner schrecklichen Vision, in der er seinen Tod erlebte, als stürze er rückwärts in ein schwarzes Loch. Er fürchtete dauernd, daß ihn diese Bilder wieder heimsuchen könnten. Beim Hören klassischer Musik analysierte Bruscia langsam mit Matt dieses furchtbare Erlebnis. In einer Sitzung stieg plötzlich in Matts Hirn das Bild einer dunklen Höhle auf, in die gleißendes Sonnenlicht flutete. Matt entdeckte darin lang verschollene Erinnerungen an einen sexuellen Mißbrauch in seiner früheren Kindheit. Schließlich hatte er immer lebhaftere Heilungsideen, darunter die Vorstellung, daß er vor seinem eigenen Grab stand und ihn ein christusähnlicher Mann gütig ermahnte, er solle in seinen Körper zurückkehren und leben. Matt gestand Bruscia seine Alkohol- und Drogenexzesse ein und daß er sich seit Jahren mehr tot als lebendig fühlte. Es war höchste Zeit, erkannte er, dagegen etwas zu unternehmen, wenn er leben wollte.

Matt unterzog sich einer mehrmonatigen Entziehungskur und trat dann einer Selbsthilfegruppe von HIV-infizierten Alkoholikern bei. Später erzählte er Bruscia: »Sie haben mir wirklich geholfen, mich selbst in den Griff zu bekommen und mein noch vor mir liegendes Leben in die Hand zu nehmen.«

Akute Schmerzen

Eine Woche nach ihrer Knieoperation suchte Wendy, 42, Ruth Hinricks auf, eine Eldermusic-Associates-Therapeutin in Arvada, Colorado. Wendy hatte Beinkrämpfe – Schmerzen, die sie auf einer Skala von eins bis zehn bei »12« ansiedelte. Hinricks bat sie, sich ihre Schmerzen als einen farbigen konkreten Gegenstand vorzustellen. Zu meinem Musikstück »Rune Dance« (aus dem Album *Essence*) und Dr. Emmett Millets *Healing Journey* forderte Hinricks Wendy auf, den »Gegenstand« des Schmerzes aus ihrem Körper hinauszuschieben. Dann leitete Hinricks ihre Patientin zu den Klängen von Mozarts Klarinetten-»Adagio« in der Bearbeitung für Flöte von James Galway zu einem wacheren Körpergefühl an. Wendy beschrieb später, sie hätte sich eine Strandszene vorgestellt, in der die warmen Meereswellen über ihr Bein schwappten und die Schmerzen mitgenommen hätten. Am Ende der Sitzung war der Schmerz von »12« auf »3« gesunken. Beim nächsten Termin, vier Tage später, berichtete Wendy, daß sie zum ersten Mal seit der Operation wieder gut geschlafen hätte. Ihre Beinkrämpfe hörten danach auf, und sie brauchte keine Medikamente mehr.

Allergien

Ein Sonntagnachmittag, Mitte Juli. Stephanie Greene, eine Musiklehrerin aus Santa Fe, litt seit einem Monat unter einer Allergie. Jetzt war ihr linkes Auge angeschwollen, juckte und tränte bei der geringsten Reizung. Am Abend konnte sie nur noch mit ihrem rechten Auge lesen. Vor drei Wochen hatte ihr der Arzt ein homöopathisches Mittel verschrieben mit dem Hinweis, daß es einige Zeit dauern könne, bis die Wirkung einträte. Greene wußte, daß sich Symptome oft einmal verschlimmerten, bevor sie besser wurden, aber an diesem speziellen Sonntag fürchtete sie, daß bald auch ihr rechtes Auge so aussähe und sie dann überhaupt nicht mehr lesen könnte.

Sie überlegte angestrengt, was sie tun könne, als ihr die Tagung der Noetic Society einfiel, auf der eine junge Frau mehrere antike Tonflöten gespielt hatte, die durchdringende tierähnliche Laute von sich gaben. Die Frau hatte über jede Flöte zunächst ein Gebet gesprochen und schien beim Spiel in eine Art Trance zu verfallen. Greene war davon ganz angetan. Nach dem Konzert hatte sie sich die Kassette gekauft, aber sie bis jetzt noch nicht gespielt.

Greene entschloß sich, dies jetzt nachzuholen, um zumindest aus ihrer Depression zu kommen. Sie startete die Kassette, legte sich aufs Bett und plazierte einen Kristall auf ihrem linken Auge. Während sie die Musik hörte, stellte sie sich einen rosa- und goldfarbenen Lichtfluß durch ihre Augen vor. Sie betete. Als sie die Melodien und fremdartigen, eindringlichen Klänge der 1200 Jahre alten Tonflöten umhüllten, nahm sie ihre Beschwerden gelassener hin und ergab sich der Heilkraft der Klänge.

Zwei Stunden später schaute Greene in den Spiegel und stellte fest, daß ihre Augen völlig klar waren. Das Jucken und Brennen hatte aufgehört. In den folgenden zwei Monaten hörte sie das Band einmal pro Woche und setzte es dann langsam ab. Ihre Augen blieben klar. Auch wenn man die Besserung als verspätete Wirkung ihrem homöopathischen Mittel zuschreiben kann, macht Greene diese Musik für die Heilung verantwortlich.

Alzheimer-Krankheit

Ein Großteil der Musiktherapeuten arbeitet mit Senioren, deren Beschwerden oft schwerer und langwieriger zu behandeln sind als die der jüngeren Bevölkerung. Die Alzheimer-Krankheit betrifft rund 15 Prozent der Alten, der Anteil jüngerer Patienten wird immer größer. Durch die rhythmische Interaktion und das Hören von Musik nehmen die motorische Unruhe und das wirre Reden ab und die Konzentration, Ansprechbarkeit und Geselligkeit zu.

Bei einer Untersuchung von zehn wahrscheinlich alzheimerkranken alten Männern und Frauen mit Dementia, die in einem staatlichen Krankenhaus lebten, fanden Wissenschaftler der Universität Alabama und der Universität Oregon heraus, daß sich die Patienten Liedertexte wesentlich besser merken konnten als gesprochene Texte oder Informationen. Alle Patienten stammten aus dem Bible Belt des ländlichen Südens (Gebiet, das für seinen religiösen Fundamentalismus bekannt ist, Anm. d. Ü.), und zur Musikauswahl gehörten »What a Friend We Have in Jesus«, »Amazing Grace«, Psalm 23, »Happy Birthday« und der Walt-Disney-Song »It's a Small World«. Die Sitzungen dauerten im Durchschnitt 20 Minuten, und alles in allem erinnerten sich 62 Prozent der Patienten an das gesungene und nur 37 Prozent an das gesprochene Material. Wurden die Patienten gebeten, mit dem Therapeuten mitzusingen, zu summen oder zu klatschen, stieg die Erinnerungsrate auf 75 Prozent. Obwohl die Erinnerung kurzlebig war und die Konzentration nach dem Singen bald nachließ, bietet das Singen, insbesondere altbekannter Lieder, für Familienmitglieder oder Pflegepersonal eine gute Möglichkeit, mit Alzheimer-Kranken für kurze Zeit effektiv zu kommunizieren.

Manchmal hält die Wirkung länger vor. Als er seine Singstunde in einem Ridgewooder Pflegeheim in New Jersey begann, bemerkte der Musiktherapeut Grant J. Scott, daß hinten im Raum eine Frau ganz eingefallen in ihrem Rollstuhl saß und schwieg. Er erfuhr, daß die Frau, Ruth, mit den anderen Patienten weder sprach noch sonst irgendeinen Kontakt aufnahm. Aber kurze Zeit darauf, als er den bekannten Schlager »You Made Me Love You« sang, richtete sich Ruth plötzlich auf und stimmte, nach zwei Jahren des Schweigens, in den Schlager ein, mit einer vollen Altstimme, die einmal hinreißend gewesen sein mußte – so wie auch jetzt noch an jenem großartigen Abend. Scott hat Ruth seither nicht mehr gesehen, aber er erfuhr, daß sie weiterhin singt und mit ihren Angehörigen und anderen Heimbewohnern wieder spricht.

In einem nahe gelegenen Veteranenheim gab Scott einen musikalischen Abend. Die alten Soldaten und ihre Frauen kamen bald in Schwung, und langsam begann sich die Tanzfläche zu füllen. Auch die Schläfer wachten auf und klopften mit ihren Händen und Fingern auf ihre Rollstühle. Es wurde immer lebhafter getanzt. Die Paare wechselten und drängten sich schließlich zu »Sweet Georgia Brown«. Als Scott dieses Lied zu spielen begann, sah er zu Fred hinüber, einem Alzheimer-Patienten, der 45 Minuten lang kaugummikauend zugeschaut hatte und nun auf sein Gehgestell gestützt schwer mit seinen Beinen kämpfte. Ein freiwilliger Helfer fragte, ob er tanzen wolle, und Fred antwortete, daß er leider ohne sein Gehgestell nicht laufen könne.

Aber dann stand er immer sicherer auf den Beinen, machte mit den Armen Ziehbewegungen wie ein Posaunist und grinste den freiwilligen Helfer glücklich an. Er hatte unglaublichen Spaß. »Dieser heimatliche Oldtimer aus dem Süden fuhr ihm in die Glieder und durchbrach seine Lethargie«, bemerkte Scott. Als ich wieder zu ihm hinsah, war ich überwältigt. Fred tanzte mit seinem Gehgestell. Er setzte es im Rhythmus abwechselnd rechts und links neben sich auf, bis das Lied zu Ende war. Fred tanzte zum Abschiedslied weiter und faßte dann mit seiner Rechten schwungvoll nach seinem Gehgestell, als wolle er sagen: »War das nicht spitze?«

Angst

Sehr häufige therapeutische Anwendung findet die Musik zum Angstabbau vor Operationen und anderen medizinischen Behandlungen. Viele Studien rühmen den Nutzen der Musik im Operationssaal. Am Bethesda Naval Medical Center in Maryland berichteten Wissenschaftler, daß die männlichen Testpersonen entspannter waren als die Kontrollgruppe, wenn sie während einer Darmendoskopie Musik hörten – bei der ein röhrenförmiges Diagnoseinstrument durch den Anus eingeführt wird, um Darmkrebs oder andere Darmbeschwerden feststellen zu können.

Dr. Ralph Spintge, Präsident der Internationalen Gesellschaft für Musik in der Medizin mit Sitz in Deutschland, untersuchte an fast 97 000 Patienten die Auswirkung von Musik vor, während und nach einer Operation. Nach ihm gaben 97 Prozent der Patienten an, sie hätten sich durch die Musik besser erholen können. Viele sagten, sie hätten aufgrund der Musik weniger Schmerzmittel gebraucht. Gedämpfte tonale Musik war besonders wirksam. Hörten die Patienten mehrere Tage vor ihrer Operation langsame Barockmusik oder klassische Musik und dann wieder im Wachzimmer, verringerte dies ihre postoperative Desorientierung.

Am Mecial Center der Universität Massachusetts in Worcester wird den Patienten ein an buddhistischen Meditationen orientiertes musiktherapeutisches Entspannungsprogramm angeboten. Das von Jon Kabat-Zinn, dem Leiter des Streßreduktions- und Entspannungsprojekts, und der Harfenistin Georgia Kelley entwickelte Programm ist eine ungefährliche, natürliche Alternative zu Beruhigungsmitteln und anderen psychoaktiven Medikamenten.

Aprosexie

Circa 10 bis 15% der jungen Männer in den Vereinigten Staaten leiden unter Aprosexie (Aufmerksamkeitsschwäche) und aprosexischer Hyperaktivität, für die Ruhelosigkeit, Konzentrationsschwäche, Stimmungswechsel und Kontaktschwierigkeiten charakteristisch sind. Bei einer an neunzehn unter diesem Syndrom leidenden Kindern zwischen sieben und siebzehn durchgeführten Studie durften einige während ihrer dreimal wöchentlichen Neurofeedback-Sitzungen Mozart hören, während die Kontrollpersonen dabei keine Musik hörten.

Gespielt wurde die CD *100 Masterpieces, Vol. 3: Wolfgang Amadeus Mozart*, die Ausschnitte aus *Eine kleine Nachtmusik, Die Hochzeit des Figaro, Don Giovanni, Aus dem Klavierkonzert Nr. 21 in C-Dur*, dem *Flötenkonzert Nr. 2 in D-Dur* und aus anderen Konzerten und Sonaten enthielt. Die Studie ergab, daß die Mozarthörer ihre Theta-Gehirnwellen genau auf den Takt der Musik einstellten und größere Aufmerksamkeit und Ausgeglichenheit an den Tag legten. Selbst noch nach sechs Wochen trainingsfreier Zeit waren 70 Prozent weniger impulsiv und sozial umgänglicher.

Manchmal bewirkt die Musiktherapie in der Aprosexiebehandlung nahezu Wunder. Jacob litt unter Logasthenie, Schimpfanfällen, fixen objektbezogenen Ideen, Anfaßzwang (besonders alles, was mit Installationen und Elektrizität zu tun hatte) und mangelnder Ausdauer. Zwei Neuropsychologen diagnostizierten an dem Dreizehnjährigen unabhängig voneinander aprosexische Hyperaktivität und Entwicklungsdefizite im Sprach- und Wahrnehmungsbereich. Außerdem stellte ein Augenarzt Fokussierungs- und Gestalterfassungsschwierigkeiten fest. Die Allergietests an der Cleveland-Klinik ergaben ferner, daß er auf eine gelbe Lebensmittelfarbe allergisch war, die in fast allen industriell behandelten Nahrungsmitteln vorkommt. Er reagierte auch auf Salizylate allergisch, die in den meisten Früchten und Gemüsen vorkommen. Zur Einschränkung dieser Symptome mußte er Ritalin und andere Medikamente einnehmen.

Jacob war schließlich bei der Musiktherapeutin Mary A. Scovel in Behandlung. Nach der Erstuntersuchung erhielt er eine Kassettenreihe mit Musik speziell zur Unterstützung der Thetagehirnwellen. Er hatte sie eine Woche lang gehört, als er wieder einen Termin beim Augenarzt hatte. Dieser stellte keine Fokussierungsschwäche mehr fest. Das EEG beim Neuropsychologen wies ebenfalls keine Funktionsstörung mehr auf. Jacobs Lehrer berichteten, daß Jacob wesentlich konzentrierter war und besser lesen konnte. Jacob hörte sich die Kassetten weiterhin nach der Schule und in Streßphasen an. Er nimmt nun homöopathische Mittel und braucht keine Psychopharmaka mehr.

An der neunjährigen Cindy diagnostizierte man ebenfalls Aprosexie. Sie las miserabel und merkte sich dabei so gut wie nichts, konnte auch nicht stillhalten, sondern hampelte und turnte ständig herum. Die frustrierten Eltern brachten ihre Tochter zum Hörtraining ins Sound and Listening Center in Phoenix. Durch das Training wurde Cindy ruhiger. Sie beteiligte sich an Unterhaltungen, verhielt sich konzentrierter und bewegte sich koordinierter. Cindy hatte eine Sehstörung, sah alles leicht nach rechts geneigt, weshalb der Augenarzt eine Operation vorgeschlagen hatte. Nach einer Woche Hörtraining verschwand diese Sehstörung jedoch von selbst. Cindys Mutter erzählte dem Leiter des Zentrums, Billis M. Thompson, daß für ihre Tochter die Welt plötzlich einen Sinn ergab. Es war, als wäre eine andere Person im Haus. Cindy konnte lesen, Puzzle zusammensetzen und folgte. »Sie mußte nichts *lernen*«, sagte Thompson, »es war alles da – ihr großer Wortschatz, ihr Sinn für Humor, ihr Verstand. Es war nur Verdecktes zum Vorschein zu bringen.«

Arthritis

Jack, ein fünfundvierzigjähriger Schauspieler und Intendant, litt seit Jahren an Spondylarthritis, einer entzündlich-degenerativen Krankheit der Wirbelsäulengelenke, die als unheilbar gilt. (Eine der wenigen bekanntgewordenen Heilungen ist die von Norman Cousins, der sie mit Lachen und Vitamin-C-Überdosen überwand). Jack suchte wegen seiner schweren Depression die Psycho- und Musiktherapeutin Stephanie Merritt auf, Leiterin des Southern California Center For Musik und Imagery in San Diego.

Durch die klassische Musik, die er in den Sitzungen hörte, wurde sich Jack seiner körperlichen Verfassung bewußter – und ihres Ursprungs. »Meine Wirbelsäule war buchstäblich das Gefängnis meiner Lebenskraft«, sagte er, nachdem er durch die Sitzungen mit den emotionalen Ursachen seines Leids in Berührung gekommen war. »Meine Rückenschmerzen waren die Gefängniswärter, die meine Wut und meine Vitalität eingesperrt hielten. Ich kesselte mein Herz in meinem Brustkorb ein, so daß sich dieser bei der Atmung nicht mehr ausdehnte.«

Der Rhythmus und die Schwingung der Musik und die dadurch angeregten Bilder riefen in Jacks Körper schmerzhafte Erinnerungen und Gefühle wach. Die kinästhetische Energie der Krankheit verlagerte sich, erlaubte eine Art spiritueller Integration, die vorher unmöglich gewesen war. Und das Ergebnis war alles andere als theoretisch: Jack überwand nicht nur seine Depression, sondern hatte auch fast keine Schmerzen mehr.

Rheumatoide Arthritis, eine Immunkrankheit, die besonders ältere Menschen befällt, ist musiktherapeutisch besonders gut behandelbar. In einer Studie über die Wirksamkeit der musikinduzierten Phantasiereise, einer therapeutischen Methode, die klassische Musik zur Anregung innerer Erfahrungen verwendet und um Patienten den Ausdruck ihrer Gefühle zu erleichtern, stellten Wissenschaftler am Lutheran General Hospital in Chicago eine signifikante körperliche und psychologische Zustandsbesserung bei siebenundzwanzig Polyarthritispatienten fest. In den acht Wochen nahmen sowohl die Schmerzen und die seelische Anspannung ab als auch die Gelenkigkeit beim Gehen zu. Die Studie schloß: »Die Patienten überwanden zeitweise ihr Gebrechen und genossen es, sich endlich einmal wieder beschwerdefrei bewegen zu können.«

Atembeschwerden (Asthma)

Georges Asthma war in den letzten zehn Jahren ständig schlimmer geworden. Seine Lungen fühlten sich wie ein nasser, kalter Klumpen an, er keuchte nur noch, und nichts schien seinen Zustand bessern zu können. Schließlich nahm er bei Joy Gardner-Gordon, einer Vibrationsheilerin, Intonationsunterricht. Sie bat ihn um eine lautliche Darstellung aller Lungenempfindungen. Ängstlich und verlegen stieß George mehrere kurze, harte Laute zur Demonstration der Beengung aus, zittrige für die Kälte und pfeifende für das Keuchen. Es war keine besonders eindringliche Darbietung, und gab ihm nicht das Gefühl, sich von irgend etwas befreit zu haben.

George traute sich auch nicht so recht seine Stimme einzusetzen, also erarbeitete Gardner-Gordon mit ihm resonanzkräftigere Laute. Er wiederholte jede Symptomverlautlichung circa fünf Minuten lang, bis er eine gewisse Erleichterung verspürte. George entdeckte, daß er eine erstaunlich kräftige, volltönende Stimme hatte und Töne länger als bisher angenommen halten konnte. Am Ende der Stunde atmete er unbehindert. An diesem Abend konnte er zu seiner großen Verwunderung auf sein Inhalationsspray verzichten. Seit er regelmäßig intoniert, sind seine Lungen wesentlich freier geworden.

Autismus

Annabel Stehlis Leben geriet zum Alptraum. Ihre ältere Tochter starb qualvoll an Leukämie, und ihre jüngere Tochter, Georgie, war autistisch. Nachdem das Kind von ihren Ärzten als hoffnungsloser Fall bezeichnet wurde, kam Georgie mit vier Jahren in ein Heim. Auf einer Europareise mit ihrem Mann hörte Stehli von einer Therapie, die der französische Arzt Guy Berard entwickelt hatte. Trotz der Einwände von Georgies Ärzten brachte sie ihre Tochter zu dessen Klinik in Annecy, Frankreich. Hier fand Berard heraus, daß sie ein so überempfindliches Gehör hatte, daß ihr selbst der leiseste Ton Schmerzen verursachte und laute Geräusche Hysterie und Agonie auslösen konnten.

Durch die Gehörschulung kam Georgie wieder auf die Beine, entwickelte sich normal und wurde nach dem Collegeabschluß eine erfolgreiche Künstlerin. Stehli erzählt diese ergreifende Geschichte ihrer Tochter in dem Buch *The Sound of a Miracle*. Sie gründete die Georgiana Foundation, um anderen autistischen Kindern klangtherapeutisch zu helfen.

Tony de Blois, der mit einem Gehirnschaden, blind und autistisch zur Welt kam, entwickelte ein außergewöhnliches Gedächtnis für Tausende von Liedern und wird wegen seiner Jazzimprovisationen bewundert. Er braucht eine Melodie nur einmal zu hören, um sie auf dem Klavier nachzuspielen. Auf anderen Gebieten ist er jedoch unfähig und wurde deshalb von den Ärzten als ein »idiot savant« eingestuft. Sein musikalisches Interesse erwachte im Alter von zwei Jahren, als ihm seine Mutter, die besorgt war, daß er noch nicht sitzen konnte, ein kleines elektronisches Keyboard schenkte. Sie dachte, er würde zumindest danach greifen und lernen, sich aufzusetzen.

»Die ersten sechs Wochen waren die Hölle«, erinnerte sie sich, »Tony klimperte unentwegt völlig durcheinander darauf los. Doch eines Tages, ich war gerade in der Küche, hörte ich die ersten drei

Noten von ›Twinkle Twinkle‹ – ich ging zu ihm und spielte es ihm ganz vor.« Heute kann er mühelos zwischen Bach, Andrew Lloyd-Webber und komplizierten Jazzimprovisationen wechseln.

Im Alter von sechs Wochen bekam Wendy Youngs Sohn Sam eine Darmkolik – schwere Bauchkrämpfe –, die nicht mehr ganz vergehen wollten und sie wie ihren Mann an den Rand der Verzweiflung brachten. Das Kind kam nicht mehr zur Ruhe; es schrie von morgens bis abends. Die Eltern versuchten alles, mit Kräutern und alten Familienrezepten, wiegten es, sangen, machten Spaziergänge, Ausflüge mit dem Auto – nichts half.

Auch das viele häusliche Musizieren, Young war Berufsmusikerin, schien ihren Sohn nicht beruhigen zu können. Eines Abends begann sie intuitiv zu intonieren, ohne zu wissen, daß dies eine Intonation war. Die zwei von ihr gesungenen Töne glichen einem Nebelhorn, und zu ihrem Erstaunen verstummte ihr Sohn und schlief in ihren Armen ein. Nach mehreren Monaten verschwanden die Koliken. Youngs Familie (und ihre geduldigen Nachbarn) hatten endlich wieder Ruhe.

Die Geschichte hört hier nicht auf. Als Sam zweieinhalb Jahre alt war, stellte man bei ihm Autismus fest. Rückblickend erkannte Young, daß die Unfähigkeit des Kindes zur Verarbeitung von Sinneseindrücken schon sehr früh einsetzte. Sam ist jetzt sieben und leidet neben vielen anderen autistischen Symptomen auch unter einer Geräuschüberempfindlichkeit. Bei lautem Verkehr kauert er sich zusammen oder läuft mit zugehaltenen Ohren murmelnd ums Haus. Er hat manchmal auch Wutanfälle, die so ausarten, daß er jetzt Medikamente erhält.

Fast ein Jahr lang besuchte Young meine Workshops und erkundigte sich nach klangtherapeutischen Hilfen für ihren Sohn. Aber wenn sie ihm etwas vorsang, sagte er: »Hör auf damit.« Und wenn sie intonierte, antwortete er: »Geh weg.« Trommeln wurde verboten mit: »Keine Trommel.« Bei der zufälligen Lektüre einer Anekdote über Kolik und Musik erinnerte sich Young wieder an ihre Nebelhornlaute. Und als sie diese anstimmte, kam ihr Sohn sofort zu ihr auf den Schoß, lehnte sich mit dem Rücken an ihre Brust, wo die Laute am stärksten widerhallten. Sam zog den Kopf seiner Mutter zu sich herunter und strahlte sie an. Young war erstaunt. Sie hielt inne und wartete seine Reaktion ab. »Mehr Summen«, sagte Sam. Young experimentierte mit den Nebelhornlauten. Ihr Sohn mußte in typisch autistischer Manier jeden Film bis zur letzten Zeile des Nachspanns ansehen. Er sang gerade zu *My Fair Lady* mit, als sie sagte, sie müßten jetzt den Fernseher ausschalten. Sam wehrte sich wütend, und Young beruhigte ihn: »Sam, ist schon gut … (Nebelhorn) … wir müssen jetzt gehen … (Nebelhorn) … wir können den Film später anschauen … (Nebelhorn) …«

Sam wurde ruhig. Er ließ Young noch immer nicht den Fernseher ausschalten, aber plötzlich stimmte er in die Intonation ein. Dann sagte er: »Halt mich«, setzte sich auf ihren Schoß, schlang seine Arme um sie und flüsterte: »Summ mit mir.« Schließlich konnte Young den Film vorspulen (was bisher unmöglich gewesen war), so daß sie den Nachspann ansehen und den Fernseher ausschalten konnten.

In einer anderen Fallgeschichte berichteten Mediziner aus Wales, daß ein dreijähriges autistisches Mädchen nach zwei Jahren musiktherapeutisch orientierter medizinischer Interaktionstherapie deutliche Fortschritte zeigte. In zweimal wöchentlichen, zwanzigminütigen Sitzungen nahmen die Mutter und ein Musiker das Kind rundum in Anspruch – durch Schaukeln, Klatschen, Kitzeln, Klopfen, Reimspiele, Vokalisieren und Singen. Das Kind wurde zum Rollentausch, zur Nachahmung und zu spontanen Liedern ermutigt. Die Rolle des Musikers glich dabei der eines Stummfilmpianisten. Er begleitete die Eltern-Kind-Interaktion mit Harfenmusik. Wich das Kind der Mutter zum Beispiel aus, wurde die Musik zurückhaltender, und wenn es sich ihr wieder annäherte, schwoll sie entsprechend an und kulminierte bei dramatischen Interaktionen in einem Forte.

Die Ergebnisse waren sehr gut. Vor der Therapie reagierte das Kind erst nach durchschnittlich sechs Minuten auf die Mutter. Danach innerhalb einer Minute. In der Nachuntersuchung nach 9 Sekunden. Der Augenkontakt erhöhte sich von einmal alle drei Minuten auf zweimal pro Minute und schließlich auf sechsmal pro Minute bei der Nachuntersuchung. Vor der Therapie nahm das Kind nur in 20 Prozent der Gesamtzeit Kontakt zu seiner Mutter auf, danach waren es 75 Prozent. Das Mädchen neckte am Ende der Therapie spontan seine Mutter und strahlte sie während eines bekannten Kinderliedes an, wobei es sein Trägerhemd hochhob und sich auf den Bauch klatschte. Sie »fütterte« außerdem ein Stofftier mit Keksen und »wusch« die Kleider ihrer Puppe – Vortäuschungsspiele, die sie früher nicht spielte.

Die nichtverbale Kommunikation zwischen einem trommelnden autistischen Kind und einem klavierspielenden Therapeuten kann dieses aus der Isolation herausführen, so das *Journal of the American Medical Association.* »Einem Kind, das Kommunikationsschwierigkeiten hat, introvertiert und menschenscheu ist, [kann] diese Improvisation sehr helfen«, erklärte Dr. Clive E. Robbins, Leiter des Nordoff-Robbins-Musiktherapiezentrums der Universität New York. »Damit erreicht man die Seele des Kindes.« Robbins verglich die musikalische Interaktion mit einer Unterhaltung. »Wenn wir miteinander sprechen, improvisieren wir«, meinte er, »Sie stellen eine Frage, ich antworte. Kinder mit Sprachproblemen sind über die Musik ansprechbar. Sie läßt sich genauso flexibel einsetzen wie eine Sprache, umgeht aber deren Schwierigkeiten. In der neurologischen Forschung ist man dabei, ein musikalisches Korrespondenzvermögen des Gehirns zu entdecken. Man neigt nun eher dazu, den Organismus sinfonisch zu begreifen als mechanisch.«

Bluthochdruck / Arterielle Hypertonie

Etwa 40 Millionen Amerikaner leiden unter Bluthochdruck, dem Hauptrisikofaktor für Herzattacken, Schlaganfälle und periphere Arterienerkrankungen. Eine Studie der Universität South Carolina ergab 1990, daß das Hören bestimmter Musikbänder den Blutdruck senkte. Die Bänder enthielten Stücke von Bach, Vivaldi, Bizet, Debussy, Cat Stevens, Nat King Cole, John Denver, Chet Atkins, Willie Nelson und Judy Collins – alle ausgewählt wegen ihres ruhigen, emotional ausgeglichenen Musikcharakters. Untersucht wurden zwanzig Koronarpatienten.

In einem auf die Studie bezogenen Artikel in *Applied Research* teilte Phyllis Updike, staatlich geprüfte Krankenschwester und Dozentin an der Universität Colorado, mit, die beruhigende Musik hätte den systolischen Blutdruck (von durchschnittlich 124,3 auf 118,6), den diastolischen Blutdruck (von 78,8 auf 75,7), die Herzfrequenz (von 91,2 auf 89,6), den mittleren Arteriendruck (von 94,3 auf 75,7) und andere Herzwerte verbessert. Zudem hätten Angst und Schmerzen der Patienten nachgelassen, deren Befindlichkeitsverbesserung nach der Therapie vorhielt. Mehrere Patienten äußerten: »Es waren für mich die einzigen 30 Minuten Ruhe seit Tagen.«

Depression

Orpheus heilte mit seinem Leierspiel Melancholien. Johnny Cash sang zum Evangelium. Überall hat in der Menschheitsgeschichte die Musik seelische Katastrophen abgeschwächt. Selbst in Fällen pathologischer Depression – eine der hartnäckigsten Gemütskrankheiten – vermag die Musik mitunter Wunder zu wirken.

Jane, 25, litt unter schweren Depressionen, die ihr Psychiater auf die Menopause zurückführte. Sie hatte schon lange mit Dysthymie (einer leichteren Form der Depression) zu tun, aber jetzt hatte diese

288

einen Punkt erreicht, an dem nichts mehr ging. Ihre Arbeit blieb liegen, und manchmal kam sie überhaupt nicht mehr aus dem Bett. Jane sah sich in einer hoffnungslosen Situation. Früher hatte sie noch von dem Aufbau eines eigenen Geschäfts geträumt, aber jetzt glaubte sie, es würde genauso ein Fehlschlag werden wie die meisten ihrer Unternehmungen im beruflichen und geschäftlichen Bereich.

Während zweier musikinduzierter Phantasiereisen mit der Therapeutin Stephanie Merritt begann Jane ihre Ängste zu erkunden. »Die zwei auffälligsten Vorstellungen auf ihren Phantasiereisen«, berichtete Merritt, »waren das Phantom der Oper und Pegasus, durch die Jane auf zwei ganz unterschiedliche Seiten von sich blicken konnte: den Teil, der im Untergrund lebte, voller Scham und isoliert von allen anderen, und den Teil, mit dem sie seit langem nichts mehr zu tun haben wollte – den lichten und fröhlichen Pegasus, der sich um ihre Aufheiterung bemühte.«

Als sich die beiden Aspekte ihres Selbst wieder zu reintegrieren begannen, fand Janes aufgestaute Energie Erleichterung. Sie wurde entspannter und ihr Selbstwertgefühl wuchs. Ihr Psychiater, Direktor eines großen Krankenhauses in San Diego, hatte ihr seit über fünf Jahren Antidepressiva verschrieben und keine Besserung festgestellt. Gegen Ende der zweiten Sitzungsreihe fragte der Krankenhausleiter Merritt plötzlich: »Was haben Sie mit Jane gemacht? Es ist unglaublich, ihre Depression ist verschwunden!« Merritt erläuterte ihm die musikinduzierte Phantasiereise, die den Direktor sehr interessierte. Jane startete nach der Befreiung von ihrer Depression ein eigenes Naturkostgeschäft auf Franchisebasis und segelt seither wie Pegasus, das mythische geflügelte Pferd, neuen Bahnen der Selbstverwirklichung entgegen.

Seit ihrem fünften Lebensjahr faszinierte Brigitte der Todesgedanke. Als ihre Mutter sie mit sechzehn zum französischen Gehörspezialisten Dr. Guy Berard brachte, beantwortete sie alle seine Fragen mit: »Ich will sterben.« Berard erfuhr von der Mutter, daß das

Mädchen, das schon in seiner frühen Kindheit immer zu sterben glaubte, nach einer in die Brüche gegangenen Jugendliebe in Depressionen verfiel und zwei Selbstmordversuche hinter sich hatte. Die Mutter suchte mit ihr mehrere Spezialisten auf, aber selbst die stärksten Medikamente halfen nicht.

Berard erstellte ein Audiogramm, ein elektronisches Hörprofil. Wie er vermutet hatte, wies es beim linken Ohr eine charakteristische 2–8-Kurve auf – bzw. eine Überempfindlichkeit auf Töne zwischen 2000 und 8000 Hertz. Berard stellte im Lauf der Jahre fest, daß viele Krankheiten Hörmuster hatten, die sich durch Linien, Wellen oder Kurven darstellen ließen. Genau wie ein Kardiologe die Wellenberge und -täler eines EEG auswertet, so kann ein Hörspezialist anhand des Audiogramms eines Patienten eine präzise Diagnose stellen. Ein selbstmordgefährdeter Patient, fand er heraus, besaß typischerweise eine Gehörüberempfindlichkeit im Bereich zwischen 2000 und 8000 Hertz. Weitere Untersuchungen zeigten Berard, daß die Selbstzerstörungstendenz um so stärker wurde, je ausgeprägter die 2–8-Kurve auftrat. Eine Schwerhörigkeit im Frequenzbereich zwischen 3000 und 7000 Hertz kann auch auf eine Depression hinweisen.

Nach zehn Hörübungssitzungen zeigte das Audiogramm eine Besserung, obwohl Brigittes seelische Haltung negativ blieb. Nach der vierzehnten Sitzung trat eine grundlegende Veränderung ein. Sie fand plötzlich Gefallen an ihrem Äußeren und wurde mitteilsam. »Ihre Mutter weinte, aber diesmal vor Freude«, schrieb Berard in seinem Buch *Hearing Equals Behavior*. Das Schlußaudiogramm zeigte, daß ein optimales Gehör wiedererworben war. Zweieinhalb Jahre später bestätigte ein weiteres Audiogramm, daß sich ihr Gehör – und ihr Geisteszustand – normalisiert hatten.

In seinem Buch berichtet Berard, von den 233 depressiven selbstmordgefährdeten Patienten, die sich bisher seiner Behandlung unterzogen, wären 217 (93%) nach der ersten Behandlungsreihe geheilt gewesen, elf (4,7%) nach zwei oder drei Behandlungsreihen und fünf wurden nicht geheilt.

Diabetes

Diabetes, die dritthäufigste Todesursache unter den chronischen Erkrankungen (nach Herz-Kreislauf-Krankheiten und Krebs), spricht unter Umständen auf die Musiktherapie an. Bonnie, eine insulinabhängige Diabetikerin, kam zu dem Santa-Fe-Musiker und Klangheiler Jim Oliver in Behandlung. Sie hatte an diesem Tag kein Insulin genommen, und zu Beginn der Sitzung maß der Blutzuckerspiegel bereits 192. Nach der Sitzung war er auf 120 gefallen und damit im Normalbereich von 60 bis 160. Ohne Insulin, erzählte Bonnie Jim, wäre ihr Blutzuckerspiegel normalerweise auf 300 und mehr gestiegen. »Das Entscheidende ist die Einfachheit«, berichtet Oliver, »durch die reinen Harmonien kann der Körper wieder zu seinen eigenen Resonanzen finden.«
In einem anderen Fall stellte ein Wissenschaftler Valerie V. Hunt in ihrer Praxis in Malibu, Kalifornien, einen fünfundfünfzigjährigen Diabetiker vor. Hunt, Autorin und pensionierte Klangforscherin an de UCLA, hatte jahrzehntelang die hochfrequenten Schwingungen der Aura – das den menschlichen Körper umgebende Energiefeld – erforscht. Während ihrer Unterhaltung über die Heilwirkung musikalischer Klänge spielte Hunt ihren Gästen *The Music of Light* vor – Klänge, die sie durch Verstärkung der Lichtfrequenzdaten des Energiefelds gewonnen hatte. (Sie hatte über eine elektronische Spektralanalyse eine Farb-Klangverbindung hergestellt.)
Nachdem der Bekannte das volle Klangspektrum etwa fünfzehn Minuten angehört hatte, sprang der Gast auf und rief: »Ich kann meine Füße wieder spüren!« Wie viele langjährige Diabetiker litt er unter einer Parästhesie, d. h. Taubheit der Füße. »Er sagte, er hätte dieses Empfinden vor zwanzig Jahren verloren und jetzt zum ersten

Mal wiedergefunden«, schrieb Hunt in ihrem Buch *Infinite Mind: The Science of Human Vibrations*. Nach einigen Monaten teilte der Mann Hunt durch einen Anruf mit, daß er jetzt nur noch selten Insulin brauche und seine Füße ganz normal spüren würde.

Diskriminierung und Vorurteil

In seiner Autobiographie *An Easy Burden* beschreibt Pfarrer Andrew Young, ein enger Freund von Dr. Martin Luther King Jr., welche wichtige Rolle die Musik in der Bürgerrechtsbewegung spielte: »Man konnte diese Einheit in den Stimmen der Menschen hören, wenn sie sangen oder sprachen; es schien, als könnte man sogar in der Erde selbst hören, wie ein sanftes Rumoren aus dem Süden, ein rhythmisches Trommelschlagen von überall her. Wir wußten mit einer unleugbaren und unerschütterlichen Überzeugung, daß unsere Zeit gekommen war. Der Süden würde niemals mehr derselbe sein.«

Young, der den Bügerrechtsstreit »Die Singende Bewegung« nennt, sieht dessen Erfolgsgeheimnis in der Musik liegen: »Die Schwarzen, die sonst aufgrund der vielen, unüberwindlichen Hindernisse eingeschüchtert und entmutigt waren, konnten entschlossen über alle jene Schwierigkeiten hinausgehen, wenn sie durch ein Lied neue Zuversicht und Kraft getankt hatten.«

Als Beispiel führt Young eine Freedom-Versammlung in einer Kirche im ländlichen Georgia an, in die der Sheriff mit seiner Hilfstruppe hereinplatzte. Der Sheriff warnte die Versammelten, ja keinen Kandidaten für die Wahl aufzustellen, und schwor, daß es in seinem Bezirk keine Freedom Riders geben würde. Der Schreck war groß. Doch dann stimmten die Freedom Riders leise »We'll Never Turn Back« an, wurden immer lauter und übertönten schließlich die Beamten völlig. »Der Sheriff wußte nicht, was er tun sollte«, schreibt Young. »Er schien es mit der Angst zu tun zu bekommen.

Schließlich machten er und seine Männer einfach kehrt und verschwanden. Diese wunderbaren Menschen sangen den Sheriff aus ihrer Kirche hinaus!«

Down-Syndrom

Am 6. August 1991 brachte Clare Candela ihre neunzehnjährige Tochter Christine, die mongoloid war und seit fünfzehn Jahren nur stammelte, bei Sonnenuntergang in den Garten, um mit ihr zu beten. Sie sah sich mit ihrer Tochter Bilder aus einem Engelgebetbuch an, gab ihr einen großen, bunten Rosenkranz und sang das Lied »Beloved Jophiel and Christine«. »Als ich die Zeile ›O glänze Licht aus der Zentralsonne‹ sang«, erinnerte sich Candela, »fiel das Sonnenlicht direkt auf ihr Gesicht und ihre Hände.« Das Mädchen sang die ganze nächste Zeile – »laß jetzt die Tage voller Engelsfreude sein« – und das ganze Lied dann zusammen mit seiner Mutter zu Ende.
Candela war begeistert: Christine hatte bis jetzt noch nie in zusammenhängenden Sätzen gesprochen, geschweige denn ein ganzes Lied gesungen. Haltung bewahrend sangen Mutter und Tochter im normalen Tempo weiter. »Sie wollte nicht, daß ich langsamer werde«, sagte Candela, »also hielt ich das Tempo und ließ sie stottern, allerdings wurde der Gesangsvortrag bei jeder Wiederholung flüssiger. Wir beide waren eine Sinfonie.« Dann hatte Candela ihre Zurückhaltung aufgegeben, das Eis war gebrochen: »Wir fielen uns in die Arme, küßten und wiegten uns. Ich sagte: ›Wir sind geheilt‹, und Christine flüsterte: ›Ja‹.«
Christines halbwüchsiger Bruder kam in den Garten. »Sie spricht!« rief er völlig verwundert aus. »Das ist ja Spitze!« Candela schlug Christine vor, den Namen ihres Bruders mit einem »I love you« zu singen. Das tat Christine. Darauf habe ihr Sohn überglücklich über beide Ohren gestrahlt, erinnerte sie sich.
Am nächsten Morgen traute sich Christine erst nicht ihrem Vater

ihre neue Sprachfertigkeit vorzuführen. Er konnte das, was ihm seine Frau erzählt hatte, kaum glauben. Doch nach weiteren Gebeten und Liedern mit ihrer Tochter bat Candela ihren Mann, leise herunterzukommen und seiner Tochter zuzuhören. »Als er herunterkam und sie hörte, konnte ich sehen, wie er strahlte«, sagte sie. »Wir schlossen unsere Gesangsstunde mit »God Bless America«, es war einfach rührend. Doch mußte ihr Vater schon zur Arbeit, so bekam er nicht diesen Erfolg mit, später gingen wir hinauf, um Vater ein Ständchen zu bringen. Das Lied beseitigte jeden Zweifel, daß sie nicht selbständig leben könne.«

Drogenmißbrauch

Schall und Musik können eine wichtige Rolle bei der Behandlung von Alkoholismus, Drogenabhängigkeit und Nikotinsucht spielen sowie bei der Problembewältigung im Umfeld des Substanzenmißbrauchs. Ginny Helfrich, eine staatlich geprüfte Drogentherapeutin bei Seattle, erleichtert vielen das Durchhalten ihrer Entziehungskur. Helfrich fand heraus, daß die Leute ihre Suchtprobleme eher beschreiben können, indem sie ihre Gefühle lautlich ausdrücken – und so auf ihren verdrängten Schmerz hören. »Diese verdrängten Probleme haben sie oft jahrelang gequält«, sagt sie, »und sie haben mit Drogen, Alkohol, Freßsucht oder anderen Ablenkungen versucht, ihren inneren Schmerz in den Griff zu bekommen. Sobald sie diese unterdrückten negativen Emotionen geäußert haben, können sie einen positiveren und gesünderen Lebensstil entwickeln.«
Einer ihrer Klienten war Ted, ein schwer depressiver, vierunddreißigjähriger ehemaliger Alkoholiker und Drogenkranker, der als aktives AA-Mitglied seit zwei Jahren trocken war. Seine von chemischen Substanzen abhängige Frau, mit der er seit vierzehn Jahren zusammenlebte, drohte, ihn zu verlassen, da er ihr in seiner »Unbekümmertheit« besser gefallen hatte. Ted machte sich wegen seiner

drei Kinder Sorgen. Darüber hinaus löste die Trennungsdrohung traumatische, unverarbeitete Gefühle aus seiner Kindheit aus. Seit der sechsten Klasse war er es gewohnt, seinem seelischen Schmerz durch Marihuana- und Alkoholkonsum auszuweichen. Während seiner Suchtjahre waren Wutausbrüche sowie damit verbundene Gewalttätigkeiten keine Seltenheit.

Als sein Vertrauen zu Helfrichs Therapie wuchs, lernte Ted, sich seinen unterdrücken Gefühlen zu stellen und seine negative Energie durch einen langgezogenen Vokallaut zu äußern. Eine Intonationssitzung brachte dann die entscheidende Wende: Er kam an einen wunden Punkt, intonierte weiter und löste die Erinnerung an ein traumatisches Kindheitserlebnis aus, bei dem er geschlagen und sexuell mißbraucht worden war. Ted verstand es nun zu intonieren: Während seiner täglichen AA-Meditation, falls er beruflich Ärger hatte oder sobald ihn die bevorstehende Scheidung wieder in die Depressionen zu stürzen drohte, über die er so glücklich triumphiert hatte.

Trudi wiederum, eine fünfundsechzig Jahre alte »Kriegsbraut« eines Generals, hatte sich täglich mit ein oder zwei Glas Wein über ihre Angstanfälle hinweggeholfen, unter denen sie seit Jahren aufgrund der Anforderungen als Kommandantengattin litt. Jetzt wurden die Ängste jedoch immer stärker und größer, und die »Weinmedizin« half nicht mehr. Trudi erkannte nach einer gewissen Abstinenzzeit, daß sie sich bei aufkommender Angst mit Hilfe des »Lautatmens« positiv gestimmt halten und obendrein Kraft tanken konnte. Das Intonieren half ihr auch, nüchtern zu bleiben.

Musikhören kann auch das Aufhören des Rauchens erleichtern, besonders in Verbindung mit Phantasiereisen und Meditationen. Loretta, eine Mutter von vier Kindern, hatte am Gemeinde-College in Kalispell, Montana, ihr Studium wiederaufgenommen, um ihren Abschluß nachzuholen. Sie belegte bei dem Musiker und Musiktherapeuten Chris Brewer einen Interpretationskurs für klassische

Musik. Loretta wollte unbedingt das Rauchen aufgeben und dachte mit Schrecken und einer gewissen Unsicherheit an die Zeit danach. Im Rahmen des Seminars hörten sich die Studenten drei verschiedene Musikstücke an, wobei sie sitzen, daliegen oder Bilder in vorgegebene Kreise zeichnen sollten. Anschließend hatten sie ihre Erfahrungen schriftlich festzuhalten. Loretta erzählte Brewer später, sie habe sich »von Schwärze angefüllt« gesehen, als würde sie vom Zigarettenrauch erstickt. Der Gedanke an ihre Kinder habe in ihr den Wunsch geweckt, diese »Schwärze« loszuwerden. Als sie sich daraufhin als Nichtraucherin vorstellte, habe sie eine ungewohnte Freiheit, Reinheit und Leichtigkeit verspürt. Ihr Verlangen nach Zigaretten sei damit endgültig verschwunden, sagte sie zu Brewer. Jedesmal wenn sie aus Gewohnheit wieder nach ihnen greife, tauche das Gefühl der Schwärze wieder auf, und sie habe jede Lust auf das Rauchen verloren.

Entwicklungsstörungen

Die Mittelohrentzündung (Otitits media) ist eine der häufigsten Kinderkrankheiten, die besonders Kleinkinder bis zu drei Jahren befällt, weil sich in dieser Zeit die für eine Trocknung des Mittelohrs sorgenden Eustachischen Röhren noch nicht gesenkt haben. Eine Umfrage durch das Developmental Delay Registry ergab eine hohe Entsprechung zwischen wiederholten Mittelohrentzündungen im Kindesalter, der Behandlung mit Antibiotika und Entwicklungsverzögerungen. Deshalb empfiehlt das D. D. R. Eltern eine Einschränkung der Medikation und die Einbeziehung alternativer, immunsystemstärkender Heilverfahren, darunter auch die Musiktherapie.
Valerie DeJean, Beschäftigungstherapeutin am Spectrum Center in Silver Spring, Maryland, arbeitet mit lernbehinderten Kindern. Sie berichtet, daß Kinder mit chronischen Ohrinfektionen aufgrund einer intermittierenden Hörstörung oft eine wichtige Sprachent-

wicklungsphase versäumt haben. Auch wenn die Kinder wieder hörten, sagt sie, können doch irreguläre Hörgewohnheiten bleiben. Durch die Tomatis-Methode mit ihrer hervorragenden Hörerziehung ließen sich diese krankheitsbedingten ausgefallenen Frequenzen wieder integrieren. Mit der Verbesserung des Gehörs verbessert sich auch das Sprechen. Die Stimme gibt die wiedergehörten Frequenzen wieder, und Lese- und Rechtschreibschwierigkeiten können behoben werden.

Jack hinkte leistungsmäßig weit hinter dem Rest seiner Klasse her. Er kämpfte mit jedem geschriebenen Wort und wollte schon beinahe nicht mehr das Lesen und Schreiben lernen. Nicht selten kam es vor, daß er wegen seines schulischen Versagens Wutanfälle hatte oder frustriert weinte. Jack hatte drei ältere Schwestern, die alle intelligent waren, das steigerte noch seine Isolation und sein Minderwertigkeitsgefühl. Jacks Lehrer war wohlgesonnen und machte seine Mutter darauf aufmerksam, daß er Legastheniker sein könnte, eine Lese-Rechtschreib-Schwäche, die zehn Millionen amerikanische Kinder haben. Einige Millionen Menschen auch in England, wo Jack und seine Familie lebten. Legastheniker sind normal intelligent und motiviert, haben aber beim Lesen einzelner Wörter große Schwierigkeiten. (Sie vertauschen gewöhnlich Buchstaben). Sie neigen auch zu Hör- und Sprachproblemen. Viele Legastheniker haben keinen Schulabschluß und geraten oft in Alkohol- und Drogenprobleme oder aufgrund ihrer mangelnden Sprach- und Schreibkenntnisse in die Arbeitslosigkeit.

Jack wurde von einem Kinderpsychologen untersucht, der keine Legasthenie feststellen konnte, dafür aber große »Ängste« sowie Entwicklungsverzögerungen. Alles ließ sich auf die Trennung der Eltern zurückführen. Obwohl Jacks Mutter berufstätig war und sich ihrem Problemkind daher nur beschränkt widmen konnte, war sie mit der Diagnose nicht einverstanden. Sie zog daraufhin in einen anderen Schuldistrikt um. Die neuen Lehrer zeigten sich sehr kooperativ, aber trotz bemühter Zuwendung holte Jack nicht auf.

Eines Tages las Jacks Mutter eine Rezension über das Buch *When Listening Comes Alive* von Paul Madaule, dem Leiter des Tomatis Center in Toronto. Der Autor beschrieb darin seinen eigenen Alptraum einer »Legastheniker«-Kindheit, und wie er seine Lernbehinderung mit der Tomatis-Methode überwunden hatte. Jacks Mutter kontaktierte sofort das Lewes Tomatis Center in East Sussex, um ihren Sohn dort anzumelden.

Jack sprach schon bei der ersten Behandlung auf das von David Manners überwachte Hörtraining an. Seine Mutter beschrieb ihren Sohn als das Gegenteil dessen, was er vorher war – gutgelaunt, fröhlich, ja sogar überdreht. Sein Lehrer stellte ebenfalls einen frappierenden Unterschied fest. Jack beteiligte sich zum ersten Mal aktiv am Unterricht. Während der zweiten Behandlung wuchs sein Selbstvertrauen noch stärker. Lesen und Schreiben verbesserten sich. Nach der dritten und letzten Behandlung machte Jack weiterhin ständig Fortschritte. In der Schule erhielt er bei einem Rechtschreibtest sogar eine Eins.

»Früher war er so plump und ungeschickt, daß er ständig alles kaputtmachte«, erinnerte sich seine Mutter, »jetzt ist er genau das Gegenteil! Er hilft bei der Hausarbeit, übernimmt sogar Pflichten … Er ist ein ganz anderer Junge – selbstsicherer, vielseitig interessiert und optimistisch. Heute strahlt Jack – das war vorher nicht der Fall. Sein Grinsen ist eine Pracht!«

Epilepsie

Margo Anand, Autorin von *Tantra oder Die Kunst der sexuellen Ekstase,* arbeitet seit Jahren in ihren Beziehungsseminaren mit Musik. Sie führt ihre Liebe zur Musik auf ein eindrucksvolles Kindheitserlebnis zurück, als ihr Vater sie in Paris in eine russisch-orthodoxe Kirche mitnahm. Aus tiefer Stille, schreibt sie, »erhob sich wie aus dem Schoß der Erde selbst eine männliche Stimme, langsam, vorsichtig und Schicht um Schicht die göttliche Sehnsucht und Leidenschaft entfaltend, im Bitten, Danken und Anflehen des Christus«. Sie hörte einen Chor männlicher Stimmen sich die Harmonien herauf- und hinunterbewegen, geechot von engelgleichen weiblichen Stimmen, die das Göttliche in ihrer Seele zu wecken schienen. Seit diesem Tag wußte Anand um die befreiende Kraft der Musik.

In ihren Seminaren begegnet Anand vielen »hoffnungslosen« Fällen. Einmal kam in Paris ein Ehepaar mit seinem neunzehnjährigen Sohn zu ihrem Workshop. Das Kind schien fast erstarrt, sprach nicht und reagierte auf seine Eltern überhaupt nicht. Der Junge litt unter epileptischen Anfällen. Fünf Tage lang arbeitete Anand mit dem jungen Mann, ermutigte ihn, sich zu bewegen, zu gehen, zu atmen und zu ihrem Trommelspiel Laute zu machen. Sie spielte fröhliche Musik und stellte ihn in einen Kreis von Tänzern. Am Ende der Woche hatte er riesige Fortschritte gemacht. Als das Musikhören und die Körperübungen zur täglichen Routine wurden, stellten die Eltern eine weitere Besserung fest, besonders in seiner Fähigkeit, Anfälle vorauszuahnen. Er lernte, sich aufs Bett zu legen, statt mit dem Kopf gegen einen Heizkörper zu schlagen. Langsam nahmen seine Anfälle an Stärke und Häufigkeit ab.

Dr. Robert L. Tusler, emeritierter Professor der UCLA, ist ein Musiktherapeut und hat sich über fünfzig Jahre intensiv um Epilepsiepatienten gekümmert. In seinem Buch *Music: Catalyst for Healing* schildert er mehrere erfolgreiche Fallgeschichten, darunter die von M., einem nachdenklichen, geselligen Mann in den Fünfzigern, dessen Anfälle auf einen schweren Autounfall zurückgingen, durch den er auch auf einem Auge erblindet war. M., ein brillanter Mathematiker, wurde sowohl von seiner Frau und seinen Kindern als auch von der internationalen Firma, in der er arbeitete, tatkräftig unterstützt. Trotzdem konnte er oft tagelang nichts Vernünftiges zustande bringen.

Da die meisten seiner Anfälle nachts auftraten, bat Tusler M., die

Spezialmusikbänder im Bett anzuhören. (Es machte nichts, wenn er dabei einschlief.) Tusler verschrieb ihm auch das Anhören derselben Musik auf seiner Zugfahrt in die Arbeit und vor jeder geschäftlichen Zusammenkunft oder Konferenz. Die Bänder enthielten Werke von Bach, Vivaldi, Telemann, Händel und von anderen Barockkomponisten. Alles Stücke, die einen festen Rhythmus und ein dem normalen Herzschlag ähnliches Tempo hatten und emotional wenig aufwühlend waren. M.s musikalisches Interesse erwachte, und am Ende des ersten Jahres hatten sich seine Anfälle um zwei Drittel verringert. Diese fielen weniger stark aus, er erholte sich rascher und hatte weniger lähmende Angst.

Im nächsten Jahr wurde seine musikalische Diät um Haydn, Chopin, Schumann, Scriabin und Debussy erweitert. M.s Medikation wurde verringert, er begann sogar einmal die Woche Tennis zu spielen. Sein Sexualleben verbesserte sich ebenfalls. Während der Therapiestunden bemerkte Tusler, daß M.s erblindetes Auge umherzuwandern begann, ein Zeichen, daß dorthin noch immer nervöse Energie floß. Er leitete M. zu Rein Bartlema weiter, einen Spezialisten für Kranialtherapie und Neurolinguistische Programmierung. Zu Beginn des dritten Jahres kehrten in M.s geschädigte Wange das Normalempfinden und Farbe zurück. »Nach einigen Monaten konnte M. sein umherwanderndes blindes Auge mit Hilfe eines Spiegels zentrieren«, berichtete Tusler, »dann, während einer Stunde erzählte M. plötzlich, ohne aufgefordert worden zu sein, seinen Unfall. Es war eine ungeheure Entlastung von Ängsten, eine unschätzbare Katharsis, ein bedeutender Wendepunkt.«

Bei seinem abschließenden musikalischen Programm hörte M. emotional stärker gefärbte Kompositionen von Brahms, Bach, Mozart, Corelli und Ravel, um mit seinen unbewußten, seine Heilung gefährdenden Kräften einig zu werden. »Abstrakte Musik regt die Gehirnzellen an, beschleunigt den nervösen Energiefluß und stachelt das Unbewußte auf, während sie der Phantasie und dem Verstand völlige Bewegungsfreiheit läßt«, erklärte Tusler. In diesen

Sitzungen erreichte M. ein tieferes Verständnis seines Zustandes, und die seit zwanzig Jahren wiederkommenden Anfälle fanden ein Ende.

Erkältungen

»Was kann ich gegen meine Erkältung tun?« Das ist eine der meistgestellten Fragen an mich. Obwohl es kein Wundermittel (ja, überhaupt kein hundertprozentig wirksames Medikament) gibt, lassen sich mit dem Intonieren die Symptome mitunter gut in den Griff bekommen.

Bei Schnupfen unterstützen das Summen und Ah-Singen das Abschwellen der Nasenschleimhäute. Wichtig ist, daß man dabei locker bleibt und den Laut nicht forciert. Ist Ihre Nase total verstopft, sollten Sie ein energetisierendes ngggg hinten im Rachen intonieren (ich nenne es Dons Tibetanische Schnupfenmedizin). Dieser Laut kann etwas Erleichterung bringen. Darüber hinaus rate ich zur Bettruhe. Hören Sie möglichst viel Mozart und sammeln Sie bei Brahms und Kenny G. ihre Kräfte!

Frauenkrankheiten

Frauenkrankheiten und diesbezügliche operative Eingriffe verursachen oft große Angst und Aufregung. In einer Studie berichtete Cynthia Allison Davis an der Florida-State-Universität, folgendes: Zweiundzwanzig Patientinnen wurde eine Zervixgewebeprobe entnommen. Die Frauen, die Musik hörten (ein zusammengeschnittenes Band mit Stücken von James Taylor, Amerika, Van Morrison, Judy Collins, The Oak Ridge Boys, Enya, Steven Halpern und Elton John), atmeten deutlich ruhiger und hatten weniger Schmerzen als die Kontrollpersonen. Drei von ihnen bluteten bei der Biopsie stark, während unter den Musikhörerinnen keine Frau blutete. Cynthia Allison Davis, die jetzt am Gaston Memorial Hospital in Gastonia, North Carolina, als Musiktherapeutin arbeitet, schloß, daß weitere Untersuchungen hinsichtlich der Auswirkung der Musik auf den Blutdruck, Streßhormonspiegel und die Blutgerinnung gerechtfertigt seien.

Jim Oliver, Musiker und Emmy-Preisträger, hat (mit G. P. McRostie, einem Naturheilpraktiker) die Synphonics-Therapie entwickelt, bei der mit bestimmten Klangfrequenzen und Wellenformen auf die seelische, körperliche wie geistige Gesundheit eingewirkt wird. In seinem Studio in Santa Fe, New Mexico, verwendet Oliver Synthesizer, Musiksampler und andere Geräte, um eine Klangbibliothek von 25 000 Klängen zu erstellen. Er nimmt auch »Klangfingerabdrücke« von seinen Kunden (die individuell verschiedenen Schwingungen, die von ihren Stimmen und Körpern ausgehen) und blendet ihre eigenen Stimmen in die Musik ein. Eine seiner Kundinnen, eine Zytologin, kam 1985 zu ihm, weil der Abstrich bei der Krebsvorsorgeuntersuchung den Grad vier aufwies, der ein Krebsvorstadium bedeutet (bei einer Skala von null bis fünf). Die Untersuchung fand dienstags statt, donnerstags bekam die Frau ihre erste Klangtherapiestunde bei Oliver.

Am nächsten Dienstag lag der Abstrich bei Null. Kein Laborfehler meinte sie, denn sie habe beide Abstriche eigenhändig ins Labor getragen. Wochen später bewies ein weiterer Abstrich, alles o. k. Sämtliche Abstriche blieben seither in der Norm.

Frühgeburten

Neben der Mutter können auch Geschwister und andere Familienmitglieder die Schwangerschaft musikalisch unterstützen. Als Kay ihr zweites Kind bekam, sang ihr dreijähriger Sohn Michael dem ungeborenen Baby jeden Abend ein Lied vor. Es kam unvorhergesehen zu einer Frühgeburt, und das winzige Kind, ein Mädchen, wurde eiligst in die Frühgeburtsintensivstation im Saint Marys Hospital in Knoxville, Tennessee, gebracht. Trotz ärztlicher Bemühungen verschlechterte sich sein Zustand, und der Kinderarzt teilte der Familie den Ernst der Lage mit.

Im Krankenhaus wollte der kleine Michael ständig zu seiner kleinen Schwester, und in der zweiten Woche zogen ihm seine Eltern einen viel zu großen Klinikkittel an und nahmen ihn auf die Intensivstation mit. Das Klinikpersonal war über die unerlaubte Einschleusung des Dreijährigen sauer, aber die Mutter wollte ihn nicht hinausbringen und sagte nur: »Er geht nicht eher, bevor er seiner Schwester etwas vorgesungen hat.« Michael bahnte sich seinen Weg zum Kinderbettchen, in dem seine kleine Schwester lag, und begann zu singen:

> *You are my sunshine, my only sunshine,*
> *You make me happy when skies are gray.*
> *You'll never know, dear, how much I love you,*
> *Please don't take my sunshine away.*
> (Du bist mein Sonnenschein, mein einziger
>   Sonnenschein,
> kein trübes Wetter macht mich traurig.
> Du weißt gar nicht, wie lieb ich dich habe.
> Bitte mein Sonnenschein, geh nicht weg.)

Die Zeitschrift *Woman's Day* schrieb später »Lied des Bruders bewirkte Wunder«. Kay, eine fromme Methodistin, sah darin ein Wunder Gottes. Der Arzt nannte es nur ein Wunder. Am nächsten Tag, an dem sie vielleicht sonst eine Beerdigung hätten planen müssen, durfte Michaels kleine Schwester nach Hause geholt werden. Sie hatte sofort auf die vertraute Stimme ihres Bruders reagiert. Das Geburtsgewicht ist ein wichtiger Gesundheits- und Entwicklungsindikator, und Dr. Lee Salk, einer der ersten Forscher, der die Schallauswirkungen in der Gebärmutter und nach der Geburt unter-

303

sucht hat, berichtete, daß Babys, die den Herzschlag der Mutter hören, rascher zunehmen und sich schneller entwickeln als diejenigen, die von ihren Müttern getrennt würden. Jacqueline Sue Chapman, eine Doktorandin an der Universität New York, fand heraus, daß Frühgeburten durch Musik rascher gedeihen können. In ihrer Studie, bei der 153 Frühgeburten in drei Krankenhäusern einbezogen wurden, konnten die Babys, die sechsmal täglich Brahms' »*Wiegenlied*« zu hören bekamen, durchschnittlich eine Woche früher entlassen werden als diejenigen, die kein Wiegenlied gehört hatten. Wie *American Health* berichtete, schrien und strampelten die von der Musik beruhigten Babys weniger, was ihnen mehr Kraft fürs Wachstum gab.

Herz-Kreislauf-Erkrankungen

Herz-Kreislauf-Erkrankungen, im Westen Todesursache Nummer eins, sind Gegenstand zahlreicher musiktherapeutischer Studien. Nachdem man im Saint Joseph Hospital in New York 1976 in der sechs Betten umfassenden Intensivstation eine Musikanlage eingebaut hatte, sanken die Herzanfälle und die Sterberate auf 8 bis 12% unter den landesweiten Durchschnitt. 1987 untersuchten zwei Wissenschaftler die Herzrhythmusreaktionen von schwer koronarkranken Patienten auf klassische Musik. In der Zeitschrift *Heart Lung* nennen sie eine deutliche Senkung der Herzfrequenz ohne klinische Unregelmäßigkeiten sowie die Tendenz zu besserer Laune.
Cathie E. Guzzetta, staatlich geprüfte Krankenschwester, Ph. D., Präsidentin der Holistic Nursing Consultants in Dallas, Beraterin im Parkland Memorial Hospital und Autorin von dreizehn Büchern, kümmert sich seit fünfundzwanzig Jahren um herzkranke Patienten. In der Koronarstation, erklärt sie, stünden immer wieder Patienten am Rand des Todes. Viele seien kurzatmig, aschfarben, sie hätten Schweißausbrüche, niederen Blutdruck, eine schnelle Herzfrequenz

und oft einen unregelmäßigen Herzrhythmus. In ihren vormusik-
therapeutischen Tagen konnte sie an geistig-seelischer Unterstützung nicht mehr bieten, als die übliche Versicherung, daß alles gut
würde, und man jetzt doch nur versuchen sollte, tief durchzuatmen
und sich zu entspannen. Guzzetta erlebte hautnah das Scheitern der
normalen medizinischen Versorgung. Es fehlte einfach an psychischer Betreuung. Die Todesangst verwirrte die Patienten, ließ sie
flacher atmen und Fäuste und Kiefer verkrampfen – mit manchmal
furchtbaren physiologischen Folgen.

Guzzetta entschloß sich, eine »komplementäre« Methode auszu-
probieren, so begann sie ihre entspannungs- und musiktherapeutischen Behandlungen. Ihren medizinischen Kollegen genügten die
persönlichen Zeugnisse und Anekdoten jedoch nicht. Deswegen
plante sie eine umfassende Studie an drei Krankenhäusern in Washington, D. C. In der Studie unterschied sie drei Patientengruppen.
Die erste machte zweimal täglich Entspannungsübungen nach Dr.
Herbert Bensons Methode der »Entspannungsreaktion«, bei der
man sich auf die Atmung konzentriert und beim Ausatmen ein
einfaches Mantra, wie zum Beispiel »Eins« oder »locker«, wiederholt. Die zweite Gruppe erhielt zweimal täglich sowohl eine Ent-
spannungs- als auch eine Musiktherapie, mit der Wahlmöglichkeit
zwischen ruhiger Popmusik, Klassik oder nichttraditioneller Musik.
Die dritte Gruppe erhielt weder eine Entspannungs- noch eine
Musiktherapie.

Einer ihrer Patienten, Herr B., ein sechzig Jahre alter Militärpolizei-
chef, war nach einer Herzattacke in das Walter Reed Army Medical
Center eingewiesen worden. Man hatte ihn in die Entspannungs-
und Musiktherapiegruppe eingeteilt, aber er wollte das Experiment
abbrechen. Guzzetta überzeugte ihn, daß die Techniken der Ent-
spannungs- und Musiktherapie genauso erlernt werden müßten wie
das Schwimmen oder Fahrradfahren. Herr B. hielt weitere drei
Sitzungen durch und konnte die positive Veränderung nicht fassen.
»Ich dachte, Entspannung bestünde aus einem Bier nach der Arbeit

sowie zwei Wochen Urlaub jährlich«, sagte er zu Guzzetta. »Ich bin mein Leben lang mit einem steifen Nacken und verspannten Schultern herumgelaufen, ohne es zu wissen. Ich glaube, ich habe gelernt, wie ich dies sein lassen kann. Ich war noch nie so locker.«

Auch Herr G. berichtete, er fürchte sich vor der Herzkathederisierung zur Ortung einer Koronararterienverstopfung »zu Tode«. Guzzetta riet ihm, die in der Entspannungs- und Musiktherapie gelernten Techniken anzuwenden, und regelte für ihn, daß er Recorder, Bänder und Kopfhörer mit ins Herzkathederisierungslabor mitnehmen durfte, um mit dem Streß fertigzuwerden. Danach erzählte er ihr, er hätte zwar immer noch Angst gehabt, aber die Musik und die Übungen hätten ihn die Tortur überstehen lassen. »Ich fühlte mich nicht mehr so ausgeliefert«, freute er sich, »ich konnte etwas zum Gelingen der Untersuchung beitragen und meine Angst unterdrücken.«

An der Studie nahmen insgesamt 80 Herzkranke teil. Die Entspannungs- und Musiktherapie bewirkte eine Senkung der durchschnittlichen Herzfrequenz von 100 auf 80 Schläge pro Minute und des systolischen Blutdrucks von 150 auf 130 mm/Hg. Sie verminderte auch die koronaren Komplikationen und Angstzustände und hob die peripheren Temperaturen von 22,2° C auf 34,4° C, ein Zeichen, daß die Patienten entspannter waren. »Aber selbst vor der Datenanalyse«, rühmte sich Guzzetta, »wußte ich, daß wir diesen Patienten eine effektive Körper-Seele-Geist-Versorgung boten.«

Dr. Deepak Chopra, der Psychosomatikforscher und Bestsellerautor über ganzheitliche Gesundheit, verwendet Schall als Medizin. In seinem Buch *Perfect Health* schildert er den Fall von Agnes Reiner, einer älteren Frau, die unter Angina pectoris litt, den anfallweisen dumpfen Schmerzen in der Brust, oft Vorläufer einer Herzattacke. Zwischen Januar, als die Angina begann, und Mai hatte sie sechzig solcher Schmerzanfälle gehabt. Ihr Kardiologe entdeckte eine ernste Blockierung der Herzschlagadern und verschrieb ihr Nitroglycerinpillen. Im Juni suchte Agnes Chopra auf, der ihr die Intonation eines

»Urklangs« aufgab, täglich, besonders nach Einsetzen der Angi-
naschmerzen.

Einige Monate später berichtete Agnes, ihre Brustschmerzen hätten
an dem Tag aufgehört, an dem sie erstmals die Klangübung machte.
Sie traten nie mehr auf. Sie trug keine Nitroglycerinpillen mehr mit
sich herum und schrieb sich, mit achtzig Jahren, als reguläre Studentin ein. »Der durch den Urklang erreichte Heilungsgrad variiert
von Person zu Person«, stellt Chopra fest, »und ich habe in den drei
Jahren seines Verschreibens Hunderte Fälle erlebt, in denen Patienten mit Herzerkrankungen, Krebs, multipler Sklerose und sogar
Aids einen Rückgang ihrer Schmerzen, ihrer Angst und verschiedener anderer Symptome festgestellt haben. Obwohl er warnt, daß dies
wissenschaftlich nichts beweise, schließt Chopra, daß das Heilen
mit Klängen eine lange Tradition habe und »eine sinnvolle Ergänzung der modernen Medizin darstellt.«

Kinderlähmung

Mehrere neue Studien belegen, daß die Musiktherapie bei zerebra-
ler Kinderlähmung hilfreich ist, an der in den Vereinigten Staaten
circa drei Millionen Kinder und Erwachsene leiden. An zwanzig
entwicklungsgestörten Kindern, darunter sechzehn mit Kinderlähmung, führte man ein musikalisches Lernförderungsprogramm
durch, es brachte eine Verbesserung der Sprech- und Eßgewohnheiten. Zu Beginn des Programmes konnten achtzehn der Kinder
(durchschnittlich zwei Jahre alt) aufgrund mangelnder motorischer
Koordination oder anderer Entwicklungsstörungen weder laufen
noch sprechen. Außer Barockkompositionen von Vivaldi, Bach und
anderen Komponisten bekamen die Kinder auch zeitgenössische
Musik und Popmusik zu hören, deren Tempo, ähnlich wie der
Herzschlag sowie der Rhythmus beim Saugen und Laufen, sechzig
Schläge pro Minute betrug. Die Musik wurde mit Hemi-Sync-Si-

gnalen verstärkt, stereophonen Taktmustern, die über Kopfhörer abwechselnd ins linke und rechte Ohr eingespielt werden. Insgesamt reagierten 75 Prozent der Kinder positiv auf das Programm. Als Ergebnis konnten eine Verlängerung der Aufmerksamkeitsspanne, eine Abnahme der Hypersensitivität, eine größere Aufgeschlossenheit, eine verbesserte Koordination beim Füttern, eine regelmäßigere Atmung und eine bessere Körperhaltung verzeichnet werden.

In einer 1986 im United Cerebral Palsy of Miami durchgeführten Studie verringerten sich bei sechs Jugendlichen, die über fünf Wochen drei zwanzigminütige Übungssitzungen pro Woche hatten, die Spasmen um 75 Prozent, indem sie beim Biofeedbacktraining Entspannungsmusik hörten. Wurde das Biofeedbacktraining ohne Hintergrundmusik absolviert, nahm die Muskelspannung nur um 32,5 Prozent ab. Man spielte unter anderem »The Gift« und »Grandfather's Story« aus dem Album *The Red Pony* von Aaron Copland, »Gymnopédies« von Erik Satie, »Aspen« aus dem Album *Captured Angel* von Dan Fogelberg und »Lullaby« aus dem Album *Children in Sanchez* von Chuck Mangione.

Kopfschmerzen

Das Intonieren kann Kopfschmerzen lindern und auflösen. Eine meiner Schülerinnen, Marilyn Utz aus Santa Monica, Kalifornien, kam eines Tages mit schrecklichen Nebenhöhlenkopfschmerzen nach Hause. Sie wollte kein Aspirin, Tylenol oder sonstiges Medikament nehmen, also setzte sie sich in einen Sessel und intonierte. Ich sage den Schülern in meinen Kursen und Workshops immer, daß jeder seine Töne selbst finden muß. Es gibt weder spezielle Töne für bestimmte Beschwerden, noch haben die Laute bei jedem die gleiche Wirkung. Man muß mit den Vokalen einfach experimentieren, was Marilyn auch tat. »Es kam ein *Ouuu* heraus«, erzählte sie, hinzufügend, daß dabei ihr ganzer Kopf vibrierte, bis zu dem Punkt an dem »ich einen Abfluß in meinen Nebenhöhlen spüren konnte«. Nach einiger Zeit glitt ihre Zunge von selbst den Gaumen entlang, und sie hörte sich wunderschöne Obertöne hervorbringen. Dann genoß sie einfach die Stille, und die Kopfschmerzen waren weg. Auch Migränen lassen sich in ihrer Stärke, Häufigkeit und Dauer auf musiktherapeutischem Wege lindern.

Die Psychologin Janet Lapp von der California-State-Universität stellte fest, daß Migränepatienten im Folgejahr durchschnittlich 83 Prozent weniger Kopfschmerzen hatten und die Anfälle schwächer und kürzer wurden, sobald sie über fünf Wochen zweimal wöchentlich eine halbe Stunde spezielle Musik-Phantasiereisen und Entspannungsübungen machten. Lapp fand auch heraus, daß bei denjenigen, die das Training absolviert hatten, Musik das Auftreten schwerer Kopfschmerzen verhindern konnte.

Eine polnische Studie über 408 Patienten mit Migräne und neurologischen Beschwerden ergab, daß die Hörer von Konzertmusik nach einem halben Jahr weniger Medikamente und Schmerzmittel brauchten als die Kontrollpersonen.

Mary Scovel, eine Musiktherapeutin und Mitherausgeberin der *Music Therapy Perspektives,* einem von der National Association for Music Therapy veröffentlichten Fachblatt, kombiniert die moderne Medizin mit holistischen Ansätzen. Scovel entwickelte *Health Harmonics,* eine neue Technologie, bei der die »Tonika« bzw. der Grundton eines Individuums herausgefunden und mit Hilfe eines Mischpults und Kopfhörern akkordisch ergänzt wird. »Der Schall des Grundtons«, erklärte sie, »wird nicht nur über die Ohren gehört, sondern auch im ganzen Körper als Vibration wahrgenommen. Die im Körper wiedergegebenen und erzeugten Töne vermindern die Symptome, noch bevor die Selbstheilungskräfte des Körpers mobilisiert sind.«

Kürzlich kam Ruth, 45, in Scovels Praxis in Tahlequah, Oklahoma. Sie litt seit langem unter schwerer Migräne, die unter anderem Übelkeit und Schwindel verursachte. Seit ihrer Teenagerzeit hatten die Ärzte ihre Anfälle als streßbedingt angesehen. Leider traten sie im Laufe der Zeit immer häufiger auf, bis ihr Mann sie eines Tages mit Brechanfällen auf dem Boden liegend vorfand, als er nach Hause kam. Sie wurde ins Krankenhaus gebracht, wo nach einer Computertomographie (normal) und Unmengen anderer Untersuchungen die Ärzte die Migräne auf Allergien zurückführten. Die Behandlung gegen die Nahrungsmittelallergien verursachte jedoch ein Ödem, so daß sie schließlich eine Handvoll Medikamente einnehmen mußte: Dyazide, eine Diuretikum; Aldactone, ein Hormon, das auch zur Entwässerung gegeben wurde; und Xanax gegen Streß. Ruth hoffte, daß sie sich mit Musik besser entspannen könne, und bald »verschrieb« ihr Scovel zwei spezielle Frequenzen. Ruth hörte diese beiden Frequenzen auf Band an sowie die *Sinfonie Nr. 39 in Es-Dur* (KV 543) und das *Klavierkonzert Nr. 12 in A-Dur* (KV 414) von Mozart. Bald berichtete sie, daß ihr Körper »nach dem Klang« verlangte. Nachdem sie »ihre« Klänge und die Musik zwei Wochen lang gehört hatte, ließen ihre Nahrungsmittelallergien und ihr Ödem nach, die Migränen wurden schwächer, und sie konnte die Medikamenteneinnahme einstellen. In Streßsituationen hört Ruth noch ihr individuelles Frequenzband an, um ausgeglichen zu bleiben.

Krebs

Bis jetzt wurde die Musik in der Krebstherapie vor allem palliativ eingesetzt. Die Fachblätter *Oncology Nursing Forum* und *Cancer Nursing* berichteten Mitte der 80er Jahre, daß die Musiktherapie und die musikinduzierte Phantasiereise Übelkeit und Brechreiz vermindern können, die durch die Chemotherapie verursacht werden. Die Musiktherapie hat sich auch in der postoperativen Rehabilitation bewährt – durch die Förderung von grob- und feinmotorischen Fähigkeiten bis hin zur Stärkung des Selbstwertgefühls. Die Musiktherapeutin Deforia Lane, die die erste Subvention zur

Erforschung der therapeutischen Wirkung der Musik bei Krebspatienten erhielt und jetzt Sprecherin für die American Cancer Society ist, hat viele erstaunliche Besserungen miterlebt. Da war zum Beispiel Duane Sullivan, ein ehemaliger Pharmavertreter, der wegen Darmkrebs im Krankenhaus lag. Als Musikliebhaber spielte er oft stundenlang auf seinem selbstgebauten Hackbrett. Schließlich verschlechterte sich sein Zustand, und er fiel in ein Koma. Die Ärzte sahen keine Chance mehr für ihn, doch seine Lebensgefährtin Carol wollte nicht, daß man die Geräte abstellte. So kam sie täglich in die Klinik und spielte ihm seine geliebte Hackbrettmusik vor. Zu jedermanns Erstaunen wachte Duane nach Wochen plötzlich aus dem Koma auf und lebte noch ein ganzes Jahr. »Ich hörte diese wunderschönen Noten, diese herrliche Musik, und wollte sie unbedingt finden«, erzählte er Lane später, »die Klänge zwangen meinen Geist, so zu funktionieren wie er sollte, statt nur zu schlafen. Sie machten mich aufmerksam, daß es dort draußen etwas Interessantes gab, nach dem ich schauen *sollte*.«

Brustkrebs. Schon der römische Arzt Galen wußte, daß Brustkrebs – eine Krankheit, die nach dem National Cancer Institute jede achte Frau in Amerika trifft – stark von emotionalen Faktoren bestimmt wird. Musikalische Klänge können nicht nur eine harmonischere Atmosphäre erzeugen, sondern auch auf Zellen und Gewebe einwirken und sogar Wucherungen eindämmen. Die grenzwissenschaftlichen Forschungen von Fabien Maman, einem französischen Musiker und Lehrer, liefern interessantes Beweismaterial, daß Schall und Musik tatsächlich Krebszellen eliminieren und Tumore auflösen können.

Es fing alles vor zwanzig Jahren an, als Maman noch Profigitarrist und Jazzmusiker war. 1974 stellte er auf einer Konzerttournee in Tokio fest, daß die Zuhörer während der Stücke nicht klatschten. Sie klatschten nach dem Konzert, aber nicht nach jeder Darbietung. Er war an diesen westlichen Applaus gewöhnt und zuerst über die mangelnde Resonanz schockiert. Als er sich jedoch an die neue

Situation gewöhnt hatte, fühlte er sich leistungsfähiger als je zuvor. Maman erkannte durch die dreimonatige Japantournee, daß das Klatschen zwischen den Stücken, wie gut gemeint es auch immer sein mochte, tatsächlich einen Teil der musikalischen Stimmung zerstörte. Wurde nicht geklatscht, kam er als Interpret in ganz andere, inspirierte Geisteszustände. Das japanische Auditorium spannte den emotionalen Bogen weiter. (Am Ende des Konzertes applaudierte das Publikum bis zu fünfzehn Minuten.) Maman begann sich mit der Frage auseinanderzusetzen, wie sich die Musik auf die Zellen des Zuhörers auswirkte. Was bewirkt der Schall in unserem Körper?

Einige Jahre später begegnete er Helene Grimal, einer Nonne und Forscherin am Nationalen Forschungszentrum für Biologie in Paris. Sie war musikinteressiert; sie liebte es, abends Trommel zu spielen. Maman und Grimal machten sich auf freundschaftlicher Basis an eine inoffizielle biologische Studie über die Auswirkungen des Schalls auf Krebszellen. Sie trafen sich eineinhalb Jahre lang, fünfmal wöchentlich in der Universität Jussieu in Paris, wo sie zwischen halb eins und fünf Uhr früh ihre Experimente in den biologischen Forschungslabors durchführten, eine Zeit, in der keine Metro fuhr. Zunächst untersuchten sie mit Trommeln, Flöten, Gitarre, Baß und Xylophonen die Auswirkungen des Schalls auf gesunde und bösartige Zellen.

Grimal hatte zu vielen Krebszellenarten Zugang. Sie begannen mit der Uteruskrebszelle *Hela,* benannt nach der Amerikanerin *Helen Lane,* die an dieser Krebsart starb. Grimal brachte eine Spezialkamera an ihr Arbeitsmikroskop an und machte im Lauf der Untersuchung Tausende von Aufnahmen.

Zuerst spielten sie ein Xylophon auf etwa 30 bis 40 Dezibel (nicht sehr laut) etwa 30 Zentimeter von den Zellen entfernt. Sie schlugen einundzwanzig Minuten lang alle vier bis fünf Sekunden ein A an. Maman bestand auf diesen 21 Minuten. »In unserem Körper laufen 7- bis 7½-Minuten-Zyklen ab«, meinte er und fügte hinzu, daß die dreimalige Wiederholung eines Zyklus die effektivste Weise zur Kontrolle der Körperreaktionen sei. Schließlich fanden Maman und Grimal heraus, daß eine dieser Tonwiederholung ausgesetzte Krebszelle nach einundzwanzig Minuten zerstört wurde. Ihre Kern- und Zellmembran ging kaputt, ihre Struktur verfiel völlig. Die gesunden Zellen blieben jedoch intakt. Maman und Grimal experimentierten dann mit zwei abwechselnden Tönen weiter, dann sangen sie zum Xylophon, dann spielten sie die Tonleitern weiter. Sie fanden heraus, daß eine Kombination von Dur-Tonleitern, chromatischen Tonleitern und Halbtonleitern die Auflösung der bösartigen Krebszellen wesentlich beschleunigte.

Dies waren die In-vitro- bzw. Reagenzglastests. Bei den In-vivo- oder Live-Tests, den Experimenten mit Krebspatienten also, kam es zu ebenso erstaunlichen Ergebnissen. Zwei Frauen mit Brustkrebs wurden unterwiesen – mit Hilfe einer Geige, zum Halten des Grundtons –, einundzwanzig Minuten lang ohne Unterbrechung Tonleitern zu intonieren. Sie taten dies einen Monat lang täglich $3\frac{1}{2}$ Stunden. Das ist sehr viel Intonation. Der Tumor der einen Frau verschwand vollständig. Die andere Frau hatte vorher mit ihrem Mann vereinbart, daß sie sich unabhängig von der Musiktherapie auf jeden Fall operieren läßt. Die Chirurgen fanden einen völlig zusammengeschrumpften Tumor vor. Es gab keine Metastasen. Der bösartige Rest wurde entfernt, und der Krebs kam nicht mehr wieder.

Mamans erste Ergebnisse eröffnen neue Perspektiven, die in einem klinischen Kontext geprüft werden müssen. Sein neues Buch, *A Sound Structure for the 21st Century*, enthält viele Fotos von klangbehandelten Zellen und Chemikalien.

Krebskranke Kinder. Am Ireland Center der Universitätsklinik von Cleveland berichtete 1996 die Musiktherapeutin Deforia Lane, daß sich bei Kindern nach einer dreißigminütigen musiktherapeutischen Sitzung eine Verbesserung der Immunfunktion feststellen ließ. An neunzehn Testpersonen konnte eine deutliche Erhöhung des IgA-

Spiegels im Speichel gemessen werden, während bei den siebzehn Kontrollpersonen eine kleine, jedoch nicht signifikante *Abnahme* vorlag. IgA, ein vor schädlichen Bakterien und Toxinen schützender Antikörper im Speichel, ist ein wichtiger Indikator für die körperliche Widerstandskraft.

In ihrem Buch *Music as Medicine* beschreibt Lane viele junge Krebspatienten, für die Musiktherapie einen Freudenstrahl in ihrem Leben bedeutete. Ginny, siebzehn, war von Kopf bis Fuß bandagiert. Ihre Haut war von der Leukämiebehandlung praktisch ganz verbrannt. Sie litt entsetzlich und war seit Wochen sehr niedergeschlagen und still. Als Lane erfuhr, daß Ginny Musik liebte und im Oberschulorchester mitgespielt hatte, brachte sie ihr ein Omnichord (ein in der Hand zu haltendes Instrument, das bis zu siebenundzwanzig Akkorde spielt) aufs Zimmer und bot ihr an, sie könne es entweder jetzt gleich oder ein andermal spielen. Zu Lanes Überraschung streckte Ginny drei Finger ihrer nicht verbundenen Hand aus und sagte, sie wolle das Instrument spielen. In den nächsten fünfundvierzig Minuten sang und spielte sie hinreißend, während ihre Mutter und ihre Tante sie mit Freudentränen ansahen. Als Lane sich verabschiedete, erfuhr sie von Ginnys Mutter, es sei dies das erste Mal während des Krankenhausaufenthalts gewesen, daß sie ihre Tochter glücklich gesehen habe. Einige Tage darauf starb Ginny, und ihre Mutter bat Lane, »That's What Friends Are For« zu singen, ein Lied, das sie gemeinsam bei einem Gedenkgottesdienst gesungen hatten.

Lernschwierigkeiten

Ungefähr 25% der US-Bevölkerung sind zu einem gewissen Grad lernbehindert. (Unter Gefängnisinsassen liegt die Zahl bei 90%.) Die Musik- und Hörtherapie wird in Schulen, Kliniken, Gefängnissen und anderen Institutionen weltweit erfolgreich gegen Lernbehinderungen eingesetzt. Die Tomatis-Methode ist dabei besonders effektiv.

Erics Leben war eine einzige Pleite. Er schaffte mit Ach und Krach die Mittelschule und jobbte dann ziel- und planlos herum. Er verbrachte seine Tage mit Skateboarden unter Freunden, die genauso unreif waren wie er. Als ihn seine Mutter ins Tomatis' Listening and Learning Center in Lafayette, Kalifornien, schleppte, war er fünfundzwanzig, arbeitslos und von seinen Eltern abhängig, zu denen er ein schlechtes Verhältnis hatte. Er hatte offensichtlich wirre Gedanken, konnte sich schwer ausdrücken und gab vor dem Hörtrainer Pierre Sollier zu, daß er Marihuana raucht.

Die Termine im Center strukturierten Erics Tage, und die ihm dort zuteil werdende Aufmerksamkeit tat ihm gut. Als er während des zweiten Intensivtrainings entdeckte, daß er ja die gefilterte Stimme seiner Mutter hörte, kam der Durchbruch. Er spürte einen unglaublichen Energieschub, und Sollier und andere Hörtrainer sprangen mit Beratungsgesprächen ein, um diese neue Energie zu kanalisieren.

Eines Tages verkündete Eric zum Erstaunen seiner Eltern, daß er aufs College gehen werde. Seine Großmutter hatte ihm vor langer Zeit angeboten, die Studiengebühr zu bezahlen, und nun ergriff er diese Gelegenheit. Sollier half ihm bei seiner Bewerbung, so schrieb er sich im College für Lernbehinderte in Vermont ein. Ein Jahr darauf schrieb seine Mutter an das Tomatis-Center, Eric habe sein erstes Jahr gut bestanden und fahre nun ans College zurück.

Jim Asaff und seine Frau hatten nie an der Intelligenz ihres dreizehnjährigen Sohnes Harl gezweifelt. Der Junge aus Dallas drückte sich redegewandt aus und kam gut mit Leuten zurecht, doch mit dem Lesen, Schreiben und Uhrenlesen hatte er unglaubliche Probleme. Als *Dysgraphiker* – als den man ihn vor acht Jahren diagnostizierte – war Harl die Schule verhaßt, denn dort liegt immer noch das Hauptgewicht auf schriftlichen Leistungen.

Als sie das ihnen empfohlene Tomatis-Center in Toronto aufsuchten, staunten die Asaffs nicht schlecht über die Veränderung ihres Sohnes nach drei Hörtrainingstagen. Harl gewann zunächst seinen Orientierungssinn, er verlor damit die Angst, sich nicht zurechtfinden zu können. Er fragte seine Eltern nach Vorfällen in seiner Kindheit, an die er sich nicht erinnern konnte. Er begann die Uhr zu lesen. Er spielte unbefangener mit anderen Kindern, war liebevoller und hatte weniger Wut- und Frustrationsanfälle. Nach sieben Tagen baten ihn seine Eltern, etwas vorzulesen, was er früher haßte. Sie staunten über Harls verbesserte Aussprache und Satzbetonung und stellten fest, daß ihn schwierige Stellen heiter stimmten statt frustrierten. Bei einem Theaterbesuch lachte er bei allen Pointen des Shakespearestückes, trotz des gesprochenen schwierigen elisabethanischen Englisch!

Harls Konzentrationsspanne und seine Koordination verbesserten sich während der Sommerferien. Als die Schule wieder anfing, schrieb er die Schulaufgaben nach, und das zum ersten Mal ohne Probleme. Am Ende des Schuljahres konnte er genauso flüssig schreiben wie reden. Harl arbeitete schließlich als freiwilliger Helfer ein paar Stunden die Woche mit lernbehinderten Kindern und erhielt ein College-Stipendium für Begabte. Aus Dankbarkeit eröffneten und leiten die Asaffs jetzt das Tomatis Listening Center in Dallas.

Menopause

Vielen Frauen machen die Wechseljahre schwer zu schaffen. Nehmen wir zum Beispiel meine Schülerin Joy. Sie litt zehn Jahre lang unter fliegender Hitze. Die Ärzte sagten ihr, dies hänge mit der zurückgegangenen Östrogenproduktion ihres Körpers zusammen und verschrieben ihr dieses Hormon. Die Behandlung nahm den Symptomen die Spitze, aber Joy wollte nicht ihr Leben lang Östrogene einnehmen und begann sich nach natürlichen Behandlungsformen umzusehen.

Ich gab ihr gegen die altersbedingte, leichte Hörschwäche und zur Linderung ihrer Symptome Intonationen auf, die sie täglich zehn bis fünfzehn Minuten in verschiedenen Körperhaltungen mit besonderer Konzentration auf die Beckengegend übte. Binnen drei Wochen fühlte sie sich wie umgewandelt. Ihre fliegende Hitze verschwand völlig, und ihr Arzt sagte zu ihrem Erstaunen, daß sie keine Medikamente mehr brauche. Joy hatte seitdem keine Beschwerden mehr.

Mißhandlungen

Die zehnjährige Melanie wurde wegen schwerer Verhaltensstörungen von Dr. Alice H. Cash, Sozialarbeiterin und Musikern an der Universität Louisville, behandelt. Als kleines Kind hatte man Melanie sexuell mißbraucht und schon mehrmals wegen ihres aggressiven Verhaltens in stationäre Behandlung gegeben. Sie wurde zu Dr. Cash gebracht, weil sie Musik liebte und für ihr Alter eine auffallend schöne Stimme hatte. Cash brachte ihr das Omnichordspielen bei, eine elektrische Harfe mit automatischen Akkorden, und Melanie ersann spontan Lieder, die ihren gegenwärtigen Kummer zum Thema hatten. Acht Monate später fing Melanie auch an, sich den Kummer und die Angst von der Seele zu singen, die sie durch ihre frühere Mißhandlung erlitten hatte. Sie sang zwar von ihrem Leid, weigerte sich aber, davon zu sprechen. »Musik blieb der einzige gangbare Weg zu ihrer Seele!« sagte Cash. Mittlerweile ist Melanie wesentlich weniger aggressiv, und mit wachsendem Selbstvertrauen wagte sie auch wieder langsam von ihren Gefühlen zu sprechen.

Mary, eine junge Frau, die die ersten vierzehn Jahre ihres Lebens rituell mißbraucht worden war, litt unter großer Schüchternheit. Sie besaß eine Lieblingsmusik, die *Serenade at the Doorway* von Ann

Mortifee, einer Komponistin und Musiktherapeutin aus West Vancouver, British Columbia. Mary hörte sich diese für sie beruhigende Musik jeden Tag mehrfach an. So rief ihre Therapeutin Mortifee schließlich an, um zu fragen, ob Mary zu einem Workshop kommen könne. Mortifee willigte ein. In der ersten Sitzung geriet Mary nach etwa einer Stunde in Panik. »Ich ging zu ihr und begann in ihr Ohr zu singen«, erinnerte sich Mortifee, »da entspannte sie sich langsam und begann mitzusingen. Sie veränderte den Text des Liedes und sang ›Ich werde nicht mehr länger schweigen‹. Damit legte Mary ihre Schüchternheit und Ängstlichkeit ab und konnte als selbstbewußte Person wieder den Alltag bewältigen.« Marys Leben änderte sich grundlegend. Nach dem Workshop bei Mortifee beendete sie problemlos die Schule und hat sogar mittlerweile eine Anstellung gefunden.

Arbeiten Musiktherapeuten mit Frauen, die geschlagen worden sind, haben sie es mit Verkrampfungen, Ängstlichkeit und Taubheit von Körperteilen zu tun. Bei Kindern, die sich verbal noch nicht so gut mitteilen können, bemühen sich die Therapeuten, diese durch musikalische Hörübungen empfangsbereiter zu machen und ihre Teilnahmslosigkeit zu überwinden. In anderen Worten, sie versuchen sie in eine Welt zurückzuholen, die ihnen einmal soviel Leid zugefügt hatte. Oft greifen die Therapeuten auf die musikalische Phantasiereise zurück, um herauszufinden, was das Kind von der Familie hält und wie es sich selbst einschätzt.

Eine Umfrage unter achtzig Musiktherapeuten, die mit Opfern häuslicher Gewalt arbeiten, ergab, daß Musik in starkem Maße zum Wiederaufbau des durch Drogenmißbrauchs oft zerstörten Selbstgefühls beiträgt. (Fünfundsiebzig Prozent der Frauen und fünfzig Prozent der Jugendlichen hatten Drogenprobleme.) Die geschlagenen Frauen und Kinder wurden angehalten, Lieder zu singen und auf Instrumenten zu improvisieren, insbesondere auf Holzblasinstrumenten, da diese zum Spielen eine das Wohlbefinden steigernde Zwerchfellflankenatmung verlangen.

Müdigkeitssyndrom

Floyd litt unter chronischem Müdigkeitssyndrom, eine lähmende Krankheit, die neben dem Epstein-Barr-Virus, der Fibromyalgie und anderen Immunstörungen Tausende von jungen Erwachsenen lahmlegt. »Ich joggte gerne, aber jetzt liegen dort, wo früher die Joggingsachen lagen, handgeschnitzte Haselnuß- und Cocobolostöcke in meinem Schrank«, schrieb der langjährige Bürger von Portland in seinem Artikel »Thorn into Feathers: coping with Chronic Illness« in einem kleinen Literaturmagazin. »Ich kann nicht mehr zur Arbeit gehen, deshalb haben weite Sweatshirts und auffällig gemusterte Freizeithosen die schnieken dreiteiligen Anzüge und Kragenhemden von früher ersetzt.« Selbst das Schuhebinden war Floyd jahrelang zu einer Herausforderung geworden.

Vor seiner Krankheit liebte Floyd Rock 'n' Roll, besonders Elvis Presley, die Everly Brothers, Buddy Holly, Fats Domino, Chuck Berry und Jerry Lee Lewis, sowie Broadway-Musicals wie *Camelot* und *South Pacific*. Musik war zur Unterhaltung da oder verschönte über Kopfhörer sein Morgenjogging. Dann führte ihn ein Freund an Mozartmusik heran, und Floyds Meinung änderte sich grundlegend. »Ich dachte, klassische Musik sei kompliziert und schwer und wäre nur etwas für vornehme Wichtigtuer«, gestand er, »geschrieben von Leuten ohne Vornamen, die dafür aber meist verschroben und tuberkulös waren und zerzaustes Haar hatten.«

In den folgenden zwei Jahren hörte Floyd täglich vier Stunden im Liegen Musik von Schumann, Beethoven, Chopin und Mozart. »Manchmal führte mich die Musik mitten in meine Trübsal, mitten in meine widerstreitenden Gefühle gegenüber allem, was mein Leben so verändert hatte«, berichtete er, »aber manchmal entführte sie mich auch in einen Bereich reinen Klanges, der Frieden brachte.« »Es ist nicht so, daß ich ohne Musik nicht überlebt hätte. Aber ohne sie hätte ich nicht begriffen, daß die Partitur, der mein Körper so lange gefolgt war, verändert worden war. Ich hätte nicht verstanden, daß sich die Sinfonie meines Körpers um einen langen, völlig chaotischen Satz erweitert hatte, der, obwohl düster und dissonant, wenn ich nur hinhörte, an einen Ort führte, der sich aufzusuchen lohnte.«

Floyd führte positive Veränderungen in seinem Leben durch. Er verbesserte seine Eß- und Schlafgewohnheiten, widmete der Entwicklung einer Liebesbeziehung mehr Zeit und zog aufs Land. »Ich erkannte, daß der Eros eine bemerkenswerte Heilkraft hat …«, erklärte er. Obwohl er seine Krankheit noch nicht vollständig überwunden hat, gaben diese Veränderungen Floyd neue Hoffnung und ein gewisses Maß an inneren Frieden. »Die Musik hat mich gelehrt, daß da in mir noch immer Harmonie ist, wenn ich nur genau genug hinhöre.«

Neuromuskuläre und skelettale Erkrankungen

Circa 20 Millionen Amerikaner leiden unter neuromuskulären und skelettalen Erkrankungen, die äußerst schmerzhaft und behindernd sind und manche Betroffenen auch zu Pflegefällen machen. In einer Studie wurden 25 Personen mit Gehbehinderungen oder abnormen Gehgeschwindigkeiten musiktherapeutisch behandelt. Unter den Testpersonen befanden sich sechzehn Erwachsene zwischen zweiundfünfzig und siebenundachtzig aus verschiedenen Pflegeheimen, einem Krankenhaus und einer Seniorenwohnanlage, die unter einem Schlaganfall, spastischen Erkrankungen oder schweren arthritischen oder skoliotischen Erkrankungen litten. An Musik hatte man fünf Märsche ausgesucht, die eine gute Gehgeschwindigkeit vorgaben, darunter »Stars and Stripes Forever«, »Triumphmarsch« aus Verdis *Aida*, *Seventy-six Trombones* aus *The Music Man* und *Semper Fidelis*. Die Testpersonen bekamen kleine Kassettenrecorder mit Kopfhörern und wurden je nach ihrer Fähigkeit unterwiesen, entweder auf den ersten Taktteil, den ersten und den dritten Taktteil, auf alle vier Taktteile oder einmal nur alle zwei Volltakte einen Schritt zu tun. Den größten Fortschritt machte ein sechsundsechzigjähriger Schlaganfallpatient, dessen Gehrate sich von einer 30sekündigen Pause zwischen jedem Schritt auf weniger als eine Sekunde verbesserte. Zehn erreichten den normalen Rhythmus, neun konnten ihren Zeitabstand nur um zwei oder drei Sekunden verbessern. An der Untersuchung nahmen auch ein paar Kinder teil. Ein siebenjähriges Kind mit Spina bifida verminderte seine Schrittpause von siebzehn auf acht Sekunden.

Paranoia und Kriegspropaganda

Willis Conover ist kein bekannter Name, zumindest nicht in den Vereinigten Staaten. Aber in Rußland und der früheren Sowjetunion, gilt Conover – sogar mehr noch als Michail Gorbatschow – als der Mann, der den Kalten Krieg beendet hat. Der Moderator der Voice of Amerika *Jazz Hour* seit 1955 bot schätzungsweise 30 Millionen Zuhörern hinter dem Eisernen Vorhang ein nächtliches Zweistundenprogramm mit Jazz und anderer rhythmischer, offiziell als »dekadent« verbotener Musik. Anläßlich seines Todes 1996 lobte ihn die New York Times als den Mann, »der den Kalten Krieg mit cooler Musik führte, um die Herzen von Millionen hinter dem Eisernen Vorhang festsitzenden Zuhörern zu erobern und ihnen Mut zu machen«. Im Editorial hieß es weiter, Conover hätte »sich als effektiver erwiesen als ein B-29-Geschwader. Kein Wunder, brachte er doch sechs Nächte pro Woche erste musikalische Qualität ins kommunistische Herzland«. In der Geschichte haben die Menschen schon mehrmals dank der Musik Zeiten der Tyrannei durchgestanden. Wie die Mauern von Jericho unter den Posaunenklängen einfielen, so zerbröselte auch die Berliner Mauer und das Gebäude des

Weltkommunismus unter den Klängen von Duke Ellington, John Coltrane oder Billy Taylor.

Parkinson

Ronald Price, Ph. D., Musikdozent an der Universität Northern Illinois, befiel mit 25 Jahren Parkinson, eine degenerative Nervenkrankheit. Außerdem diagnostizierten seine Ärzte an ihm eine Kinderlähmung. Price war Hornist, fühlte sich aber sehr zur Harfe hingezogen und entdeckte, daß seine Symptome verschwanden, wenn er sie einige Stunden spielte. Entschlossen, seine »Medizin« ernster zu nehmen, nahm er Harfenunterricht. Die Harfe hält ihn seither relativ symptomfrei, aber wenn er sie einige Tage lang nicht spielt, kehren die Symptome sofort zurück. Seine Sprache wird unverständlich, sein Gesicht erschlafft halbseitig, und er verliert die Kontrolle über seine linken Gliedmaßen.

Für die medizinischen Forscher steht fest, daß das Harfespielen die motorischen Fähigkeiten von Parkinson-Kranken stark verbessert. Die Synapsenfeuerung ist, wie wir in früheren Kapiteln gesehen haben, ein im Grunde musikalischer Vorgang. Schlicht gesagt erleichtert die Harfenmusik dem Parkinson-Patienten die Neustimmung.

Price gründete deshalb Healing Harps, ein Ensemble, zu dem weitere Musiker mit Behinderungen gehören und das den therapeutischen Prozeß einer breiten Öffentlichkeit bekannt macht.

Psychosoziale Entfaltung

Behinderte Kinder entwickeln sich oft langsamer als andere Kinder, sind häufig verschlossen und haben wenige soziale Fertigkeiten. Bei einer Studie über die Auswirkung der Musik auf die Sozialisation nahmen zwölf behinderte Kinder zwischen drei und fünf Jahren zusammen mit fünfzehn Vierjährigen aus einer Vorschule an einem Musikprogramm teil. Die Kinder trafen sich acht Monate lang einmal wöchentlich. Die soziale Interaktion zwischen ihnen nahm von 69 Prozent am Anfang der Studie auf 93 Prozent am Ende zu. Der Prozentsatz von Kindern, die sich für jemanden aus der anderen Gruppe interessierten, stieg von 7 auf 46 Prozent. Die Forscher schlossen daraus, daß behinderte Kinder, die Musik hören und mit normal entwickelten Kinder spielen, lockerer und aufgeschlossener werden.

Rehabilitation

Am Bryn Mawr Rehab, einem Rehabilitationszentrum in Malvern, Pennsylvania, setzt die Musiktherapeutin Connie Eichenberg Musik und Visualisationstechniken ein, um ihren Patienten bei der Schmerzüberwindung zu helfen. Während einer Sitzung ließen sie und ihr Volontär Peter Patane die Patienten Musikinstrumente aus einem Einkaufswagen aussuchen, in dem sich Trommeln, Kuhglocken und andere selbstgemachte Instrumente befanden.
Ed Ghamyem, der Meningitis spinalis hatte und unter pochenden Kopfschmerzen litt, suchte sich eine Holztrommel und Trommelstecken aus. Richard Fleming, ein ehemaliger Imker, suchte sich eine große, weiße, aus einem Latex-Farbeimer gefertigte Trommel aus, die er mit einem großen Schaumstoffschlegel schlug. Er sollte sich von einem Schlaganfall erholen. Während Eichenberg und Patane auf Instrumenten ein Meeresrauschen nachmachten, spielten die beiden Männer ihre Trommeln. Durch die Vergegenwärtigung ihrer Schmerzen und die Möglichkeit, sie durch Schall zu überdecken, machte ihnen ihre Trommelei Spaß.

Rückenschmerzen

Der Harfe wurden schon immer schmerzlindernde Eigenschaften nachgesagt. In der Bibel spielt David das Instrument, um Saul von einem »bösen Geist« zu befreien. Im alten Irland erzählten die keltischen Barden zu ihrem Harfenspiel Geschichten, mit denen sie zugleich heilten und jahrhundertealtes, mündliches Erbe überlieferten. Im mittelalterlichen Frankreich sang man in der Abtei von Cluny zur Harfe, um Sterbende zu begleiten. »Die Dichter taten gut daran, in Apollo die Musik und die Medizin zu vereinen«, erklärt Francis Bacon in New-Atlantis, »da es die Aufgabe der Medizin ist, die wundersame Harfe des menschlichen Körpers neu zu stimmen.« Eine Pionierin der Harfentherapie ist die gelernte Krankenschwester Sarajane Williams, ehemalige Leiterin des Herzkathederisierungslabors und eine auf chronische Schmerzen spezialisierte Biofeedbacktherapeutin. Sie leitet nun das Shepard Hills Counseling Center in Allentown, Pennsylvania, dort behandelt sie Patienten mit chronischen Rückenschmerzen, Kopfschmerzen, Streß, Angst und Depression. Bei ihrer Harfentherapie, die mit einem Biofeedbacktraining oder einer Beratung verknüpft ist, kommt ein klangverstärkender, tragbarer Massagetisch zum Einsatz. Vor und nach jeder Sitzung stufen die Patienten ihre Schmerzen auf einer neunstufigen Schmerzskala ein, damit Veränderungen festgehalten werden können. Anhand sechzehn neuerer Krankengeschichten stellte Williams fest, daß sich die Schmerzen und Verspannungen in allen Körperbereichen durchschnittlich um ein Drittel bzw. drei Punkte verringerten. Die stärkste Linderung trat in den Beinen, am Rücken und an den Schultern auf. Williams hält die Harfe für besonders effektiv, weil ihr breites Frequenzspektrum – vom tiefsten C mit 32,7 Hertz bis zum hohen G mit 3136 Hertz – den ganzen Körper vibrieren läßt. Mit dieser breiten Palette an Oktaven läßt sich durch die Glissandotechnik (bei der man mit dem Nagel eines Fingers über alle Seiten einer Tonlage gleitet) eine ätherische Wirkung erzielen.

In ihren Beratungssitzungen stützt sich Williams auf die Tonleitern, wobei sie zunächst die C-Dur-Tonleiter über mehrere Oktaven mehrmals auf und ab »schreitet«. Der Kunde gibt an, wo er die Töne in seinem Körper spürt. Dann wechselt Williams zur D-Dur-Tonleiter und wiederholt die ganze Prozedur. Wenn ein bestimmter Körperteil schmerzt, sucht Williams nach den in diesem Teil besonders gut resonierenden Noten. Hat sie diese wohltuenden Töne herausgefunden, spielt oder improvisiert sie ein auf diesen Tönen aufbauendes Musikstück. Mit dem Nachlassen der Verspannung fließt die Energie wieder freier durch den Körper, so daß Heilung stattfinden kann. Durch die Tiefenentspannung schließlich werden Betaendorphine ausgeschüttet, die Schmerzen lindern und die Stimmung heben.

Williams sieht in der Harfe ein altes Heilinstrument, welches das Tor zum Unterbewußtsein öffnet und Bilder, Erinnerungen und anderes Symbolmaterial wachruft. Dieses Material läßt sich in den Beratungssitzungen verwenden und macht manchmal die tieferen Gründe der Schmerzen bewußt.

Schizophrenie

Vor rund vierzig Jahren entdeckte der Hals-Nasen-Ohren-Spezialist Dr. Paul Moses, der an der medizinischen Fakultät der Universität Stanford Neurosen stimmlich erforschte, bei seinen schizophrenen Patienten ein wiederkehrendes Muster. Er stellte fest, daß ihre Stimmen mehr rhythmisch als melodisch waren. Es dominierten höhere Laute, und die nasale Resonanz war gering. Die Stimme konnte nicht gleiten; sie sprang von Tonlage zu Tonlage, und die Worte wurden ungewöhnlich betont.

Erhielten die Patienten ein Sprech- und Summtraining, so erkannte Moses, daß einige ihrer neurotischen und psychotischen Verhaltensweisen verschwanden. Das Singen war weniger hilfreich, aber

Summen, Sprechen und kreatives Dialogisieren veränderten ihr Verhalten.

Laut U. S. Alcohol, Drug Abuse, and Mental Health Administration ergab eine an Moses' Erkenntnisse anknüpfende Studie, daß Schizophrene weniger halluzinative Stimmen hörten, wenn sie leise summten. Ärzte am UCLA Research Center im Camarillo State Hospital stellten fest, das Summen andere Geräusche übertönte, einschließlich der unhörbaren, mitunter als Stimmen wahrgenommenen Muskeltätigkeit. Untersucht wurden Patienten in stationärer Behandlung, deren ganz leises Mmmm-Summen zu einer 59prozentigen Abnahme der Gehörhalluzinationen führte.

In einer umfangreichen Kontrollstudie an einundvierzig erwachsenen Schizophrenen am Royal Edinburgh Hospital und der Universität Edinburgh in Schottland ging es den Patienten nach einer Reihe individueller Musiktherapiestunden klinisch besser. Die Testpersonen erhielten über zehn Wochen eine Einzeltherapiestunde pro Woche, während die Kontrollgruppe die Therapie nur in der ersten und zehnten Woche erhielt.

Man ermutigte die Patienten, auf einer Reihe von Instrumenten, darunter Bongotrommeln, Baßtrommeln, Wirbeltrommeln, Bekken, Marimbas und Xylophonen, zu improvisieren. Im Lauf dieser Therapiestunden verbesserten sich, mit der Improvisation, das Zuhörvermögen und die Kooperationsbereitschaft. Interessanterweise machten die am schwersten erkrankten Patienten die größten Fortschritte, da das Musikmachen eine intensive, nichtverbale Interaktion förderte und so die Kommunikationsfähigkeit der Patienten erhöhte.

Schlaflosigkeit

Elizabeth ist eine Psychotherapeutin, die einen meiner Workshops besuchte, um in ihrer Praxis effektiver mit Musik arbeiten zu können. Ich bat sie bei einer Kursdemonstration, einen Laut von hoch bis tief, von Kopf bis Fuß »gleiten« zu lassen. Bei diesem Glissando trat im mittleren Tonbereich ein auffälliger Sprung in ihrer Stimme auf – eine seltsame Blockade, die auf eine Verspannung hinwies. Ich bat sie, sich hinzulegen, das Glissando zu wiederholen und dazu eine auf ihren Bauch gelegte Trommel zu schlagen. Das Ergebnis war verblüffend. Als sie in ihren Körper trommelte, öffnete sich Elizabeths Stimme zu einem tiefen, reichen Laut. Sie begann zu weinen, fuhr aber noch fünf Minuten mit dem Trommeln fort, den Rhythmus in den Körper aufnehmend. Ich riet Elizabeth, das Intonieren fortzusetzen, dabei den Kiefer locker zu lassen und sich den Rumpf mit Klang erfüllt vorzustellen. Zwei Wochen später gestand sie, daß sie seit fünf Jahren wegen chronischer Schlaflosigkeit Halcion nahm, ein sehr abhängig machendes Schlafmittel. Sie hatte das Gefühl, das Intonieren würde sie von dieser Abhängigkeit wegführen. Innerhalb eines Monats gelang es Elizabeth, ohne Medikament durchzuschlafen, und seitdem hat sie keine Schlafprobleme mehr.

Schlafprobleme lassen sich musiktherapeutisch leicht behandeln. In einer an der medizinischen Fakultät der Universität Louisville durchgeführten Studie hörten 25 ältere Patienten, Männer und Frauen, Barock- und New-Age-Musik, die etwas langsamer war als der normale Herzschlag. Wie es in dem 1996 im *Journal of Holistic Nursing* erschienenen Bericht heißt, konnten alle Patienten, außer einem, besser schlafen, und einige konnten ihre Schlafmitteleinnahme einstellen.

Schlaganfall

Die Musik hat sich in der Rehabilitation von Schlaganfallpatienten besonders bewährt. In einer Studie, über die das *Journal of the American Medical Association* berichtete, stellten Wissenschaftler aus Colorado fest, daß Schlaganfallpatienten, die drei Wochen lang täglich eine halbe Stunde über das Gehör rhythmisch stimuliert wurden, im Vergleich zur Kontrollgruppe einen besseren Tonfall und Gang und eine größere Schrittsicherheit hatten. Die rhythmische Stimulation bestand aus den Taktschlägen eines Metronoms, das in eine vom Patienten ausgewählte Musik eingeblendet worden war, die dieser dann über einen Walkman anhörte. Diese Musiktherapie hatte eine Langzeitwirkung. Die Patienten behielten ihre während des Trainings erworbene Gangart bei. Dr. Michael Thaut, ein bekannter Musiktherapeut, der die Studie leitete, führte diese Verbesserung auf das Phänomen des Einrastens zurück, das die vom Schlaganfall gestörten Gehirnfunktionen wieder normalisiert.

Die Zeitschrift berichtete ferner, daß in einer schottischen Kontrollstudie rein zufällig ausgewählte Testpersonen, die eine Musiktherapie erhielten, weniger depressiv und ängstlich sowie kommunikativer waren als jene in langer stationärer Behandlung befindlichen Schlaganfallpatienten, die nur die Standardversorgung erhielten.

Schreibblockade

Elaine, eine alleinerziehende Mutter mittleren Alters, suchte wegen ihres neunjährigen Sohnes das Sound Listening und Learning Center in Phoenix auf. Er hatte große Schulprobleme, konnte noch nicht lesen und war äußerst verschlossen. Nachdem sie dem kostenlosen Hörprogramm für Eltern dreißig Minuten lang zugehört hatte, meldete sich Elaine für ihr eigenes individuelles Hörtraining an, da sie das Gefühl hatte, daß ihr die Tomatis-Methode ebenfalls helfen könnte. Sie erzählte dem Leiter Billie M. Thompson, wie unglücklich sie seit Jahren mit ihrem Beruf als Textverarbeiterin sei. Müde von ihren eigenen Problemen und denen ihres Sohnes hatte sie es gründlich satt, Dinge immer nur begeistert anzufangen, aber nie zu Ende führen zu können, das deprimierte sie einfach.

Elaine schilderte einen immer wiederkehrenden Traum, in dem sie auf der Wiese einen Grashüpfer ziellos hin und her springen sah. Sie wollte immer schon gerne Schriftstellerin werden, hatte aber Angst, auch hier zu versagen. Sicherlich würde es bei ihr nicht zu einem Poesiekurs an der Uni reichen.

Elaine begann während des Tomatis-Hörtrainings flüssig zu schreiben, bewarb sich danach mit ihren Gedichten an der Uni und wurde für den Kurs zugelassen. Sie war so gut, daß sie sich schließlich zu einem Magisterstudium an der Universität New Mexico entschied. Sie kündigte ihren Job, wurde ordentliche Studentin und verfolgt nun ernsthaft ihr Ziel, Schriftstellerin zu werden. Elaine ist jetzt mit zwei großen Projekten beschäftigt, eines davon ein Buch. Glücklich schickte sie dem Tomatis-Personal ein Gedicht über die neue Beziehung zwischen ihr und ihrem Sohn. Viele Menschen brauchen eben zur Überwindung ihrer Angst und Unsicherheit wie Elaine nur den Anstoß, sich zu erlauben, kreativ zu sein.

Schürfwunden

Blutergüsse, Schürf- und Schnittwunden sind bei Kindern nichts Ungewöhnliches. Doch auch kleinere Wunden, die sich leicht behandeln lassen, erschrecken und tun weh. Flo ist Krankenschwester, zuständig an der staatlichen Grundschule in Dallas für die Erste Hilfe. Sie erzählte mir, daß ihr die Benutzung eines Kassettenrecorders enorm weiterhalf. Sie stellte sich zehn Musikkassetten mit heiterer, wiegenliedähnlicher Musik zusammen, darunter die *Spielzeugsymphonie,* die *Nußknacker-Suite* und Songs aus Walt Disney-Filmen.

Kam ein verletztes oder krankes Kind ins Erste-Hilfe-Zimmer, sah sie sofort, welche Kassette in diesem Fall benötigt wurde. Flo konnte auch genial verarzten. So erzählte sie mir einmal: »Ich denke mir Bilder aus, die den Kindern den Umgang mit Verletzungen erleichtern. Statt ihnen zu sagen, daß das Antiseptikum einige Minuten brennen wird, erzähle ich ihnen, daß ich einen prickelnden Heiler in ihre Schürfwunde schicke. Ich rate ihnen, dabei zu summen, damit der Kratzer schneller verheilt. Das Summen ist eines der besten Mittel, um Tränen zum Versiegen zu bringen. Die Musik ermöglicht mir, effizienter zu helfen.«

Schwangerschaft und Wehen

Die Anwendung von Musik in der Schwangerschaft, bei Geburt und in früher Kindheit stellt eines der am schnellsten wachsenden Fachgebiete der Musiktherapie dar. Die Tomatis-Hörmethode hat sich bei Schwangeren als besonders erfolgreich erwiesen. Eine Studie am Vesoulkrankenhaus in Frankreich ergab, daß Schwangere, die während des achten Schwangerschaftsmonates an einem Tomatis-Training teilnahmen, kürzere Zeit im Krankenhaus verbrachten und weniger Komplikationen hatten. Fünfzig Frauen wurden in drei Gruppen eingeteilt, eine wurde konventionell auf die Geburt vorbereitet, eine wurde überhaupt nicht vorbereitet, eine andere vertiefte sich in das Tomatis-Hörtraining. Bei der ersten Gruppe dauerten die Wehen durchschnittlich dreieinhalb Stunden, bei der zweiten vier Stunden und bei der Tomatis-Gruppe nur zweieinhalb Stunden. Ein Kaiserschnitt war bei nur vier Prozent der Tomatis-Gruppe nötig, gegenüber 13 Prozent bei der vorbereiteten und 15% der unvorbereiteten Gruppe. Sechzig Prozent der Tomatis-Gruppe brauchten keine Medikamente, im Gegensatz zu 46% der konventionell vorbereiteten und 50 Prozent der unvorbereiteten Mütter. Die Frauen, die das Hörtraining machten, hatten auch weniger Angst vor der Geburt.
Aufgrund solcher Studien haben bereits viele Krankenhäuser und Entbindungskliniken ein musiktherapeutisches Angebot. In Austin,

Texas, kümmern sich Hope Young und Karen May um Frauen und ihre Geburtshelfer, um Komplikationen vorzubeugen. Die werdenden Eltern suchten zunächst wehenstadiengerechte Musik aus, die sie zur Entbindung gerne hören würden. Eine Vielzahl von Bändern stünde zur Auswahl – Klassik, Rock 'n' Roll, Country-Western und Blues, gespielt auf Klavier, Gitarre und Blasinstrumenten, erklärte Young im Journal of the *American Medical Association.*

Während der Wehen bestimmt die werdende Mutter die Lautstärke der Musik über Fernbedienung selbst, so daß sie sich ihr nicht ausgeliefert zu fühlen braucht. In den Anfangsstadien der Wehen ist die Musik langsam, ruhig und entspannend, mit wenigen Lautstärken- und Tempoänderungen. In den späteren Stadien nimmt das Tempo zu, und flotter Beat spornt die Mutter zu größerer körperlicher Anstrengung an. Nach der Geburt des Kindes hören sich die Eltern noch ein oder mehrere zur Feier des freudigen Ereignisses ausgesuchte Titel beziehungsweise Musikstücke an.

Die geprüfte Geburtshilfelehrerin Beverly Pierce unterrichtet seit drei Jahren in ihren Kursen Intonieren, und die Reaktion der Frauen und Paare darauf ist durchweg positiv. Viele der Frauen, die während der Schwangerschaft intoniert haben, sprechen von einer beruhigenden Wirkung – durch die sie in einer Zeit großer persönlicher Veränderung ausgeglichener blieben. Belinda zum Beispiel intonierte ein möglichst tiefes, fünf- bis zehnminütiges »Mmmm«. Dabei vibrierte ihr ganzer Rumpf mit. So verlief trotz des stressigen Familienalltags für sie und ihr Baby die Schwangerschaft glücklich und komplikationslos.

Karen, die einen sehr stressigen, hektischen Beruf hatte, zweifelte ständig an der Richtigkeit ihres durchgesetzten Kinderwunsches. Sie intonierte achtmal wöchentlich zehn Minuten. Die Übungen brachten sie innerlich zur Ruhe und stimmten sie zuversichtlich. »Karen«, sagte Pierce, »mußte durch das Intonieren sozusagen auf sich selbst hören.«

Priscilla intonierte, um etwas gegen ihre normalen Schwangerschaftsbeschwerden zu tun. Schmerzhafte Beinkrämpfe bekämpfte sie mit einem »Oh«, das sie ins Bein hinunterschickte und dort vibrieren spürte. »Es half mir durch«, sagte sie. Eine andere Frau, Sarah, intonierte »Ah« und »Oh« während ihrer Braxton-Hicks-(Spätschwangerschafts-)Kontraktionen, und die Laute halfen ihr, lockerzulassen.

Einige Frauen intonieren während der Schwangerschaft nicht, weil sie sich albern dabei vorkommen. Kennen sie aber einmal die Technik, kann man wetten, daß sie sich bei der Geburt daran erinnern, sollten die Schmerzen überhand nehmen. Katherine, die das Intonieren »schrecklich« fand, intonierte während der Wehen plötzlich ein tiefes »Uh«. Mit geschlossenen Augen ließ sie ganz versenkt den wohltuenden, tiefen Laut in ihren Körper ausstrahlen. Bei den Preßwehen schlug ihre Stimme ins Hysterische um – was alles nur noch verschlimmerte. Pierce leitete Katherine sofort zu bewußtem tiefen Stöhnen an, das ihr beim Sichöffnen half.

Manchmal finden junge Mütter das Intonieren auch zur Beruhigung des Babys hilfreich. Linda, die während der Schwangerschaft allabendlich intoniert hatte, nahm diese Praxis wieder auf, als ihr Sohn ein paar Monate alt war, der sehr zu ihrer Freude mitmachte. Mit sechs Monaten sang er sich nachts manchmal selbst in den Schlaf!

Tinnitus

Eine der häufigsten Ohrenbeschwerden ist der Tinnitus aurium bzw. das Ohrensausen. Rund 10 Prozent der Bevölkerung leiden im Laufe ihres Lebens einmal unter diesen unangenehmen – bis quälenden – Ohrgeräuschen. Berühmte Leidtragende sind unter anderem William Shatner und Leonard Nimoy vom Star Trek, Schauspieler Steve Martin und die frühere First Lady Rosalynn Carter.

Diese Störung kann eine ganze Reihe von Ursachen haben, darunter Bluthochdruck, Arteriosklerose, Atemwegsinfektionen, multiple Sklerose, Mangelernährung, Kiefergelenkbeschwerden, Migräne, Anämie und Paget-Krebs. Ohrgeräusche können darüber hinaus lärm- oder auch medikamentenbedingt auftreten. *The Physician's Desk Reference* listet über siebzig Medikamente auf, die Tinnitus verursachen oder verschlimmern können, darunter Aspirin, Chinin, Diuretika und Aminoglykosid-Antibiotika. Auch Kaffee, Tee und Zigaretten sowie Natriumglutamat, Antibabypillen, Lebensmittelfarben und Marihuana sollen das Ohrensausen verschlimmern.

Tinnitus äußert sich verschieden, und es gibt dagegen keine Standardbehandlung. Chronische Fälle können Jahre dauern, und das Sausen hat viele Leidtragende völlig zermürbt, einige sogar in den Selbstmord getrieben. Selten heilbar, kann es zumindest teilweise gelindert werden. Zu den gängigen Therapien gehören Hörhilfen, Biofeedback, Drogentherapie, Nahrungsergänzung, Elektrobehandlung und Akupunktur.

Zu den vielversprechendsten neuen Behandlungsformen gehört das »Maskieren«. Seit der Antike ist bekannt, daß äußere Klänge Tinnitus stoppen können. »Warum«, fragte Hippokrates, einer der Titanen der westlichen Medizin, »hört das Sausen in den Ohren auf, wenn man einen Laut macht?« Die moderne Anwendung dieses Prinzips geht zurück auf eine schicksalhafte Begegnung zwischen Jack Vernon, der sich am National Institutes of Health der Tinnituserforschung widmet, und Dr. Charles Unice, der selbst an Tinnitus leidet und Präsident der American Tinnitus Association ist. Einmal gingen die beiden in Portland durch einen Park zum Mittagessen. Als sie an einem Kaskadenspringbrunnen vorbeigingen, fiel Unice sein verschwundenes Ohrensausen auf. Das leise Wasserplätschern übertönte es völlig!

Aus diesem Zusammentreffen entstand die Idee eines kleinen hörhilfeähnlichen Gerätes, das durch seine Geräusche das unerwünschte Klingen ausschaltet. Vernon kontaktierte größere Hörgerätehersteller, und schließlich kam ein kleines, tragbares Gerät auf den Markt, der sogenannte Masker. Die ersten Modelle erzeugten ein

Klangspektrum, das die spezielle Tinnitusfrequenz enthielt. Die neuere Forschung in Japan ergab, daß bei einigen Patienten tinnitusähnliche Frequenzen bessere Erfolge erzielen. Beide Modellarten sind auf dem Markt und führen bei 70 Prozent der Tinnituspatienten nach deren eigenen Angaben wenigstens zu einer teilweisen Besserung.

Toilettentraining

Wie viele Kinder hatte Sherri mit dem Sauberwerden Probleme. Verzweifelt wandten sich ihre Eltern an Deforia Lane, eine Musiktherapeutin am Rainbow Babies and Children's Hospital in Cleveland. Als diese bemerkte, daß Sherri ruhig und konzentriert wurde, wenn sie Musik hörte, konstruierte sie einen musizierenden Topf, der »Mary Had a Little Lamb« spielte, wenn man sich darauf setzte. Als das kleine Mädchen den Mechanismus dieses Topfes begriff, konnte sie ihn gar nicht oft genug benutzen und hörte beim Pipimachen mit ihrem ständigen Händeschütteln auf. »Schließlich«, bemerkt Lane in ihrem Buch *Music as Medicine* »lernte sie nicht nur, auf den Topf zu gehen, sondern auch langsam zu pinkeln, damit die Musik länger dauerte.«

Trauer

Bill wurde am Ostersonntag 1991, kurz nach dem Tod seines engen Freundes Roland, schwer krank. Die beiden waren über dreißig Jahre lang miteinander befreundet gewesen, und obwohl Roland schon seit einiger Zeit die Lou-Gehrigs-Krankheit hatte, war sein Ableben für Bill ein Schock. Binnen weniger Tage entwickelte er eine Gesichtstaubheit. Seine Augen tränten ständig, und das linke konnte nicht einmal mehr blinzeln. Bill, der nicht einmal mehr pfeifen konnte, suchte einen Allgemeinarzt, einen Facharzt und einen Zahnorthopäden auf. Die Ärzte vermuteten eine Paralyse, aber Bills Symptome paßten nicht in das klassische Muster. Bei seinem Gespräch mit Chris Brewer, einem Musiktherapeuten aus Kalispell, Montana, gestand Bill, daß er sich mit dem Tod seines Freundes noch nicht wirklich auseinandergesetzt habe. Brewer schlug für die Trauerarbeit eine musikinduzierte Phantasiereisebehandlung vor.

In der Sitzung stellte sich Bill ein Treffen mit Roland vor, bei dem sie Abschied nahmen, und er sah, daß es seinem Freund gutging. Als Brewer den Pachelbel-Kanon spielte, sah er wie Bill am ganzen Körper zitterte und ihm die Tränen nur so über das Gesicht liefen. Bill sprach kein Wort, aber man konnte spüren, was er durchmachte. Bald nach dieser Sitzung kehrte das Empfinden in sein Gesicht zurück, keine weitere Lähmung trat mehr auf. Seine Ärzte, die eine Operation erwogen hatten, waren mehr als erstaunt.

Trauma

Maria kam 1939 mit eine Hasenscharte in einer deutschen, röm.-kath. Familie als Frühgeburt zur Welt. Ihre Mutter starb kurz darauf im Krankenhaus, und sie wurde von der Schwester ihrer Mutter großgezogen, die des Kindes wegen mit dem Vater eine Ehe einging. Wegen ihrer Behinderung wäre Maria beinahe im Brutkasten an der Fläschchennahrung erstickt.

Maria sprach als kleines Kind so undeutlich, daß nur ihre Eltern sie verstehen konnten. Anfang 1940 grassierte in Deutschland der rassenmörderische Wahn, den nicht nur Juden, sondern auch alle jene zu spüren bekamen, die keine »gute Erbmasse« hatten. Dazu gehörten geistig und körperlich behinderte Menschen, welche die Nazis in »Krankenhäuser« brachten, wo sie dann spurlos verschwanden.

Als die kleine Maria eines Tages im Garten spielte, hörte sie die Nachbarin sagen: »Wie können sie dieses Ding da leben lassen?« Maria sagte, sie habe von da an gewußt, daß sie weder schreien, jammern oder sonst irgendeinen Ton von sich geben durfte, der »nicht richtig« war; andernfalls würde sie getötet. Es war so, als wäre eine Tür hinter ihr zugeschlagen. Sie fühlte sich in einen durchsichtigen Käfig eingesperrt, in dem sie zwar gesehen, aber niemals gehört werden konnte.

Jahre später wurde Maria an ihrer Lippe operiert und lernte verständlich, wenn auch nicht sehr deutlich, zu sprechen. Molly Scott, Pädagogin, Psychotherapeutin, Sängerin, Komponistin und Erfinderin der Resonanztherapie, einem auf die Stimme konzentrierten psychosomatischen Training, lernte Maria in Hamburg kennen, als diese zu ihr in die Beratung kam. Scott ermutigte sie, sich lautlich mit ihrem Körper in Verbindung zu setzen, der, so war sie überzeugt, das richtige Heilmittel kannte. Maria stand zitternd auf. Zunächst machte sie leise »Uh«-Laute. Dann kam »Ah«. Dabei schwollen die Töne an, wechselten sich mit Schluchzern ab, als der Schmerz und die Angst jener erstickten Kindheit über ihre Stimme aus dem Körper wichen. Hin und wieder hielt sie inne und stand wie versteinert da, und Scott fragte sie, ob sie weitermachen wolle. Maria antwortete mit einem Ja. Sie wußte, daß sie über sich hinauszuwachsen hatte.

Nach mehreren Sitzungen in der sicheren Umgebung des Studios traute sich Maria ihre Stimme angstfrei zu gebrauchen. Es war äußerst wichtig, dies zunächst in Gegenwart einer anderen Person zu beweisen. Maria hatte jetzt die Mittel, sich in der Abgeschlossenheit ihrer Wohnung, ihres Autos oder ihres Büros ihre Gefühle klanglich zu vergegenwärtigen – Mittel, die ihr die in der Kindheit verwehrte Einlösung des lautlichen Geburtsrechtes erlaubten.

Elena litt ebenfalls unter erzwungener Schweigsamkeit. Wie bei Anne Frank in Holland änderte sich ihr Leben über Nacht, als ihre Familie die komfortable Wohnung in Belgien verlassen mußte, um sich vor den Nazis zu verstecken. Tagsüber lebte die Familie zusammengedrängt in einem Keller, dessen Fenster abgedeckt waren, damit sie niemand verraten konnte. Elena war zwei Jahre alt – ein Alter, in dem die meisten Kinder mit großem Spaß das Sprechen lernen. Jetzt mußte sie absolut still ein: Ihr Leben und das ihrer Familie hingen davon ab. Nachts wagten sie sich gelegentlich vorsichtig auf die Straße, aber unter Tags harrte die Familie still in der Dunkelheit.

Viele Jahre später kam Elena, heute selbst eine Therapeutin, wegen ihrer Stimmblockade, die sie loswerden wollte, zu Molly Scott. Scott zeigte ihr eine Stimmöffnungsübung – bei der wie im Stimmglissando wiederholt so hoch und so tief wie möglich gegangen wird. Elena warf sich erschrocken auf den Boden, zitterte und weinte. Das Geräusch hatte sie an die Sirenen erinnert, die damals in der Stadt Bombenalarm gaben. »Wegen ihrer Einschränkung und erzwungenen Schweigsamkeit hatte sie kein schallendes Gelächter, kein aufgebrachtes oder ärgerliches Kindergeschrei, kein vergnügtes Kichern erlebt«, sagte Scott, »kein Wunder, daß der Laut solche Reaktionen bei ihr hervorrief.«

Im Lauf ihrer musikalischen Sitzungen durchlebte und befreite sich Elena von unterdrückten Erinnerungen und Gefühlen im Umfeld jener zwei Jahre, die sie und ihre Familie in diesem Keller durchlebt hatten. Die Stimmöffnungsarbeit war hart, aber schließlich erfolgreich. »Durch die Wiedergewinnung der verlorenen Resonanzanteile«, faßte Scott zusammen, »holte Elena nicht nur Entwicklungsschritte nach, sondern entfaltete sie auch Vitalität, Kreativität und Lebensfreude.«

Schwester Mary Elizabeth hatte aufgrund eines Unfalls vor zwanzig Jahren ein schlimmes Knie, der die Entfernung loser Knorpel nötig gemacht hatte. Bald plagten sie in ihrem steifen Knie Arthritisschmerzen. Ihr steifes rechtes Bein fiel ihr besonders beim Gottesdienst auf, wenn es beim Knien nach hinten abstand. Schwester Mary Elizabeth arbeitete selbst in einem großen Stadtkrankenhaus als Musiktherapeutin. Sie glaubte an die Heilkraft der Musik und hatte deren Wirkung an Kindern, Jugendlichen und unheilbar Kranken erlebt. Um sich weiterzubilden, schrieb sie sich für ein zweijähriges Ausbildungsprogramm für musikinduzierte Phantasiereisen ein. Sie hoffte, nach dieser eigenen Erfahrung anderen Menschen besser helfen zu können, besonders Patienten mit Brandwunden.

Sie staunte, was sie während ihrer Ausbildung alles über sich selbst erfuhr – durch die Bilder, die aus ihrer Kindheit hochkamen. Sie war ein Adoptivkind und suchte als Erwachsene nach ihrer leiblichen Mutter, die sie als Einundzwanzigjährige schließlich in einem Pflegeheim wiederfand. Allerdings im letzten Stadium einer Hirnhautentzündung. Die 55jährige Frau konnte nicht mehr sprechen und starrte auf ihre Tochter, die sie schon vor langer Zeit weggegeben hatte. Verwandte klärten Mary Elizabeth über ihr eigenes Schicksal auf. Ihre Mutter war im vierten Jahr ihrer Witwenschaft schwanger geworden, damals galten uneheliche Schwangerschaften als etwas Verwerfliches, so gebar sie ihr Kind im verborgenen. Mary wurde sofort nach ihrer Geburt zur Adoption freigegeben.

Auf ihren musikinduzierten Phantasiereisen wurde Mary mit Gefühlswelten aus Angst und Verlassenheit konfrontiert. Während einer Sitzung verkrampfte sie sich plötzlich, wie unter einem Stromstoß, so ihre spätere Beschreibung dieses Zustands. Carol A. Bush, Marys Lehrerin, fürchtete sogar, es könnte sich um einen Anfall handeln. Aber nach der Sitzung wirkte Mary ruhig, beinahe selig. »Wir hatten zur Detailbesprechung dieser Reise keine Zeit, da sie in einem benachbarten Nonnenkloster in die Abendmesse wollte«, sagte Bush, »als wir dies später nachholten, erinnerte sie sich ehrfürchtig, wie ihr mitten in der Messe plötzlich auffiel, daß sie auf ihrem kaputten Knie kniete, und zwar zum ersten Mal seit zwanzig Jahren ohne Schmerzen!«

Später brachte Marys Arzt sein Erstaunen darüber zum Ausdruck, wie flexibel und schmerzfrei ihr Knie geworden war. Aus medizinischer Sicht blieb unklar, wie diese Besserung mit der Befreiung lange zurückgehaltener Gefühle zusammenhängen konnte. In der orientalischen Medizin jedoch stehen Knie (und Ellbogen) unter dem Einfluß der Leber, die als Sitz der Wut gilt. Möglicherweise löste Mary durch die Verarbeitung ihrer Wut, alleingelassen worden zu sein, die seit Jahren in ihrem Knie angesammelte Steifheit auf. Bush schloß: »Schwester Mary Elizabeth hat nun das Gefühl, daß sich ihr Leben durch die musikinduzierten Phantasiereisen geändert hat. Sie ist heiterer geworden, und das geheilte Knie bewies ihr, daß Gott und die Musik wirklich stets für sie da sind.«

Übergewicht

Teenager leben besonders gewichtsbewußt. Gewichtsbezogene Krankheiten wie Magersucht, Bulimie und Fettleibigkeit sind unter ihnen erschreckend weit verbreitet. Anna, eine übergewichtige und introvertierte Teenagerin, hörte, sobald sie depressiv war, Rockmusik, und zwar um so lauter, desto niedergeschlagener sie sich fühlte. Sie ließ sich von der Klangtherapeutin Joy Gardner-Gordon behandeln, die ihr das psychisch entlastende Intonieren beibrachte. Als Anna ihre Gefühle lautlich ausdrücken konnte, wuchsen ihr Selbstvertrauen und ihre Selbstachtung. Sie wurde heiterer und fühlte sich wie neugeboren. »Rockstars tun das, was Teenagern von ihren Eltern verboten wird«, erklärt Gardner, »sobald Anna sich traute selbst lauthals zu singen und zu schreien, mußten das keine Rockstars mehr für sie ersatzweise tun.« Annas Eßsucht verschwand, sie nahm binnen zweier Monate vierzig Pfund ab. Obwohl sie gelegentlich noch Rockmusik hört, tut sie das nicht mehr in ruinöser Lautstärke oder maßlos übertrieben.

In unserer modernen Industriegesellschaft leidet fast jeder zweite an Übergewicht. Auch in den Entwicklungsländern stellen Übergewicht und Fettleibigkeit ein wachsendes Problem dar. Eines der ersten musiktherapeutischen Experimente zur Gewichtsabnahme wurde kürzlich in China durchgeführt. Chen, eine vierunddreißigjährige Ärztin, brachte mit ihren 1,56 m 168 Pfund auf die Waage. Sie hatte in den vergangenen vier Jahren laufend zugenommen. Chen war blaß, schwunglos und kurzatmig und wies viele Symptome der Fettleibigkeit auf, wie einen unregelmäßigen Puls, geschwollene Hände und Füße, eine belegte Zunge, einen weichen Stuhl und depressive Verstimmungen.

Am 1. Mai 1993 begann Chen eine holistische Behandlung, zu der eine Musiktherapie, Körperübungen und eine Diät gehörten. Sie hörte sich täglich dreimal vor den Mahlzeiten Teil 1 von *Fettleibigkeit* an, einer chinesischen CD mit Musik zum Abnehmen, und machte ein paar moderate gymnastische Übungen dazu. Chen nahm außerdem einen chinesischen Kräutertrank ein. Einen Monat später hatte sie bereits 7½ Pfund abgenommen. Ab dem 5. Juni erhielt Chen zweimal täglich eine Akupressurpunktestimulation mit einem elektrischen Apparat, der die Akupressurpunkte musikalisch beschallte. Am 30. August war ihr Gewicht auf gesündere 128 Pfund gefallen, und die Forscher führten ihren bemerkenswerten Erfolg hauptsächlich auf die musikalische Behandlungskomponente zurück.

Verbrennungen

Schwere Verbrennungen sind mit fürchterlichen Schmerzen verbunden, die Wochen und Monate anhalten können. Zudem sind die Patienten durch die Verbandsfülle und isolierte, sterile Unterbringung von der Außenwelt nahezu abgeschnitten. Für Kinder ist dies besonders hart. Live-Musik bietet in diesen Fällen eine auditive und, beim Gitarrespiel und Klatschen etwa, auch eine visuelle Anregung. Soweit eine klinische Studie der Musiktherapeutin Elizabeth Bolton Christenberry aus Tuscaloosa, Alabama. Die Schmerzen und der enge Verband verhindern größere Bewegungen, aber fast alle Patienten, so fand sie heraus, konnten Mitsummen und -singen, das gab

340

ihnen eine Möglichkeit des Selbstausdrucks und munterte entsprechend auf.

Christenberry machte im Kinderkrankenhaus in Birmingham die Erfahrung, daß Kinder mit schweren Verbrennungen gut auf Mitmachlieder ansprachen, wenn es um die Wiedereinübung von fein- und grobmotorischen Bewegungen ging. Lieder, die zu einfachen Aktionen wie »Wackle mit deinen Fingern« oder »Mach eine Faust« aufforderten, waren besonders geeignet. Erwachsene sprachen gut auf Lieder an, die sie animierten, in die Hände zu klatschen, mit den Zehen zu klopfen und mit den Füßen zu stampfen.

Die Musiktherapie ist auch aus psychologischen Gründen wichtig, besonders für Kinder. Anders als die Ärzte, Krankenschwestern und andere Körpertherapeuten verursachen die Musiktherapeuten mit ihrer Behandlung keine Schmerzen, so daß sie oft mehr ins Vertrauen gezogen werden als das übrige Krankenhauspersonal.

Bei meinen Krankenhausvisiten in Dallas in den achtziger Jahren stellte ich fest, daß Teenager mit schweren Verbrennungen wenig mit Ambientemusik und New-Age-Musik anfangen konnten. Michael Jackson, Diana Ross und die neuesten Rockhits verbanden sie mehr mit ihrem Körper und vertrieben ihre Schmerzen besser als ruhigere Klänge. Das Hören von Entspannungsmusik war zu schmerzhaft. Diese Teenager stellten sich lieber einen langhaarigen Gitarristen als einen Engel mit Harfe vor.

Zahnprobleme

Viele Zahnarztpraxen sind heute durchwegs musikalisch beschallt. Vor einem Vierteljahrhundert berichtete Wallace J. Gardner, ein Bostoner Zahnarzt, daß Geräusche und Musik bei 65 Prozent von tausend Patienten, die vorher Lachgas oder andere Lokalanästhesien brauchten, die Schmerzen völlig unterdrückten. Bei weiteren 25 Prozent war das Hör-Schmerzmittel noch so wirksam, daß kein weiteres Mittel gebraucht wurde. Die Patienten hielten einen kleinen Regler in der Hand und hörten über Kopfhörer Geräusche und Musik, darunter ein wasserfallähnliches Geräusch. Acht andere Ärzte aus der Bostoner Gegend, die sich Gardners Experiment anschlossen, berichteten, daß sie bei 5000 Behandlungen außer Schall keine weiteren Schmerzmittel brauchten. In einem Artikel im Fachblatt *Science* berichtete Gardner weiterhin, daß er über 200 Zähne komplikationsfrei extrahiert hatte, »ohne daß sich die Patienten wegen unerträglicher Schmerzen hätten melden müssen.«

Dr. Dent. Robert A. Wortzel, ein Zahnarzt aus Summit, New Jersey, mußte an einem Patienten namens Dave, der in den örtlichen Clubs Gitarre spielte, eine Wurzelkanalbehandlung durchführen. Nach der ersten Behandlung gestand ihm Dave seine große Angst ein und äußerte den Wunsch, während der Behandlung Gitarre spielen zu dürfen. Wortzel war einverstanden und machte eine Reise-E-Gitarre von etwa 60 cm Länge mit einem Kopfhörerverstärker zur Bedingung. Die nächste Behandlung verlief bestens. »Dave versank in einer anderen Welt«, sagte Wortzel, »sein Körper und sein Kiefer waren total entspannt, und ich konnte die Wurzelbehandlung problemlos durchführen.« So konnte der Mozart-Effekt in die Tat umgesetzt werden. Wortzel produzierte später ein Band, *A Trip to the Dentist Can Be Fun!*, auf dem viele der beim Zahnarzt auftretenden, angsteinjagenden Geräusche verulkt werden.

Das Intonieren, oder selbst bloßes Stöhnen, kann die aufjaulenden, durch Mark und Bein gehenden zahnärztlichen Bohrgeräusche maskieren oder überlagern. Manchmal kann es sogar den Zahnarztbesuch erübrigen. Alex Jack, ein Lehrer am Kushi Institute in Becket, Massachusetts, bekam über seinem rechten oberen Schneidezahn einen schmerzhaften Abszeß. Die Diät, die er bisher erfolgreich dagegen eingesetzt hatte, half diesmal nicht. Eines Morgens begann er zu *Ancient Noels* mitzusummen, eine Kassette mit traditionellen Weihnachtsliedern, die er in seinem Auto anhörte. Nach fünfzehn Minuten hatten die Schmerzen auffällig nachgelassen, die ihn seit einigen Tagen quälten. »Das Summen von ›Stille Nacht, heilige Nacht‹ wirkte Wunder«, sagt er, »durch gesunde Ernährung und nahrhafte Klänge ging der Abszeß zurück.«

Im alten Griechenland war Apollo sowohl der Gott der Medizin als auch der Gott der Musik. Die Harmonien der Sphären und der Erde wurden als Einheit betrachtet. Seit dieser Zeit drifteten Heilen und Kunst, Körper und Geist, Analytik und Intuition Schritt für Schritt auseinander. Wie Novalis, der zu Beginn dieses Kapitels zitierte Dichterphilosoph, bemerkte, ist jede Krankheit ein musikalisches Problem. Wie diese vielen Fallgeschichten, wissenschaftlichen Untersuchungen und auch Anekdoten zeigen, verfügt Musik auf jeden Fall über Heilkräfte. Für jeden Menschen gibt es eine ideale musikalische Lösung, wenn auch nicht für jede Krankheit.

Adressen

Don Campbell, Inc.
P. O. Box 4179
Boulder, CO 80306
(303) 440-8046
*Informationen über Seminare, Workshops und Kurse von Don G. Campbell
sowie Bücher- und Kassettenversand*

Tomatis International Headquarters
Christian Tomatis, Direktor
144 Ave. des Champs Elysées
Paris 75008, France
Telephone: 01 53 53 42 40
*Internationale Zentrale für die Tomatis-Methode und das Tomatis-Hör-
training*

Bibliographie

Achterberg, Jeanne. *Gedanken heilen. Die Kraft der Imagination.*. Reinbek 1990

Achterberg, Jeanne, Dossey, Barbara, Kolkmeier, Leslie. *Rituale der Heilung.* München 1996

Berendt, Joachim-Ernst. *Das dritte Ohr. Vom Hören der Welt.* Reinbek 1988

–, *Nada Brahma: Die Welt ist Klang.* Reinbek 1985

Cameron, Julia. *Weg des Künstlers.* München 1997.

Campbell, Don G. *Der Seele Klang. Die heilende Kraft von Atem, Ton und Musik.* München 1997

Clynes, Manfred, *Auf den Spuren der Emotionen,* Freiburg 1996

Dewhurst-Maddock, Olivea. *Selbstheilung durch Klang und Stimme.* Stuttgart 1993

Epstein, Gerald, *Gesund durch die Kraft der Vorstellung.* München 1992

Gardner, Howard. *Abschied vom IQ. Die Rahmen-Theorie der vielfachen Intelligenzen.* München 1991

Goleman, Daniel. *Emotionale Intelligenz.* München 1997

Green, Barry. *Der Mozart in uns oder eine Anleitung zum Musizieren.* Frauenfeld 1993

Hamel, Peter Michael. *Durch Musik zum Selbst.* Stuttgart 1980

Hart, Mickey. *Die magische Trommel. Eine Reise zu den Quellen des Rhythmus.* München 1991

Jenny, Hans. *Cymatics: Wellen und Schwingungen mit ihrer Struktur und Dynamik.* Basel 1972

Khan, Hazrat Inayat. *Musik. Esoterisches Lehren von Klang und Rhythmus.* Berlin 1987 Ostrander, Sheila, Schroeder, Lynn. *Fitness für den Kopf. Erfolgreich und selbstbewußt durch optimales Gedächtnistraining, größere Lerngeschwindigkeit und Streßabbau.* München 1997.

Tomatis, Alfred A., *Der Klang des Lebens. Vorgeburtliche Kommunikation – Die Anfänge der seelischen Entwicklung.* Reinbek 1990

–, *Das Ohr und das Leben.* Olten 1997

Verny, Thomas, *Das Seelenleben des Ungeborenen.* Hamburg 1992

Anmerkungen
zu den Kapiteln

Einführung

Vgl. Paul Newham, *The Singing Cure: An Introduction to Voice Movement Therapy* (Boston, Shambhala, 1993), S. 37 und auch Paul J. Moses, *The Voice of Neurosis* (New York, Grune and Stratton, 1954), S. 7

Jeder dritte Amerikaner: D. M. Eisenberg und andere, »Unconventional Medicine in the United States – Prevalence, Costs, and Pattern of Use«, *New England Journal of Medicine*, Vol. 328 (1993), S. 246–52

Kapitel 1
Gesunder Start

Bretonische Mönche: Alfred Tomatis, *Pourquois Mozart?* Meine Übersetzung.

Washington Staat: Sheila Ostrander und Lynn Schroeder bei Nacy Ostrander, *Superlearning 2000* (New York, Delacorte Press, 1994), S. 76.

Beethoven-Brot: »Bread and Noodles Exposed to Classical Music Are ›Tastier‹«: Asahi News Service, undatierter Artikel.

Eine halbe Stunde Musik hat dieselbe Wirkung wie 10 Milligramm Valium: Ostrander, *Superlearning 2000,* S. 82.

Edmonton, Kanada, verwendet Mozartmusik zur Senkung des Drogenkonsums: »Music – let's Split«, *Newsweek,* July 12, 1990.

Nudelmacher in Tokio: »Bread and Noodles Exposed to Classical Music Are ›Tastier‹«: Asahi News Service, undatierter Artikel.

Mozartmusik ergibt den besten Sake: ibd.

Mozart und räumliches Denken: Frances H. Rauscher, Gordon L. Shaw und Katherine N. Ky, »Music and Spatial Task Performance«, *Nature*, vol. 365 (1993), S. 611. Siehe auch Frances Rauscher, »Can Music Make Us More Intelligent?«, *Billboard*, October 15, 1994.

Mozartmusik kann das Gehirn ›aufwärmen‹: »Brief Intellectual Gains Sparked by Classical Musik«, *Brain / Mind Bulletin,* Oktober / November 1994.

In einer Folgestudie: F. H. Rauscher, G. L. Shaw und K. N. Ky, »Listening to Mozart Enhances Spatial-Temporal Reasoning: Towards a Neurophysiological Basis«, *Neuroscience Letters* 185, S. 44–47, 1995.

Jüngste Studie des Rauschers-und-Shaw-Teams: Frances H. Rauscher, Gordon L. Shaw, Linda J. Levine, Eric L. Wright, Wendy R. Dennis, Robert L. Newcomb, »Music Training Causes Long-Term Enhancement of Preschool Childrens' Spatial-Temporal Reasoning« in Druck, 1997.

Ein halbes Jahrhundert der Erforschung: Alfred A. Tomatis, *Das Ohr und das Leben* (Solothurn 1995; Original: *L'oreille et la vie,* Paris 1990). Das Material und die Zitate in diesem und in den folgenden Kapiteln stammen hauptsächlich aus dieser Autobiographie, soweit nicht anders vermerkt.

»*Mozart ist eine sehr gute Mutter ...*«: Ron Minson, M. D., »A Sonic Birth«, in Don Campbell (Hrsg.), *Music and Miracles* (Wheaton, Ill.: Quest Books, 1992), S. 95.

»Mozarthören ist wie ein Kuß von meiner Mama«: Judith Belk, »The Tomatis Method«, ibid. S. 244.

»Jetzt weiß ich, woher das Lernen, an der Reihe zu sein, stammt«: Judith Belk, »The Tomatis Method«, ibd. S. 245.

Frühgeburten: Tomatis, *Das Ohr und das Leben,* S. 211 ff.

Jedes Kind muß die Stimmen seiner Eltern stark verinnerlichen: Tomatis, *Pourquoi Mozart?,* S. 92.

1962 bewies Dr. Lee Salk: »Mother's Beat as an Imprinting Stimulus«, in R. O. Benezon (Hrsg.), *Music Therapy Manual* (Springfield, Ill.: Charles C. Thomas, 1981).

The Secret Life of the Unborn Child: Dr. Thomas Verny, *The Secret Life of the Unborn Child* (New York: Dell, 1981).

Psychologen am Pacific Medical Center: »Music Is Refined to Quiet Babies, Relieve Stress, Enhance Sport«, *Brain / Mind Bulletin,* January 21 und February 11, 1985.

Bei einer Untersuchung von 52 Frühgeburten: Janel Caine, »The Effects of Music on the Selected Stress Behaviors, Weight, Caloric and Formula Intake, and Length of Hospital Stay of Premature and Low Birth Weight in an Newborn Intensive Care Unit«, *Journal of Music Therapy*, vol. 28 (4) (1991), S. 180–192.

Am Helen-Keller-Krankenhaus in Alabama (Gute-Nacht-Kassette): Lance W. Brunner, »Testimonies Old and New«, in Don G. Campbell (Hrsg.),

Music and Miracles, S. 82–84; Janet Caine, »The Effects of Music on the Selected Stress Behaviors, Weight, Caloric and Formula Intake, and Length of Hospital Stay of Premature and Low Birth Weight in an Newborn Intensive Care Unit«, *Journal of Music Therapy*, vol. 28 (4) (1991), S. 180–192.

»Mir verschlug es fast die Sprache ...«: Lance W. Brunner, »Theme and Variation: Testimonies Old and New«, in Don G. Campbell (Hrsg.), *Music and Miracles* (Wheaton, Ill.: Quest, 1992) S. 74–88.

Hirnstrommessungen an Babys: Bower, B. »Babies' Brains Charge Up«, *Science* vol. 146 (1993), S. 71.

Schwangere Frauen lesen Dr. Seuss' The Cat in the Hat vor; Gina Kolata, »Rhyme's Reason: Linking Thinking to Train the Brain?« *New York Times*, February 19, 1995.

»Werdendes menschliches Leben rekapituliert 2,8 Milliarden Jahre biologischer Evolution im Wasser«: Michio Kushi und Alex Jack, *The Book of Macrobiotics* (New York and Tokyo: Japan Publications, 1986) und Vorträge am Kushi-Institut.

Obwohl Mozart ... Gemeinsamkeiten hat: Dr. Alfred Tomatis, *Pourquoi Mozart?*

Mit vier Jahren bereits ein begabter Interpret: Eine der aufschlußreichsten neuen Mozartbiographien ist Maynard Solomons *Mozart: A Life* (New York: HarperCollins, 1995), die Mozarts Beziehung zu seinem Vater psychoanalytisch durchleuchtet.

»Komponiert ist schon alles ...«: Robert L. Marshall (Hrsg.), *Mozart Speaks: Views on Music, Musicians, and the World* (New York, Schirmer Books, 1991), S. 30.

»Bald war seine Leichtfertigkeit...«: Maynard Solomon, *Mozart,* S. 14.

Die Doktoren Rauscher und Shaw erklärten: F. H. Rauscher, G. L. Shaw und K. N. Ky, »Listening to Mozart Enhances Spatial-Temporal Reasoning: Towards a Neurophysiological Basis«, *Neuroscience Letters,* vol. 185 (1995), S. 44–47. Siehe auch Gordon L. Shaw, »Music Training Enhances Spatial-Temporal Reasoning in Pre-School Children: Educational Implications«, Proceedings of the Fourth Greek Conference of Pre-School Education, Athens, March 15–17, 1996.

In Afrika leben die Maabans: »Noise in Our Environment«, *Hearing Health*, October / November 1994, S. 13.

Hans Jenny, ein Schweizer Ingenieur: Hans Jenny, *Cymatics* (Basel: Basilius-Presse, 1974), S. 7–13.

Schätzungsweise 30 Millionen Amerikaner: R. Murray Schaefer, *Creative Music Education* (New York: Schirmer, 1976)

Grundschüler, vor deren Klassenzimmer ein erhöhtes U-Bahn-Gleis verlief: Diane Ackerman, *A Natural History of the senses* (New York: Vintage, 1990), S. 187.

Auf der anderen Seite des Landes konnte bei einer kalifornischen Studie: »Noise in Our Environment«, *Hearing Health,* October / November 1994, S. 13.

Die Opernsängerin Maria Callas: Mit einer frühen Version des Elektronischen Ohrs konnte Dr. Tomatis Maria Callas in einer Phase großen Stresses helfen, ihre stimmlichen Probleme zu beheben.

In Paris erließ das französische Parlament: Zeitungsartikel »In France: More Piano, Less Forte«, New York Times, March 3, 1996, S. A4.

Im Tumult des modernen Lebens: »Searching for Enticing Sound«, Spark International Culture Agency, August 26, 1996.

Vorläufige Untersuchungen am Medical College of Wisconsin: Jon Van, »Drowing Out the Din«, *Boulder Camera*, Sept. 17, 1996.

Naturkostplaner Michio Kushi: Vorträge von Michio Kushi am Kushi Institute, Becket, Mass.

Finnische Forscher: Ackerman, *A Natural History of the Senses*, S. 187.

Aus einer Untersuchung von über 1400 Personen mit Innenohrproblemen: J. T. Spencer, »Hyperlipoproteinemia, Hyperinsulinism, and Meniere's Disease«, *Southern Medical Journal,* vol. 74 (1981), S. 1194–97.

Tomatis, der eine traditionellere Kost empfiehlt: Obwohl es wenige Untersuchungen auf diesem Gebiet gibt, stellt Gale Jack, eine Ernährungsberaterin und die Autorin von *Promenade Home,* in einem makrobiotischen Gesundheitsratgeber für Frauen, über traditionelle fernöstliche Ernährung und Hören fest: »Das Essen von Milchprodukten wirkt sich auf die Ohren besonders schlecht aus. Zuviel Fett, Cholesterin und Schleim kann das Gehör beeinträchtigen. Kalte Nahrungsmittel, wie Eiskrem und eiskalte

Getränke, sind besonders schlecht für die Ohren und können zu Erkältungen, Grippe und Ohreninfektionen führen. Im fernen Osten gelten Meeresalgen, unraffiniertes Meersalz und gutes Brunnen- oder Quellwasser sowie Sojabohnen und Sojabohnenprodukte wie Tofu und Tempeh als besonders gut für die Ohren.«

Evelyn Glennie: Williams, Lana and Paula Bonillas, »Interviews: Evelyn Glennie«, *Hearing Health*, April / May 1993.

Am St. Joseph Institute for the Deaf: Paula Bonillas, »Roll Over, Beethoven!« *Hearing Health,* November / December 1995.

Der Fall Enrico Caruso: Tomatis; *Das Ohr und das Leben,* S. 45–66.

Daß wir im täglichen Miteinander 55% mit Zuhören verbringen: Eine 1975 von Elyse K. Werner durchgeführte Studie, zitiert in Chris Brewer und Don G. Campbell, *Rhythms of Learning* (Tucson: Zephyr Press, 1991), S. 19.

Dr. Oliver Sacks: Oliver Sacks, A Leg to Stand On (New York: HarperPerennial, 1992).

Zum Beispiel Gretchen: Eckhard Jaschinski, persönliches Gespräch, 4. Juni 1996.

Am anderen Ende der Welt: persönliches Gespräch, 4. Juni 1996.

Der französische Schauspieler Philip Bardi fast taub: Paris TV-4, 1992.

»Das Ohr ist kein differenziertes Stück Haut«: Das diesem Kapitel zugrundeliegende Material stammt von Gesprächen mit Dr. Tomatis und aus seiner Autobiographie, *Das Ohr und das Leben,* S. 140–170.

Dr. Daniel Meyer, ein Akupunkteur aus Texas: persönliches Gespräch, 1995.

Säuglinge wurden aufmerksamer: »Infants Tune Up to Music's Core Qualities«, Science News, September 7, 1996, S. 151.

Studie an der State University of New York: ibd.

Kapitel 3
Gesunde Klänge

In *Anatomy of an Illness:* Norman Cousins *Anatomy of an Illness as Perceived by the Patient* (New York: Norton, 1979), S. 72–74.

Die Musikerin und Komponistin Kay Gardner: Kay Gardner, *Sounding the Inner Landscape:* Music as Medicine (Stonington, Maine: Caduceus Publications, 1990).

»Meine Einwände gegen Wagners Musik«: Nietzsche, zitiert in Jacques Barzun (Hrsg.), *Pleasure of Music* (Chicago: University of Chicago Press, 1977).

Eine Studie der Louisiana State University: zitiert in Bill Gottlieb (Hrsg.), »Sound Therapy«, New Choices in Natural Healing (Emmaus, Pa.: Rodale Press, 1995), S. 127.

Andere Untersuchungen über die Auswirkung von Rockmusik: Claire V. Wilson, and Leaona S. Aiken, »The Effect of Intensity Levels Upon Physiological and Subjective Affective Response to Rock Music«, *Journal of Music Therapy* 14(2): 60–77, 1977.

In einer dritten Studie: Makato Iwanaga, »Relationship Between Heart Rate and Preference for Tempo of Music«; *Perceptual and Motor Skills*, 81: 1995, 435–440.

Alex Jack über Shakespeare: Michio Kushi and Alex Jack, *Diet for a Strong Heart* (New York: St. Martin's Press, 1985), S. 207–208.

Musik kann auch den Blutdruck verändern: »Sound Therapy«, Bill Gottlieb (Hrsg.), »Sound Therapy«, *New Choices in Natural Healing* (Emmaus, Pa.: Rodale Press, 1995), S. 126.

In einer medizinischen Studie von 1989 stellte man fest, daß mein Album *Essence*: Olav Skille, »Vibroacoustic Research 1980–1991«, in Spintge and Droh, MusicMedicine (St. Louis: MMB Music, 1991), S. 249.

Andere Experimente: Tony Wigram, »The Psychological an Physiological Effects of Low Frequency Sound and Music«, *Music Therapy Perspectives* 13: 16–35, 1995.

In einer Studie von 1991 an der Colorado State University: Bill Gottlieb (Hrsg.), »Sound Therapy«, *New Choices in Natural Healing* (Emmaus, Pa.: Rodale Press, 1995), S. 127. Michael Thaut, Sandra Schleiffers und Willlam Davis, »Analysis of EMG Activity in Biceps and Triceps Muscle in an Upper Extremity Gross Motor Task under the Influence of Auditory Rhythm«, *Journal of Music Therapy*, 28(2): 64–88, 1991.

Bei einer Untersuchung von 70 Studenten: Kate Gfeller, »Musical Components and Styles Preferred by Young Adults for Aerobic Fitness Activities«, *Journal of Music Therapy*, vol. 25(1) (1988), S. 28–43.

Der norwegische Pädagoge Olav Skille: Olav Skille, »Vibroacoustic Research 1980–1991«, in Spintge and Droh, MusicMedicine (St. Louis: MMB Music, 1991).

352

»Das Schlagzeug und der Baß ... entsprechen einer Zentralheizung«: Strawinsky, zitiert in Lee, *Music of the People,* 1970.

Am Addicition Research Center in Stanford: »Music / Endorphin Link«, *Brain / Mind Bulletin,* January 21 and February 11, 1985.

Optimistische Musik von Diana Ross: Robert Brody, »Winning Combo: Muscle and Music«, *Los Angeles Times*, April 9, 1988, V, 4.

Schwangere, die bei der Geburt ihres Kindes Musik hörten, brauchten nur noch halb so häufig Schmerzmittel: R. Droh und R. Spintge (Hrsg.), *Anxiety, Pain, and Music in Anesthesia* (Basel: Roche Editions, 1983).

Anästhesisten berichteten über den Streßhormonspiegel im Blut: Ralph Spintge, »Music as a Physiotherapeutic and Emotional Means in Medicine«, *Musik, Tanz und Kunst-Therapie,* 2/3 1988, S. 79.

»Ich halte Musik nur selten aus«, gestand Lenin: Richard Pipes (Hrsg.), *The Unknown Lenin: From the Secret Archive* (New Haven: Yale University Press, 1996).

Vokalübungen beschleunigen die Lymphzirkulation: Buddha Gerace, »So, You'd Like to Sing«, *Macrobiotics Today,* May / June 1995.

Schon fünfzehnminütiges Musikhören kann den Interleukin-1-Spiegel im Blut erhöhen: Dale Bartlett, Donald Kaufman und Roger Smeltekop, »The Effects of Music Listening and Perceived Sensory Experiences on the Immune System as Measured by Inteleukin-1 and Cortisol«, *Journal of Music Therapy,* vol. 30(4) (1993), S. 194–209.

Die Universität Washington: Diese Studien werden beschrieben in: *Business Music: A Performance Tool for the Office / Workplace* (Seattle: Muzak, 1991).

Bei Rockmusik ißt man schneller und mehr: Johns-Hopkins-Studie, zitiert in Don G. Campbell (Hrsg.), *Music – Physician for Times to Come* (Wheaton, Ill.: Quest Books, 1991), S. 246.

Fahrradrennen, ein neuer Weltrekord: »Music, Healing«, Brain/Mind Bulletin, December 13, 1982.

Dorothy Retallack begann mit Pflanzen und Musik zu experimentieren: Dorothy Retallack, *The Sound of Music and Plants,* Marina Del Ray, Calif.: DeVorss & Co., 1973.

Mickey Hart, der langjährige Schlagzeuger der Grateful Dead: Die magische Trommel. Eine Reise zu den Quellen des Rhythmus, München: Goldmann, 1991.

Louise, eine Großmutter von sechs Buben: persönliche Geschichte.

Laurel Elizabeth Keyes schrieb ein einfaches und intuitives Buch: *Toning The Creative Power of the Voice.* Santa Monica, Calif.: DeVorss, 1973.

Wenn man eine »M« summt: Jean Westerman Gregg, »What Humming Can Do for You«, *Journal of Singing 52* (1996): 37–38

In einem Brief, in dem er seine Methode erklärt: zitiert im Album *Mozart for Your Mind,* Philips Recordings, 1995

Für ihn war die Stimme: Paul J. Moses, *The Voice of Neurosis.* New York: Grune & Stratton, 1954, S. 1–6

Schon nach der ersten Äußerung eines Freundes oder Familienmitgliedes: In der traditionellen östlichen Medizin und Philosophie geht man davon aus, daß sich der Zustand der Körperorgane an der Stimme erkennen läßt. Schnelles, flüchtiges Sprechen wird beispielsweise mit einer Herzschwäche verbunden, während eine rauhe tiefe Stimme Nierenprobleme anzeigt. Diese Stimmdiagnosemethode wird am Kushi Institute in Becket, Massachusetts, gelehrt.

Therapeutische Unterschiede zwischen dem Sprechen und Singen: Paul Newham, *The Singing Cure,* Boston: Shambhala, 1994, S. 76.

»Zweck der Psychoanalyse …« Paul Newham, *The Singing Cure,* S. 198–200, und Interview in London, April 1996.

Frauen, sagt Newham: Paul Newham, *The Singing Cure,* S. 198–200.

Ein anderer bahnbrechender stimmtherapeutischer Ansatz: Paul Newham, *The Singing Cure,* S. 86–96.

Tomatis bei seiner Ankunft: Interview mit Dr Alfred Tomatis, geführt von Tim Wilson, »Chat: The Healing Power of Voice and Ear«, in *Music – Physician for Times to Come,* Hrsg. Don Campbell, Wheaton, Ill.: Quest Book, 1991, S. 11–28.

»Es ist so, als gäbe es den Sänger persönlich nicht …«: Katharine Le Mée, *Chant: The Origins, Form, Practice and Healing Power of Gregorian Chant,* New York: Bell Tower, 1994, S. 122.

Es gibt eine spezielle Übung: »Mysteries of the Spiritual Voice: An Interview by Don G. Campbell with the Abbot of the Gyuto Tantric College, Khen Rinpoche«, in Campbell, Hrsg., *Music and Miracles* (Wheaton, Ill.: Quest Book, 1992), S. 176–184.

354

Rap war zuerst etwas ganz Reales: *New York Times,* undated article of America Online, 1996.

Der französische Schauspieler Depardieu: Paul Chutkow, *Depardieu: A Biography* (New York: Alfred A. Knopf, 1994), S. 135–151.

»Vor Tomatis konnte ich keinen Satz fehlerfrei zu Ende bringen«: Ende der 80er Jahre kehrte Depardieu an das Tomatis-Center zurück, um für den Film *Green Card,* der in Amerika gedreht wurde, seine englische Aussprache zu verbessern. Er berichtete, dank der Tomatis-Methode hätte er seine Filmpartnerin Andie MacDowell besser verstehen können. Und zwar bekam er nicht nur die Bedeutung der Klänge mit, sondern auch die in den Worten unterlegten Emotionen.

In der Mittelschule hatte einmal eine Musiklehrerin zu Elvis Presley gesagt: Peter Guralnick, *Last Train to Memphis: The Rise of Elvis Presley* (New York: Little Brown, 1994), S. 36.

In einer Studie über »Falschsinger«: Marvin Greenberg, »Musical Achievement and Self-Concept«, *Journal of Research in Music Education* 18 (1970): 57–64.

Kapitel 5
Klangtherapie

In Amerika begann die Medizin im neunzehnten und frühen zwanzigsten Jahrhundert: William B. Davis, »Music Therapy in 19th Century America«, *Journal of Music Therapy* 24 (1987): 76–87; Dale B. Taylor, »Music in General Hospital Treatment from 1900 to 1950«, *Journal of Music Therapy* 18 (1981): 62–73; E. Thayer Gaston, Hrsg., *Music in Therapy* (New York: Macmillan, 1968).

Rund achtzig amerikanische Fachhochschulen: Kenneth E. Bruscia, Ph. D., zweiter Rektor für Musiktherapie an der Temple-Universität in Philadelphia und Autor eines Buches zur Definition der Musiktherapie, gibt die Abgrenzungsschwierigkeit dieses Berufes zu, der eine dynamische Kombination vieler Disziplinen umfaßt. »Die Musiktherapie ist ein interpersonaler Prozeß, bei dem sich der Therapeut aller Facetten der Musik bedient – der physikalischen, emotionalen, mentalen, sozialen, ästhetischen und spirituellen –, um dem Klienten zu einer gesundheitlichen Besserung oder Stabilität zu verhelfen«, faßt er zusammen. »In einigen

Fällen braucht der Klient die direkte Ansprache der Musik, in anderen die Vermittlung über den Therapeuten.« Kenneth E. Bruscia, Ph. D., *Defining Music Therapy* (Phoenixville, Pa.: Barcelona Publishers, 1984).

Im Institute for Music and Neurologic Function: »Music Has Power«, Institute for Music and Neurologic Function (Bronx, N.Y.: Beth Abraham Hospital, 1995). Sacks Parkinsonszitat aus: »Music, Health, and Well-Being«, *Journal of the American Medical Association* 26 (1991): 32.

1991 sagte Sacks: Hearing vor dem U. S. Senate Special Committee on Aging. »Forever Young: Music and Aging«, U. S. Senate, 1. August 1991, *Music Therapy Perspectives* 10 (1992): 59–60.

Linda Rodgers, eine in der Klinik tätige Sozialarbeiterin: Linda Rodgers, »Music for Surgery«, Advances: The Journal of Mind-Body Health 11 (1995): 9–57.

Am Charing Cross Hospital in London: New Scientist 1339: 20.

Die Auswirkung von Musik auf fünfzig Chirurgen: K. Allen and J. Blasco-vich, »Effects of Music on Cardiovascular Reactivity Among Surgeons«, *Journal of the American Medical Association* 272 (1994): 882–84.

Am St. Luke's Hospital: Judy Simpson, RMT-BC, »Applying Music Therapy«, *Healing Healthcare Network Newsletter* 3 (1992): 3.

Am Saint Mary's Hospital in Green Bay: Nancy Whitfield, R. N., »Music and Therapy-Melody of Caring«, *Healing Healthcare Network Newsletter* 3 (1992): 3

Dr. Raul Robertson: Raul Robertson, »Music and the Mind«, *Caduceus* (Frühjahr 1995).

Am Medical Center der Universität Massachusetts: »Music Facilitates Healing, Bodymind Coordination«, Brain/Mind Bulletin (13 December 1982).

Mittlerweile bringen die Chirurgen des Krankenhauses ihre Kassettenge-räte mit: Dick Kankas, »Music as Medicine«, *Louisville Courier-Journal*, 7 January 1996.

Das Multisensory Sound Labor: Kimberly V. Fisher und Barbara J. Parker, »A Multisensory System for the Development of Sound Awareness and Speech Production«, *Journal of the Academy of Rehabilitative Audiology* 27 (1994): 13–24.

Das älteste Musikinstrument der Welt: Jonn Noble Wilford, »Playing of Flute May Have Graced Neanderthal Fire«, *New York Times*, 29 October 1996, C1.

Praktisch überall auf der Welt: Howard Gardner, »Do Babies Sing a Universal Song?« *Psychology Today,* December 1981. Für den musikalisch Gebildeten ist es die absteigende verminderte Terz und dann eine Quart hinauf, besser bekannt als die Sol-mi-la-Sequenz.

Vom sibirischen Schamanismus: E. Métraux, »The Myths and Tales of the Mataco Indians«, *Ethnological Studies 9* (1939): 107–108.

Eine der charismatischsten Persönlichkeiten: »Musical Qi Gong«, *SICA Bulletin* no. 8 (Hongkong: Spark International Culture Agency, 1996); »Obesity«, Begleitheft zum Album, Wind Records, Los Angeles, 1994.

An Krankenhäusern, Universitäten und Therapiezentren: M. D. Ritti und S. Akhila, »Getting Well to Music«, *The Week,* 18 August 1996.

Mit zwölf Jahren: Elkjah Wald, »To the tune of an Ancient Therapy: Central Asian Group Teaches a Tradition of Health Via Music«, *Boston Globe,* 1995; siehe auch »Musical Medicine«, *Skylife,* September 1995.

Die traditionelle afrikanische Musik: Samuel A. Floyd, Jr., *The Power of Black Music* (New York: Oxford, 1995).

Der Harlemer Knabenchor: Dr. Walter Turnbull, Lift Every Voice (New York: Hyperion: Oxford, 1995).

Dr. Joy Berger verwendet Gospelmusik: Dick Kankas, »Music as Medicine«, *Louisville Courier-Journal*, 7 January 1996.

Beim Altenhearing des Senats, Mickey Hart: Senate Special Committee, »Forever Young«.

Hunderte von Zeugenberichten: Andrew Weil, M. D., *Spontanheilung,* München, Goldmann 1995.

Worin Therapie, Medizin und Heilung liegen: Larry Dossey, M. D., »Whatever Happened to Healers?« *Alternative Therapies* 1 (1995): 6.

Office of Alternative Medicine: *Alternative Medicine: Expanding Medical Horizons, A Report to the National Institutes of Health on Alternative Medical Systems and Practices in the United States* (Washington, D. C.: U. S. Government Printing Office, 1994); siehe vor allem den Abschnitt über Musiktherapie, S. 27–29.

In dem an die National Institutes of Health gerichteten Bericht: ibd.

Jerry war ein 26jähriger Afroamerikaner: Ginger Clarkson, »Adapting a Guided Imagery and Music Series for a Nonverbal with Autism«, *Association for Music and Imagery Journal*, 123–137 und persönliches Gespräch im Frühjahr 1996.

Es gibt jedoch Zeiten, in denen es zu einer Änderung der DNA-Sequenz kommt: Deepak Chopra, M. D., Perfect Health (New York: Harmony Books, 1991), S. 133–37.

»Ihr Körper war in einer Spannungshaltung eingefroren«: Joy Gardner-Gordon, *The Healing Voice* (Freedom, Calif.: Crossing Press, 1993), S. 100–102.

Opernfans gehen ihre Lieblingssänger anhören: Leah Maggie Garfield, *Sound Medicine: Healing with Music, Voice, and Song* (Berkeley: Celestial Arts, 1987), S. 57.

Ein faszinierendes Phantasieanleitungsprojekt von Dr. Victor Beasley: Dr. Victor Beasley, *Your Electro-Vibratory Body* (Boulder Creek, Calif.: University of the Trees Press, 1978).

»Während unsere Welt immer hektischer und enger wird«: Joseph Lanza, *Elevator Music* (New York: St. Martin's Press, 1994), S. 224.

Bei dem zehnwöchigen Experiment der Florida Protective Services System Abuse Registry Hot Line: Liesi-Vivoni Ramos, »The Effects of On-Hold Telephone Music on the Number of Premature Disconnections to a State-wide Protective Services Abuse Hot Line«, *Journal of Music Therapy* 30 (1993): 199–229.

In seinem Buch über Patientenpsychologie: Norman Cousins, *The Healing Heart. Antidots to Panic and Helplessness* (New York: W. W. Norton, 1983), S. 199–221.

Der Placebo-Effekt: Den umfassendsten Überblick über den Placebo-Effekt gibt das Buch von Howard M. Spiro, *Doctors, Patients and Placebo* (New Haven: Yale University Press, 1986).

Hooper's Medical Dictionary von 1811 definiert Placebo: *The Compact Edition of the Oxford English Dictionary* (New York: Oxford University Press), S. 2192.

Sir Walter Scott gebrauchte es in seinem Liebesroman: ibd.

In ihren Studien zur Wirkung musikalisch-autogenen Trainings: Jeanne

Achterberg und G. Frank Lawlis, *Imagery and Disease* (Champaign, Ill.: Institute for Personality and Ability Testing, 1984); Mark Rider, J. Achterberg, Lawlis und andere, »Effect of Biological Imagery on Antibody Production and Health, (unveröffentlichtes Manuskript, 1988); Chin Chung Tsao, Thomas F. Gordon, Cheryl D. Maranto, Caryn German und Donna Murasko, »The Effects of Music and Biological Imagery on Immune Response (S-GI)«, in *Applications of Music in Medicine,* Cheryl Maranto, Hrsg. (Washington, D. C.: National Association for Music Therapy, 1991), S. 85–121; Cheryl Maranto und Joseph Scartelli, »Music in the Treatment of Immune-Related Disorders«, in *MusicMedicine*, Hrsg. Ralph Spintge und Roland Droh (St. Louis: MagnaMusic Baton, 1992), S. 142–54.

Jean Houston gehört mit zu den prominentesten Forschern auf diesem Gebiet: Jean Houston und Robert Masters, *Listening to the Body* (New York: Dell Publishing, 1978); Don G. Campbell, »Sound and the Miraculous: An Interview with Jean Houston«, in *Music and Miracles*, Hrsg. Don Campbell (Wheaton Ill.: Quest Books, 1992) S. 9–17.

Auf ihrer Schweizreise 1956 besuchte die Konzertpianistin und Musiktherapeutin Margaret Tilly Carl Jung: »The Use of Music in Jungian Analysis«, in *Music and Miracles*, Hrsg. Campbell (Wheaton, Ill.: Quest Books, 192), S. 231–234.

Die kreative Kraft des Unbewußten: Warming, ibd., 234–241.

Unter den Therapien, die Musik mit Vorstellungstechniken verbinden, ist heute die musikinduzierte Phantasiereise (GIM: Guided Imagery and Music) führend: Helen L. Bonny, *Facilitating GIM Sessions* (Port Townsend, Wash.: ICM Press, 1978); Bonny und Louis M. Savary, *Music and Your Mind Listening with a New Consciousness* (Port Townsend, Wash.: ICM Press, 1983).

Kapitel 7
Gesunder Intellekt

Das College Entrance Examination Board berichtete: »Music Is Key«, *Music Educators Journal* (January 1996): 6.

In einer an rund 7500 Studenten durchgeführten Studie: Peter H. Wood, »The Comperative Academic Abilities of Students in Education and in

Other Areas of a Multi-focus University«, unveröffentlichtes Papier, ERIC Document Number ED327480.

Die Kombination von Musik und Kunst: Myra J. Staum und Melissa Brotons, »The Influence of Auditory Subliminales on Behavior: A Series of Investigations«, *Journal of Music Therapy* 29 (1992): 149–160.

In einer Sondervorschule verringerte sich schlechtes Betragen durch leichte Popmusik: Robert Cutietta, Donald L. Hamann und Linda Miller Walker, *Spin-off: The Extra-Musical Advantages of a Musical Education* (Elkhart, Ind: United Musical Instruments U. S. A., Inc., for the future of Music Project, 1995), S. 29–32.

Vor allen Dingen Lieder von den Beatles: Claire V. Wilson and Leona S. Aiken, »The Effect of Intensity Levels upon Physiological and Subjective Affective Response to Rock Music«, *Journal of Music Therapy* 14 (1977): 60–77.

Begriff der vielfachen Intelligenz: Howard Gardner, *Abschied vom IQ. Die Rahmen-Theorie der vielfachen Intelligenzen*, München, Klett Cotta, 1991.

1997 ging Gardner: Howard Gardner zitiert in Susan Black, »The Musical Kind«, *The American School Board Journal*, January 1997, S. 20–22.

Eine Studie von 1993 ergab, daß sich die afroamerikanischen Mittelschüler: D. L. Hamann und L. M. Walker, »Music Teachers as Role Models for African-American Students«, *Journal of Research in Music Educations* 41 (1993): 303–314.

Andere Studien ergaben: B. S. Hood III, »The Effects of Daily Instruction in Public School Music and Related Experimences upon Nonmusical Personal and School Attitudes of Average Achieving Third-Gade Students« (Dissertation, Mississippi State University, 1973); N. H. Barry, J. A. Taylor und K. Walls, »The Role of the Fine and Performing Arts in High School Dropout Prevention« (Tallahassee, Fla.: Center for Music Research, Florida State University, 1990).

Im Takt lesen: Robert Cutietta, Donald L. Hamann und Linda Miller Walker, *Spin-offs: The Extra-Musical Advantages of a Musical Education* (Elkhart, Ind.: United Musical Instruments U. S. A., Inc., for the future of Music Project, 1995).

Die systematische Einbeziehung der Musik: Georgi Lozanov, Suggestology and Outlines of Suggestopedy (New York; E. P. Dutton, 1978); Sheila Ostrander und Lynn Schroeder mit Nancy Ostrander, *Fitneß für den Kopf. Erfolgreich und selbstbewußt durch optimales Gedächtnistraining, größe-*

re Lerngeschwindigkeit und Streßabbau, München, Goldmann; Auszüge des Lozanov-Berichts an die Unesco im Anhang 2, Chris Brewer und Don G. Campbell, *Rhythms of Learning* (Tucson: Zephyr Press, 1991), S. 291–305.

Die moderne Musikerziehung hat einen langen Weg hinter sich: Edgar W. Knight, *Education in the United States* (Boston: Ginn, 1941), S. 319.

Dank Mann und Lowell Mason: National Education Association, Department of Superintendence, *The Nation of Work on the Public School Curriculum*, 4 yearbook (Washington, D. C.: 1926), S. 300.

Genauso wie in der Natur der Humus: Carl Orff, Schulwerk, Elementare Musik, Bd. III, Thomas Werner.

Der Corpus callosum von Musikern: »Brain: Music of the Hemispheres«, *Discover* (March 1994).

Planum temporale: James Shreeve, »Music of the Hemispheres«, *Discover* (October 1996): 90–100.

Untersuchungen wie diese ... sind »Teil eines ernstzunehmenden Beweismaterials: Richard A. Know, »Sweet Taste in Music May be Human Trait, Harvard Study Finds«, *Boston Globe,* 5 September 1996.

Beim Jazzen lernt man, Unterschiede auszugleichen, Tony Scherman, »The Music of Democracy«, *Currents* (March-April 1996), 29–35.

Brasilianische Musik, die in sich vereint: Lee Cobin, »Cheremoya Escola de Samba«, *Think Drums*, January 1996.

Musik am Arbeitsplatz hat sich erwiesen: »Business Music: A Performance Tool for the Office / Workplace« (Seattle: Muzak, 1991), und John Lanza, *Elevator Music: A Surreal History of Muzak, Easy-Listening, and Other Moodsong* (New York: St. Martin's Press, 1994).

Mit entsprechender Musik läßt sich auch der Konsum steigern: »Business Music: A Merchandising Tool for the Retail Industry« (Seattle: Muzak Corporation, 1991).

In einem Spirituosenladen: Bericht im National Public Radio, Sommer 1996.

Der Komponist Homer Hooks schlug eine Jahrtausend-Sinfonie vor: Bernard Holland, »A Modest Proposal for the Millennium«, *New York Times*, 7 July 1996.

Kapitel 8
Gesunde Seele

Therese erzählt die Geschichte von ihrem ersten Patienten: Therese Schroeder-Sheker, »Music for the Dying: A Personal Account of the New Field of Music-Thanatology – History, Theories, and Clinical Narratives«, *Journal of Holistic Nursing* 12 (1994): 83–99.

Jetzt war die Stunde der Wahrheit gekommen: Therese Schroeder-Sheker, »Musical-Sacramental-Midwifery: The Use of Music in Death and Dying«, in *Music and Miracles*, Hrsg. Don G. Campbell (Wheaton, Ill.: Quest Books, 1992), S. 25–26.

Der Schlußvers »Gewähre uns eine friedliche Nacht und ein seliges Ende«: David Steindl-Rast, *Die Musik der Stille*, München 1995.

Der amerikanische Seher Edgar Cayce: Shirley Rabb Winston, *Music As the Bridge* (Virginia Beach, Va.: Edgar Cayce Foundation, 1972).

Als sich seine Symptome verschlechterten: Kitti K. Outlaw, M. D., und J. Patrick O'Leary, M. D., »Wolfgang Amadeus Mozart 1756–1971: A Mysterious Death«, *American Surgery* 61 (1994): 1025–1027.

»Eine schöpferisch Kraft« sagte Goethe: zitiert in Gernot Gruber, Mozart and Posterity (New York: Quartet Books, 1991), S. VII.

Afrikanischer Stamm, bei dem die Musik Lebensträger ist: Jack Kornfield, *A Path with Heart: A guide Through the Perils and Promises of Spiritual Life* (New York: Bantam, 1996), S. 120.

Nachspiel
Geschichten von wunderbaren Heilungen

Opfer häuslicher Gewalt: Michael David Cassity und Kimberly A. Kaczor Theobold, »Domestic Violence: Assessments and Treatments by Music Therapists«, *Journal of Music Therapy* 27 (1990): 179–194.

In einem Pflegeheim für HIV-/ Aids-Kranke: »Listener Response«, *Sound Currents*, 1996.

Beim Heraufholen tiefempfundener, aber unausgedrückter Gefühle hat sich die musikinduzierte Phantasiereise besonders bewährt: Kenneth E. Bruscia, Ph. D.: »Embracing Life with Aids: Psychotherapy through

Guided Imagery and Music (GIM)«, *Case Studies in Music Therapy* (Phoenixville, Pa.: Barcelona Publications, 1989), S. 581–602.

Bei einer Untersuchung von zehn wahrscheinlich alzheimerkranken alten Männern und Frauen mit Dementia: Carol A. Prickett und Randall S. Moore, »The Use of Music to Aid Memory of Alzheimer's Patients«, *Journal of Music Therapy* 28 (1991): 101–110.

Sehr häufige therapeutische Anwendung findet die Musik: J. F. Thompson and P. C. A. Kam, »Music in the Operating Room«, *British Journal of Surgery* 82 (1995), S. 1586–1587.

Untersuchte an fast 97 000 Patienten die Auswirkung von Musik: International Art-Medicine Association Newsletter, March 1995; siehe auch: »Sound Therapy« in *New Choices in Natural Healing*, Hrsg. Bill Gottlieb (Emmaus, Pa.: Rodale Press, 1995), S. 127.

Am Medical Center der Universität Massachusett: Pamela Bloom, »Soul Music«, *New Age Journal,* March / April 1987, S. 60.

Jack litt seit Jahren: Stephanie Merritt, »The Healing Link: Guides Imagery and Music and the Body/Mind Connection«, *Journal of the Association of Music for Music and Imagery* 2 (1993); siehe auch Stephanie Merritt, *Mind, Music and Imagery* (Santa Rosa, Calif.: Aslan Publishing, 1996).

Eine Immunkrankheit, die besonders ältere Menschen befällt: Elizabeth Jacobi und Gerald Eisenberg, »The Efficacy of Guided Imagery and Music in the Treatment of Rheumatoid Arthritis«, Department of Pastoral Care and Division of Rheumatology, Department of Medicine, Lutheran General Hospital, Chicago.

In den acht Wochen nahmen sowohl die Schmerzen und die seelische Anspannung ab, die Gelenkigkeit beim Gehen nahm zu: Marwick, »Leaving Concert Hall for Clinic.«

Neunzehn unter diesem Syndrom leidenden Kinder: Rosalie Rebollo Pratt, Hans-Henning Abel und Jon Skidmore, »The Effects of Neurofeedback Training with Background Music on EEG Patterns of ADD and ADHD Children«, *International Journal of Arts Medicine* 4 (1995): 24–31.

Annabel Stehlis Leben war ein Alptraum: Annabel Stehli, Sound of a Miracle (New York: Doubleday, 1991).

Mit einem Gehirnschaden, blind und autistisch: Paul Robertson, »Music and the Mind«, *Caduceus* (Spring, 1995).

Mediziner aus Wales: Dawn Wimpory, Paul Chadwick und Susan Nash,

»Brief Report: Musical Interaction Therapy for Children with Autism: An Evaluative Case Study with Two-Year-Follow-up«, *Journal of Autism and Developmental Disorders* 25 (1995): 541–549.

Die nichtverbale Kommunikation: Charles Marwick, »Leaving Concert Hall for Clinic, Therapists Now Test Music's Charms«, *Journal of the American Medical Association*, 256 (1995): 265–268.

Eine Pionierin der Harfentherapie: Sarajane Williams, »Harp Therapy: A Psychoacoustic Approach to Treating Pain and Stress«, *Open Ear*, Winter/Spring 1994.

Georges Asthma war in den letzten zehn Jahren ständig schlimmer geworden: Joy Gardner-Gordon, *The Healing Voice*, (Freedom, Calif.: Crossing Press, 1993), S. 95–96.

Schwere Verbrennungen sind mit fürchterlichen Schmerzen verbunden: Christenberry, Elizabeth Bolton, »The Use of Music Therapy with Burn Patients«, *Journal of Music Therapy* 16 (1979): 138–139.

Bis jetzt wurde die Musik in der Krebstherapie vor allem palliativ eingesetzt: J. D. Cook, »Music as an Intervention in the Oncology Setting«, *Cancer Nursing* 1986: 23–28; J. M. Frank, »The Effects of Music Therapy and Guided Visual Imagery on Chemotherapy Induced Nausea and Vomitting«, *Oncology Nursing Forum* 12 (1985): 47–52.

Musiktherapeutin Deforia Lane: Deforia Lane with rob Wilkins, *Music As Medicine* (Grand Rapids, Mich.: Zondervan, 1994), S. 194 f.

Schon der römische Arzt Galen wußte: Fabien Maman, Interview, Herbst 1995.

An zwanzig entwicklungsgestörten Kindern: Suzanne Evans Morris, Ph. D., »Music and Hemi-Sync in the Treatment of Children with Developmental Disabilities«, *Open Ear* 2 (1996): 4–6.

United Cerebral Palsy of Miami: Joseph P. Scatelli, »The Effects of Sedative Music on Electromyographic Biofeedback Assisted Relaxation Training on Spastic Cerebral Palsied Adults«, *Journal of Music Therapy* 19 (1992): 210–218.

In einer Studie an über zweiundzwanzig Patientinnen, denen eine Zervixgewebeprobe entnommen wurde: Cynthia Allison Davis, »The Effects of Music and Basic Relaxation Instructions on Pain and Anxiety of Women Undergoing In-Office Gynecological Procedures«, *Journal of Music Therapy* 29 (1992): 202–216.

Floyd litt unter dem chronischen Müdigkeitssyndrom: Floyd Skloot,

»Thorns into Feathers: Coping with Chronic Illness«, *The Sun*, June 1994, S. 30–33.

Seit ihrem fünften Lebensjahr galt Brigittes Interesse und emotionale Bindung dem Tod: Guy Berard, Hearing Equals Behavior (New Canaan, Conn.: Keats Publishing, 1993).

Jack hinkte weit hinter dem Rest seiner Klasse her: David Manners, *Music to the Ears* (East Sussex; Eng.: Tomatis Centre); siehe auch Paul Madaule, *When Listening comes Alive: A Guide to Effective Listening* (Norval: Moulin Publishing, 1993).

Dr. Robert L. Tusler: Dr. Robert L. Tusler, »Music and Epilepsy«, *Open Ear* (Winter/Spring 1994): 3-8. In dem ursprünglichen Artikel wird auf den Patienten als Mister X Bezug genommen. Ich nenne ihn hier Herrn M.

Auch Kopfschmerzanfälle lassen sich in ihrer Stärke, Häufigkeit und Dauer auf musiktherapeutischem Wege lindern: Paul Chance, »Music Hath Charms to Soothe a Throbbing Head«, *Psychology Today*, February 1987.

Eine polnische Studie: Dina Ingber, Robert Brody und Cliff Pearson, »Music Therapy: Tune-Up for Mind and Body«, *Science Digest* (January 1982): 78.

Nachdem man eine Musikanlage eingebaut hatte: Jayne Standley, »Music Research in Medial / Dental Treatment: Meta-analysis and Clinical Applications«, *Journal of Music Therapy* 23 (1986): 61.

Cathie E. Guzzetta: Cathie E. Guzzetta, R. N:, Ph. D., »Effects of Relaxation and Music Therapy on Patients in a Corony Care Unit with Presumptive Acute Myocardial Infarction«, *Heart Lung* 18 (1989): 609–616, und persönliches Gespräch, 4. Mai 1996.

Der Fall von Agnes Reiner: Deepak Chopra, M. D., *Perfect Health* (New York: Harmony Books, 1991), S. 133–136.

Beruhigende Musik hätte den systolischen Blutdruck gesenkt: Phyllis Updike, R. N. D. N. S., »Music Therapy Results for ICU Patients«, *Applied Research* 9 (1990): 39–45.

Schlafprobleme lassen sich musiktherapeutisch leicht behandeln: »Rhythm vs. Reason: Does Music Therapy Really Work?« Dick Kanka, »Musik as Medicine«, *Louisville Courier Journal*, 7 January 1996.

Der Junge aus Dallas drückte sich redegewandt aus: Jim and Harl Asaff, »Listening Therapy for Our Son«, *Open Ear* (Fall 1991).

Wurden 25 Personen mit Gehbehinderungen oder abnormen Gehge-schwindigkeiten musiktherapeutisch behandelt: »Music and Rhythmic Stimuli in the Rehabilitation of Gait Disorders«, *Journal of Music Therapy* 20 (1983): 69–87.

Anna, ein übergewichtiger und introvertierter Teenager: Joy Gardner-Gordon, The Healing Voice (Freedom, Calif.: Crossing Press, 1993), S. 102–103.

Chen begann eine holistische Behandlung: »Musical Qi Gong«, *SICA Bulletin* No. 8 (Hongkong: Spark International Culture Agency, 1996); »Obesity«, Begleitbuch zum Album, Wind Records, Los Angeles, 1994.

Ronald Price, Ph. D., Musikdozent: Lance W. Brunner, »Testimonies Old and New«, *Music and Miracles*, Hrsg. Don G. Campbell (Wheaton, Ill.: Quest Books), S. 79–81.

Der Mann, der den Kalten Krieg beendete: Robert Thomas, »Willis Con-over Is Dead at 75; Aimed Jazz at the Soviet Bloc«, *New York Times*, 20 May 1996.

Eine Studie am Vesoulkrankenhaus in Frankreich ergab: Bericht in »To-matis Centre U. K. Ltd.« (Lewis, U. K.: n. d.).

In Austin, Texas: Marwick, »Leaving Concert Hall for Clinic«, *Journal of the American Medical Association.*

Wichtige Rolle der Musik in der Zivilrechtsbewegung: Andrew Young, *An Easy Burden* (New York: HarperCollins, 1996), S. 156–157, 183.

Frühgeburtsintensivstation: Janet Cain, »The Effects of Music on the Selected Stress Behaviors, Weight, Caloric and Formula Intake, and Length of Hospital Stay of Premature and Low Birth Weight Neonates in an NewBorn Intensive Care Unit«, *Journal of Music Therapy* 28 (1991): 180–92.

Das Geburtsgewicht ist ein wichtiger Gesundheits- und Entwicklungs-indikator: »Mother's Beat as an Imprinting Stimulus«, in *Music Therapy Manual*, Hrsg. R. O. Benezon (Springfield, Ill.: Charles C. Thomas, 1981)

Jacqueline Sue Chapman: Bibi Wein, »Body and Soul Music«, *American Health* (April 1987): 70.

Behinderte Kinder entwickeln sich oft langsamer: Marcia Humpal, »The Effects of an Integrated Early Childhood Music Program on Social Inter-action Among Children with Handicaps and Their Typical Peers«, *Journal of Music Therapy* 28 (1991), 161–177.

Am Bryn Mawr Rehab: Leah Ariniello, »Music's Power May Be More than Emotional«, *Philadelphia Inquirer*, 6 Nov. 1995.

Bei seinen schizophrenen Patienten ein wiederkehrendes Muster: Moses cited in *Music and Miracles*, Hrsg. Campbell, S. 118.

U. S. Alcohol, Drug Abuse, and Mental Health Administration: M. F. Green and M. Kinsbourne, »Subvocal Activity and Auditory Hallucinations: Clues for Behavioral Treatments?« *Schizophrenia Bulletin* 16 (1990): 617–25.

In einer umfangreichen Kontrollstudie an einundvierzig erwachsenen Schizophrenen: Mercedes Pavlicevic, Colwyn Trevarthen und Janice Duncan, »Improvisational Music Therapy and the Rehabilitation of Persons Suffering from Chronic Schizophrenia«, *Journal of Music Therapy* 31 (1994): 86–104; »Tune Therapy«, *USA Today*, 30 May 1991.

Die moderne Anwendung dieses Prinzipes: Michael D. Seidman, »Doctor to Doctor: A Medical Evaluation of the Tinnitus Patient«, *Tinnitus Today*, September 1995; Barbara Tabachnick, »The Miracle of Masking«, *Tinnitus Today,* December 1995.

Wie viele Kinder hatte Sherri mit dem Sauberwerden Probleme: Deforia Lane, Music as Medicine (Grand Rapids, Mich.: Zondervan, 1994), S. 101.

Daß Sherri mit ihren sieben Jahren noch nicht sauber war, ist für ein zurückgebliebenes Kind nichts Ungewöhnliches.

Dr. Wallace J. Gardner, ein Bostoner Zahnarzt: »Supression of Pain by Sound«, *Science* (1960): 32–33.

Bücher und Kassetten
von Don Campbell

Bücher

Music an Miracles
100 Ways to Improve Teaching Using Your Voice & Music
Music: Physician for Times to Come
Rhythms of Learning (mit Chris Brewer)
The Roar of Silence
Master Teacher, Nadia Boulanger
Introduction to the Musical Brain

Sprechkassetten

The Power of Music (5-Kassetten-Set)
Healing Yourself with Your Own Voice
Healing with Great Music
Healing with Tone and Chant
Sound Pathways: Accelerated Learning and Music

Musikkassetten

Essence
Music for the Mozart Effect, Vol. I, Awakening and Activity
Music for the Mozart Effect, Vol. II., Rest and Relaxation
Music for the Mozart Effect, Vol. III., Concentration and Focus

Audiobücher

The Roar of Silence
The Mozart Effect